U0129594

中医皮肤病临证心悟

翁丽丽　万文蓉　主编

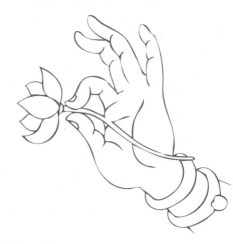

全国百佳图书出版单位

中国中医药出版社

·北　京·

图书在版编目（CIP）数据

中医皮肤病临证心悟 / 翁丽丽，万文蓉主编 . — 北京：中国中医药出版社，2023.7

ISBN 978-7-5132-8168-3

Ⅰ . ①中… Ⅱ . ①翁… ②万… Ⅲ . ①皮肤病—中医临床—经验—中国—现代 Ⅳ . ① R275

中国国家版本馆 CIP 数据核字（2023）第 086124 号

中国中医药出版社出版

北京经济技术开发区科创十三街 31 号院二区 8 号楼

邮政编码 100176

传真 010-64405721

三河市同力彩印有限公司印刷

各地新华书店经销

开本 880 × 1230 1/32 印张 10 字数 223 千字

2023 年 7 月第 1 版 2023 年 7 月第 1 次印刷

书号 ISBN 978-7-5132-8168-3

定价 48.00 元

网址 www.cptcm.com

服 务 热 线 010-64405510

购 书 热 线 010-89535836

维 权 打 假 010-64405753

微信服务号 zgzyycbs

微商城网址 https://kdt.im/LIdUGr

官 方 微 博 http://e.weibo.com/cptcm

天猫旗舰店网址 https://zgzyycbs.tmall.com

如有印装质量问题请与本社出版部联系（010-64405510）

版权专有 侵权必究

《中医皮肤病临证心悟》
编委会

主 编
翁丽丽　万文蓉

副主编
吴静薇　吕海鹏　邓龙生

编 委（以姓氏笔画为序）
叶佩真　吴育婷　汪静宜
陈　猛　欧丽萍　赵　晖
翁树林　能　顺　黄　超
曾晓婷

经典为根
名师为炬
临床为本

贺翁仰山教授
中医皮肤病临证心悟出版
二〇二三年春褚国维

前　言

　　名老中医在中医药传承发展中发挥着关键作用，他们医德高尚、医术高超，代表着高水平的中医临床与学术能力，拥有扎实的中医基础理论、前人的宝贵经验与自身丰富的临床实践，是一代代中医人学习的榜样。他们的学术思想、临证经验、跟师心得都是推动中医药发展的宝贵财富，起着承上启下的作用，这些精华最好的表现形式就是医案。医案是中医记录和解读个案诊疗全过程的一种传统形式，是中医理、法、方、药的综合体现。"法从证立、方随法出"，代代传承的名医经验无比珍贵。名老中医医案是他们诊疗思路的集中体现，经过梳理和提炼出的内容有一定的学术价值，同时也是中医爱好者们的优质学习资料。一辈又一辈名老中医的经验思路得以传承，中医药作为打开中华文明宝库的钥匙才能牢牢握在一代又一代年轻中医人的手中！中医药事业才能蓬勃发展！

　　翁丽丽、翁树林主任出身于中医外科世家，在皮肤病治疗方面颇有造诣，不仅有家传的宝贵经验，也得到名师的指点，在临床用方上有自己独到的见解。系统地整理收录翁丽丽、翁树林教授皮肤病用方经验以及跟师心得，将其汇编成册，与大家见面，不仅为中医药学术传承作出贡献，也为广大中医学者和爱好者提供了珍贵的财富。

　　《孟子·告子下》云，"有诸内必形诸外"，虽然表达的是人的内在可以通过外在的行为举止表现出来，但中医将其引申出了不同的含义，即内在脏腑的失调与变化会在形体官窍上有所体现，而皮肤病的诊治就是这一思想的最佳体现。中医治疗皮肤病不仅强调辨证，还要因地、因时、因人制宜，结合历代医家的思想与临床实践，尽力将选方用药做到最优。

本书中关于皮肤病诊疗的内容和一些适应闽南地区的特色治法，希望能给读者带来不一样的阅读体验！

万文蓉

2023 年 3 月

编写说明

皮肤病是发生于人体皮肤、黏膜及皮肤附属器（皮脂腺、汗腺、指甲等）的疾病统称，它的病种多样，目前可以命名的具有不同临床特点的皮肤病多达 2000 余种，常见的有 200 余种。皮肤病的病因病机复杂，但在中医思维指导下归纳起来不外乎内因与外因两大类，外因多为六淫（尤以风、湿、热为主）、虫邪、毒邪等；内因多为情志失调、饮食劳倦、脏腑虚损等。其病机主要为气血失和、脏腑失调、邪毒内聚而导致生风、生湿、化燥、化热等。

皮肤病属于中医外科学的范畴，早在周代外科就已成为专科，《周礼·天官》中所载的"疡医"即为中国古代的外科医生，距今已有 3000 多年的历史，其经过积累、传承与创新有了丰富的诊疗经验。外科病不是只有外治法，"外病内治"也是中医治疗皮肤病的一大特点，通过对人体整体的调节提高临床疗效。

中医众多古籍文献、外科著作中对常见皮肤病都有相关记载，包括疔疮、有头疽、附骨疽、瘰疬、乳痈、丹毒、带状疱疹、银屑病、湿疹、癣病、痤疮、黄褐斑等，其病因病机和诊疗方法在《黄帝内经》《医宗金鉴》《景岳全书》《疡医大全》等著作中均有所论述，至今仍指导着临床辨证处方用药。

翁丽丽、翁树林主任传承经典、继承家学，结合自身临床实践，守正创新，形成了独特的皮肤病诊疗经验。本书收录了名老中医翁丽丽、翁树林治疗皮肤病的经典体悟、临证备要、医案选粹、师承心悟等内容。此外，书中将治方皮肤病的常用方剂和药膳进行了归纳、介绍。需要说明的是，虽然有些医案没有更加深入的随访资料，但经治疗后明显减轻或消失的症状可以从一定程度上反映临床疗效。本书以最能反映名老中医学术思想及临床疗效作为资料收集和整理的原则，力求展现给读者最真实的诊疗经验。

希望本书能够为广大中医药从业人员、中医院校师生及中医爱好者提供参考和帮助。在此对本书中所有引用资料的原作者、编者致以诚挚的感谢！

《中医皮肤病临证心悟》编委会

2023 年 5 月

目 录

第一章

经典体悟

一、《金匮要略》

【原文】

若人能养慎，不令邪风干忤经络……更能无犯王法，禽兽灾伤；房室勿令竭乏，服食节其冷热苦酸辛甘，不遗形体有衰，病别无由入其腠理。

【解析】

本条文明确提出"养慎"这一养生的具体措施。"养慎"即"内养外慎"，"内养"是指保养正气、提高机体抗病能力；"外慎"是指谨慎饮食起居、适寒温、勿房劳、顺应四时等，"养慎"是养生的根本。

"内养"包括：①顺应天地，顺应四时阴阳，"天人合一"，遵循春温、夏热、秋凉、冬寒四季时令变化，充分调养"精、气、神"，使人体脏腑气血旺盛；②合理饮食，"所食之味，有与病相宜，有与身为害，若得宜则益体，害则成疾"，饮食上"节其冷热苦酸辛甘"，合于形体，因脾胃为后天之本、气血生化之源，脾胃运化功能正常，则正气充足，气血俱荣，抗邪有力，故重视调理脾胃，否则气血化生不足，百病丛生；③重视养心调神，内外协调，尽享天年。

"外慎"包括：①注意气候的变化，"不令邪风干忤经络"，远离一切影响脏腑功能活动的不正之气和不利因素，营卫通调，减少疾病发生；②"房室勿令竭乏"，节制房事，起居有常，保全肾精、肾气，阴阳平衡，预防疾病的发生；③避免虫兽、外伤等致病因素的伤害。

【调养及治疗指导】

《伤寒杂病论》中设有饮食禁忌专论，饮食在日常生活中占有重要地位，养生也多由此入手，张仲景关于食疗的论述可总结为以下几个方面。

一是强调顺应四时。春夏气候温热，宜少食辛辣发散之物，以免助热伤阳；秋冬气候寒凉，宜少食生冷滑腻之品，以免寒凉伤阳，各有所忌。

二是强调饮食有节。如张仲景反复强调"服食节其冷热苦酸辛甘"。"节"既要重视食物的质又要重视食物的量。过食某一种食物都有可能导致脏腑功能的偏盛偏衰，因此要节制饮食，不宜暴食、多食、过饱、过饥，应适可而止，以免损伤肠胃。

三是强调顾护脾胃。张仲景提出"四季脾旺不受邪"，即只有脾气健旺，人体才能不被外邪侵袭，免生疾病。从临床角度而言，脾为后天之本，气血生化之源，若饮食失宜，可损伤脾胃。一旦脾胃受损，则气血化生不足，正气之本动摇，轻者脾脏胃腑自病，重则不免百病丛生。六经病证的发生发展也多取决于脾胃的盛衰，如诊察脾胃之气的盛衰可测知疾病的传变及预后；治疗时在组方、用药、服法等方面处处体现顾护脾胃的思想，如药后禁生冷、饮热粥等均意在顾护脾胃之气。因此，脾胃的养护无疑是养生保健的重要措施。

在皮肤病临床治疗时，无论是治则、用药还是饮食宜忌，都应注意顾护脾胃。清热解毒药物大多为苦寒之品，苦寒伤胃，苦寒药亦伤阳气。古人云"保护一分胃气，便有一分生机"，说明顾护胃气在治疗用药上是非常重要的。如果用药不当损伤胃气，将会耗伤正气，不利于疾病的康复，甚至变生他病，故清热解毒药的使用要掌握适度原则，动态观察病情的变化，如热毒消退，脓疱、红肿热痛缓解，就得停用或少用苦寒药，即中病则止，以免耗伤胃气。临床上，食疗养生应根据体质的偏颇采用"寒者热之，热者寒之，虚则补之，实则泻之"的原则，从而提高临床疗效，促进健康。"外慎"在皮肤病的防治中侧重于关注环境和起居，不居于过于潮湿、干燥、寒冷或炎热的环境，注意避风；不过劳、过逸；尽量避免各类外伤、虫兽损及皮肤，还包括药物、日光及不当使用护肤品和化妆品造成的损伤。临床中要根据患者的肤质和皮肤状况指导其护肤、防晒等养护皮肤的正确方法，如易生粉刺者应采取打伞、戴帽子等物理方式防晒；皮脂腺分泌旺盛者应使用清爽型护肤品，不宜化妆；添加特殊成分的护肤品应在医师指导下使用，以免造成皮肤损伤。

【医案】

范某，女，48岁。面部淡褐色斑片10年余。患者10余年前无明显诱因出现面颊、颧骨部淡褐色斑片，曾于美容院使用祛斑产品无好转，面积逐年增大，颜色夏深冬浅，面色晦暗，喜食生冷甜腻，时胃胀痛，寐晚多梦，大便时溏泻，小便正常，精神不振，易疲劳。已绝经；舌淡胖，苔白厚，脉沉细。

诊断：鼋黑斑（脾虚湿蕴）。

治法：健脾化湿消斑。

方药：参苓白术散合二陈汤加减。党参 10g，茯苓 10g，白术 10g，陈皮 10g，半夏 10g，甘草 3g，白豆蔻 10g，柴胡 10g，厚朴 10g，白鲜皮 10g。

服药 30 剂后，斑色减淡、面积有所缩小，面色较前红润有光泽，纳寐均改善，二便正常。舌淡胖，苔薄白，予加黄精 10g，山药 10g，桑椹 10g，继服 30 剂，斑色几乎全部消退，患者满意未再复诊。

按语：本例患者喜食生冷甜腻之品，损伤脾胃且湿邪从生，大便时溏泻，舌淡胖，苔白厚，脉沉细，均为脾胃受损之脾虚湿蕴证。脾虚则气血生化乏源，面色晦暗无华，气虚血瘀局部凝结色斑，且患者从未采取防晒措施。故从内养外慎的角度，初诊时即嘱其忌食生冷甜腻之品，加强防晒，护肤品以保湿为主，不使用美白、抗衰等功效型护肤品以避免刺激。中医辨证予健脾化湿治法，以恢复脾胃功能为主，使水谷精微和气血不断化生，肌肤荣润，瘀血得化，疗效显著。

二、《四诊抉微》

【原文】

气由脏发，色随气华。

【解析】

本条文指面部色泽随五脏精气的盛衰而变化，人的气色可反映脏腑、气血、津液的盛衰。

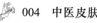

气色指面部与皮肤的颜色和光泽。五脏之精气，通过经脉充养面部与肌肤，精气充盛则面色荣润光泽。气，指神气、精气，皆源于五脏。五脏精气的盛衰和病变，会反映到气色的变化。五脏精气充足，则面色光泽明润，含蓄不露；若重病或久病，脏气衰败，则面色枯槁晦暗，甚至真脏色败露。故面色是脏腑气血之外荣，非独心之华在面，五脏六腑之精气皆由经脉而上荣于面，正如《灵枢·邪气脏腑病形》篇所云："十二经脉，三百六十五络，其血气皆上于面而走空窍。"

望色诊病历史悠久，早在《黄帝内经》中就有详细记载，如《素问·阴阳应象大论》云"善诊者，察色按脉，先别阴阳"，准确的望色是辨治面部损美性皮肤病的首要内容。

望面部色泽诊病的意义在于以下几点。

一是辨病位。《黄帝内经》载有五色配五脏，根据面部五色的变化，可以区分脏腑病位所在，青为肝病，赤为心病，白为肺病，黄为脾病，黑为肾病。此外，《素问·刺热》认为颜面不同区域分属不同脏腑，额部候心、鼻部候脾、左颊候肝、右颊候肺、颏部候肾，因此，从面部不同部位色泽的变化，也可推断相应脏腑的病变。临床应用时，应以观察患者面部整体色泽变化为主，以分部色诊为辅。

二是辨虚实。面部皮肤的色泽是脏腑气血的外荣，可以反映气血的盛衰和运行情况。就色与泽而言，颜色属阴、属血，主要反映血液的盈亏和运行状况，血旺则色红，血虚则色淡，血瘀则色青紫；光泽属阳、属气，主要反映精气的盛衰，气盛则荣润有泽，气虚则晦暗无华。临床上，察泽与望色必须结合起来，才能作出正确的判断。

三是辨病邪。机体感受不同的病邪，会引起体内不同的病理变化，反映在面部就会出现不同的颜色改变，如面部色红多为热邪、色白多为寒邪、色青紫多为气滞血瘀。

四是预转归。无论哪种面色，皆应隐伏于皮肤之内，不过于浮露，明润光泽，生气内含，即为有神之色。正常面色，有色有泽，无气之色，有色无泽。颜色浮露、皮肤焦枯，是脏腑精气耗伤而无生气的征象。有色有泽的有气之色，表明病情轻，气血尚足，预后较好；有色无泽的无气之色，说明病情重，精气已衰，预后不良。

临证中，望色在面部皮肤疾病的诊疗中起到指导性的作用，主要与病位、虚实、病邪性质三方面相关，如酒皶鼻的辨治常从脾胃湿热入手，面部红斑性皮炎常用清热凉血法，颊部黄褐斑以调肝为主，黧黑斑、目胞黑需活血化瘀等。

【医案】

陈某，女，26岁。面色萎黄4年余。患者4年前因工作劳累、睡眠不佳出现面色萎黄无华，伴毛孔粗大、皮脂溢出，时发白头粉刺，纳可，时胃胀，入睡困难，多梦，大便黏滞，小便正常，精神不振，易疲劳。月经先后不定期，量少色淡，少量血块，无痛经；舌淡胖、伴有齿痕，苔白，脉沉细。

诊断：面色萎黄（脾虚湿蕴）。

治法：健脾化湿。

方药：参苓白术散合二陈汤加减。党参10g，茯苓10g，白术10g，陈皮6g，半夏6g，甘草3g，白豆蔻10g，当归6g，厚朴10g，山药15g，莲子15g，白鲜皮10g。

服药30剂后，患者面色恢复红润有光泽，睡眠、精神及月经情况均有好转。

按语："黄为脾病"，本例患者面色萎黄无华，且有胃胀，睡眠不佳，大便黏滞，月经量少色淡，舌淡胖、伴有齿痕，苔白，脉沉细。辨证为脾虚证，脾虚则气血生化乏源，面色晦暗无华。故从健运脾胃入手，使水谷精微和气血不断化生，肌肤荣润，疗效显著。

三、《素问·痿论》

【原文】

脾主身之肌肉……

【解析】

脾与肌肉的关系最为密切，因为脾为气血生化之源，脾的运化功能健旺，可将饮食中的精微物质输送到全身，以营养四肢肌肉，使其丰满健壮，活动有力。反之，肌肉有病，长期不愈，可内传于脾，导致脾的病变。

一个人脾胃运化功能的正常与否，往往关系到肌肉的盛衰。人体四肢也属脾所主，脾胃健盛，则水谷精微能达于四肢，四肢肌肉得养，津液充沛，血脉畅利，筋骨有力，则四肢肌肉丰满强劲，肌肤润泽，四肢健壮有力，能伸能屈，手握能固，足能远行。

脾胃的运化功能与气血生化、肌肉的生长壮实及其功能发挥有着密切的关系。新肉生长必须依赖脾胃生肌肉的功能，运用调理脾胃之法，使脾胃纳谷旺盛，增加气血生化来源，促进水谷精微及津液的营养和滋润作用，加速新生肌肉的生长，使疮疡、痈疽等痊愈。古人有"有胃气则生，无胃气则死"的观点，如果脾胃之气虚弱，则气血化生乏源，气血不充，卫气营血壅遏不行，则疮疡、痛疽难愈。因此，在治疗某些皮肤病的时候，常常佐以补脾胃之气药，顾护脾胃之气时，使脾气得升，水谷精微得以输布，胃气得降，水谷及其糟粕才得以下行，使气血充足，运行通畅。症状上偏于心脾两虚者，可以应用归脾汤加减；兼有痰湿者，可用二陈汤加减；后期脾胃湿滞，可用平胃散加减；对于素体虚弱者，可应用四君子汤或参苓白术散加减来辅助治疗。

【医案】

患者，男，38岁。消瘦、腹胀、面色萎黄3年余。患者早些年因工作繁忙（律师），饮食、睡眠无规律，随后逐渐出现消瘦，进食后易腹胀，面色日渐萎黄，面部皮肤干燥、粗糙，现已更改工作。平素双耳及颈项处好发红斑，瘙痒，抓挠后有渗出，外院就诊诊断为"湿疹"。间断服用中药调理和外涂激素类软膏，如皮炎平等，消瘦、腹胀症状改善不明显，湿疹时有发作，慕名来诊治。刻下症见面色萎黄，食少腹胀，倦怠乏力，寐差，大便软；舌质淡红，苔薄白，脉沉细。

诊断：胃痞病（脾胃虚弱）。

治法：健脾益气，养血安神。

方药：参苓白术散合酸枣仁汤加减。党参10g，茯苓15g，白术10g，山药10g，莲子10g，砂仁10g（后下），桔梗10g，甘草3g，炒枣仁10g，川芎6g，茯神10g，合欢皮15g，首乌藤10g，地肤子10g，白蒺藜10g。

随症加减服药治疗2个月后，患者精神状态明显改善，睡眠及面色萎黄、皮肤粗糙等症状明显改善，进食量有增加，未再出现腹胀，体重增长了1kg。嘱其继续定期复诊调理。

按语：此例患者明显因饮食不节，损伤脾胃，致使脾胃运化功能失调，水谷精微不能达于四肢，出现消瘦、腹胀。劳倦太过伤脾，脾伤则食少、纳呆，气血生化无源，不能上荣于面，则面色萎黄；不能上奉于心，则致心神失养而失眠。思虑过度，精神抑郁，均可影响食欲使机体得不到充足的水谷精微，导致气血亏虚。

方中党参、白术、茯苓益气健脾渗湿为君；配伍山药、莲子肉助君药以健脾益气，兼能止泻；更用砂仁醒脾和胃，行气化滞；桔梗宣肺利气，通调水道，又能载药上行，培土生金；炒枣仁、茯神、合欢皮、首乌藤养肝血，宁心安神；川芎活血调血；地肤子、白蒺藜祛风止痒；甘草调和诸药。全方共达健脾益气，养心安神之功效。

四、《灵枢·邪气脏腑病形》

【原文】

十二经脉，三百六十五络，其血气皆上于面而走空窍……

【解析】

十二经脉、三百六十五络脉是人体全身经脉的总称。条文中指出，人体全身气血，通过全身的经络，共同汇聚于面部，说明面部是全身气血经络汇聚之处，正如《灵枢·邪气脏腑病形》篇中说："诸阳之会，皆在于面。"

经络作为经脉和络脉的总称，是人体气血往来的循环通路，其向内贯通五脏六腑、向外触达体表肌肤，网络全身上下。通过经络的沟通和联系，将人体五脏六腑、四肢百骸、五官九窍、皮肉筋骨等组织紧密地连接成统一的整体。因此，全身各部的疾病可以通过经脉在面部反映出来，通过观察面部的异常改变可判断全身的疾病。

《黄帝内经》云："有诸形于内，必形于外。"《丹溪心法》言："有诸内者，必形诸外。"内脏的生理、病理变化必然在外部反映出来，脏腑功能正常，可通过经络将气血津液输布身体各部，皮肤得以滋养，而表现出红润细腻有光泽。正常人因为全身经脉通畅，气血充足，因而面部呈现色微黄而带红润，略有光泽的状态。当机体出现异常，脏腑病变，则对外表现为面色异常。《黄帝内经》认为"心主赤，肺主白，肝主青，脾主黄，肾主黑"，不同面色提示不同脏腑的内在病变。《黄帝内经》不仅基于五色配五脏，依据患者面部整体五色的变化区分病变部位所在，即青为肝病、赤为心病、白为肺病、黄为脾病、黑为肾病；以及病变的性质，即青黑为痛、黄赤为热、白为寒，而且认为颜面不同区域或官窍分属于不同的脏，还可从面部不同部位的色、形、态特征与变化，推断相应之脏的情况。因此，将面部区域或官窍通过五分法与五脏对应提出面部分候法，如《素问·刺热》篇指出："肝热病者，左颊先赤；心热病者，颜先赤；脾热病者，鼻先赤；肺热病者，右颊先赤；肾热病者，颐先赤。"将热病者依其面部赤色首先出现的不同，作为诊断其病因病机的依据。

【医案】

王某，女，32岁。鼻部丘疹、红斑3年。患者于3年前发现鼻部油脂分泌增多，鼻头及鼻翼开始出现粟粒样红色丘疹，基底潮红，自觉微痒，日晒或情绪激动时上述症状加重。曾就诊多家医院，口服西药（具体不详），疗效均不显。刻下症见口干喜冷饮，纳可，寐安，大便秘结，小便短赤；舌质红，苔薄黄，脉弦滑。

体格检查：鼻端稍肥大，鼻头及鼻翼两侧见红色毛囊性丘疹，局部皮肤潮红，皮脂溢出，鼻翼两侧可见毛细血管扩张。

诊断：酒皶鼻（脾胃热盛）。

治法：清热解毒，通腑泄热，凉血消斑。

方药：五味消毒饮加减。金银花20g，野菊花15g，蒲公英15g，紫花地丁15g，紫背天葵15g，连翘12g，生石膏20g，知母6g，生大黄3g（后下），黄连6g，栀子9g，甘草3g。

水煎服，每日1剂，连服7剂。配合面部放血疗法，1周1次。

二诊：患者用药1周后，皮损明显减少，未见新发丘疹，大便通畅。效不更方，治宜守前法化裁追之，照前方去生大黄、黄连，加玄参10g，牡丹皮10g，桃仁9g，红花6g，继服14剂，服法同上，外治法照旧。

三诊：患者前后中药内服配合局部放血疗法外治1个月后，鼻部红色粟粒样丘疹及潮红基本消退，皮肤出油得到控制，大便通畅。嘱患者平素清淡饮食，忌烟酒，保持大便通畅。

按语：玫瑰痤疮，中医称"酒皶鼻"，是以面中部反复潮红、毛细血管扩张为主要临床表现的损容性皮肤疾病。根据中医学理论，该病多为脾胃积热，熏蒸颜面，复感外邪侵袭，气血凝滞而成。脾胃积热，故在面部表现为面中部丘疹、脓疱、潮红。

本案例系患者素体阳热旺盛，脾胃积热，复感风热邪气外侵，热毒内结而成。故治宜清热解毒，凉血消斑。采用五味消毒饮加减进行治疗。方中金银花、野菊花，清热解毒散结，金银花入肺胃，可解中上焦之热毒，野菊花入肝经，专清肝胆之火，二药相配，善清气分热结；蒲公英、紫花地丁均具清热解毒之功，为痈疮疔毒之要药，蒲公英兼能利水通淋，泻下焦之湿热，与紫花地丁相配，善清血分之热结；紫背天葵能入三焦，善除三焦之火；再加用黄连、栀子清热泻火；生石膏、知母清实热，生大黄通腑实。诸药合用，共奏清热解毒，通腑泄热，凉血消斑之效。一诊治疗后，患者皮损消退，大便通畅，说明辨证准确，故效不更方，去生大黄、黄连，加桃仁、红花以活血通络，加强消肿散结之功；玄参、牡丹皮以凉血益阴。中药内服配合面部放血外治1个月后，患者皮损已基本消退。本案内外合治，内服中药以清热解毒，凉血消斑；配合皮损局部放血疗法以泄热外出，故能取得良好疗效。

五、《针灸大成》

【原文】

百病所起，皆始于荣卫，然后淫于皮肉筋脉……

【解析】

本条文指一切疾病最初发生都是从营卫开始，然后传变入皮肉筋脉。如《素问·皮部论》篇所云"是故百病之始生也，必先于皮毛，邪中之则腠理开，开则入客于络脉，留而不去，传入于经，留而不去，传入于府，廪于肠胃"，强调疾病的发生由外而内的理念。

王清任指出："无论外感内伤，要知初病伤人何物，不能伤脏腑，不能伤筋骨，不能伤皮肉，所伤者无非气血"。《医宗金鉴》又云"卫即气中之剽悍者也，营即血中之精粹者也，以其定位之体而言，则曰气血，以其流行之用而言，则曰营卫"，说明气血和营卫是"体"和"用"的关系，所以百病所起，皆始于营卫。

营卫的功能与作用在《灵枢》中明确提出，"卫气者，所以温分肉，充皮肤，肥腠理，司开阖者也""营气者，泌其津液，注之于脉，化以为血，以荣四末，内注五脏六腑""卫在外，营之使也；营在内，卫之守也"。可总结出卫气的主要功能是通过调节腠理之阖以御外邪之侵入，同时调控腠理之开以透表邪之外泻，一开一阖，既固既泻；营气的主要功能是化生血液中的组成部分，注入血脉，在体内循环流动、周而复始，汇聚成巨大的网络结构，濡养肌肉脏腑，两者相辅相成，相互为用。

营卫之气的充裕与畅达是皮肤肌腠荣润致密、皮肤卫外功能正常运转、腠理玄府开阖有度的物质基础。病理上，中医学认为皮肤病变的本质在于邪客肌表、肌腠失养、经络失疏、脏腑功能失调病机下的内外合邪所致。

翁老认为，皮肤为人体卫外之表，易被风邪所乘，引发皮疹、瘙痒，因"风为百病之长"，临床上变证复杂、顽固难治者颇众，从调和营卫入手，治疗风邪所致难治性皮肤病多有良效。

如慢性荨麻疹多因风邪乘袭引起营卫不和，邪客肌肤经络而发病。《金匮要略·中风历节病脉证并治》曰："寸口脉迟而缓，迟则为寒，缓则为虚，营缓则为亡血，卫缓则为中风。邪气中经，则身痒而瘾疹。"调治不当，风邪稽留不去，营血卫气为之约束，脏腑功能受累，产生痰、瘀等病理产物，反更加重营卫不和。其皮损以风团为主，此乃卫气受病在先，致营阴郁滞，皮肤腠理水肿而成。临证对于顽固难治、迁延日久者，或除风团瘙痒外，无明显不适，舌脉如常者，可投以桂枝汤、麻黄桂枝各半汤等加减。

又如白癜风，《医宗金鉴·外科心法》曰："白癜风……由风邪相搏于皮肤，致令气血失和。"营卫实为气血之功用，此气血失和乃营卫不和也，故营卫不和既是风邪外袭的直接结果，又是风邪致气血运行失常的中间环节。"营在脉中，卫在脉外"，营卫随气机升降自由出入，若营卫不能和谐流畅，影响脏腑功能，或气血亏虚，或肝肾不足，肌腠失却濡养，发之于表而生白斑。《素问·风论》曰，"风气藏于皮肤之间，内不得通，外不得泄"，此处亦谓风邪引起营卫不和、枢机不利，进而导致气滞肝郁，或络阻血瘀，气血不养肌肤，发之于表而生白斑。故对于日久不愈的白癜风患者，除以桂枝汤调和营卫之外，应依久病入络原则，酌加丹参、红花、赤芍、川芎、鸡血藤等。

再如皮肤瘙痒症，《诸病源候论》曰"风瘙痒者，是体虚受风，风入腠理，与血气相搏，而俱往来于皮肤之间，邪气微不能冲击为痛，故瘙痒也"。血气化生赖于营气，顾护肌腠赖于卫气，故本病的发生关键为体虚受风、营卫失和，在里则脏腑功能失常，营血化生敷布不利，肌肤失养；在表则卫阳不畅，风邪燥邪入于皮肤，不得疏散，故内外搏结而发为皮肤干燥、瘙痒。治此当首存调和营卫之意，辅以滋阴养血、润肤祛风止痒之品，营卫协调，周流不息，则阴阳气血调和，百病不生。临证遇难治之老年皮肤瘙痒症，凡无明显热象者，可予桂枝汤，酌加当归、熟地黄、何首乌、黄精、鸡血藤、白鲜皮等滋阴养血祛风之品，多可收效。

【医案】

朱某，男，32岁。全身风团，伴瘙痒反复发作3年余。患者3年余前无明显诱因全身反复出现风团，伴瘙痒，曾服用抗组胺药可缓解瘙痒，但仍每日发作，纳可，易胃胀，夜卧不安，大便黏滞，小便正常；舌淡胖苔白腻，脉沉细。

诊断：瘾疹（营卫不和，风湿蕴肤）。

治法：调和营卫，祛风除湿。

方药：桂枝汤合五苓散加减。桂枝10g，白芍10g，防风15g，白术15g，猪苓15g，茯苓15g，泽泻10g，车前子10g，五加皮10g，苍耳子10g，地肤子10g，合欢皮15g，丹参10g，甘草3g。

服药14剂后，新发风团已大为减少，几无瘙痒；舌淡苔白，脉沉细，予前方加入党参15g，继服14剂。后电话随访已无再发，嘱自服参苓白术散1个月以巩固疗效。

按语：皮肤为人身藩篱，乃营卫护卫荣养之所，风邪外袭，首犯皮肤，引起营卫失调。营卫总属阴阳二纲，内至脏腑外至肌腠，无不赖于营卫阴阳的平衡。桂枝汤为仲景群方之冠，"外证得之解肌和营，内证得之化气调阴阳"，临证风邪所致难治性皮肤病可斟酌用之。如本例患者素体脾虚，湿气重浊，与风邪搏结于营卫肌表，则反复发作风团、瘙痒，投以桂枝汤合利水渗湿之五苓散，中后期健脾以固其本，当效如桴鼓。《医方集解》点明"风药多燥，表药多散，故疏风必先养血……血活则风散……且又风能生热，须凉血以平逆上之火"，治风的同时应加用养血、活血、凉血药，"风""血"同治，通调气血营卫，方能遏制慢性荨麻疹的缠绵态势。

六、《素问·调经论》

【原文】

血气不和，百病乃变化而生。

【解析】

本条文指出机体气与血的运行出现异常是患病的根本原因。

《素问·调经论》曰"人之所有者，血与气耳"，《素问·八正神明论》亦曰"气血者，人之神"，《灵枢·本藏》谓"人之血气精神者，所以奉生而周于性命者也"。由此可见，气血是人体生命运动的根本物质基础和动力。

那么什么是"气"？什么是"血"呢？《灵枢·决气》曾简略叙述："上焦开发，宣五谷味，熏肤、充身、泽毛，若雾露之溉，是谓气……中焦受气取汁，变化而赤，是谓血。"《灵枢·营卫生会》又进一步指出："中焦亦并胃中，出上焦之后，此所受气者，泌糟粕，蒸津液，化其精微，上注于肺脉，乃化而为血，以奉生身。"可见气主要为水谷精微所化，血乃脾营肾精合成，二者虽不是同物，但血中有气，气中含血，相互依赖，成为维持人体功能活动的主要物质基础。气血周流全身，循行有度，以调和流通为贵，不和瘀滞则病。因此，《素问·调经论》有云："血气不和，百病乃变化而生。"

导致机体"血气不和"的原因很多，如外感六淫、内伤七情、饮食劳倦等均能伤及气血而致病。《素问·痹论》曰："痹在于骨则重，在于脉则血凝而不流，在于筋则屈不伸，在于肉则不仁，在于皮则寒。"寒性凝滞，寒凝经脉则致脉络受阻，气滞血瘀而成疾；《素问·举痛论》曰："余知百病生于气也，怒则气上，喜则气缓，悲则气消……思则气结。"血为气之母，气病可及血，长期情志失常则易导致气机逆乱，气血相随，终致血气失调而致病；脾胃为后天之本，气血生化之源，饮食水谷为气血化形之精微，饮食失调，可损伤脾胃，导致气血生化不足，气血亏虚。一方面卫外不固，容易感受外邪而致病；另一方面气血不足以推动脉管内血液正常运行，日久则脉络瘀阻而致病，如《灵枢·岁露论》曰："人气血虚，其卫气去，形独居，肌肉减，皮肤纵，腠理开。"此外，尚有跌仆闪挫、强力举重而致的损伤瘀血之证，常有局部青紫、疼痛、肿胀、关节功能障碍等症状。

《灵枢·阴阳二十五人》曰："血气盛则髯美长，血少气多则髯短，故气少血多则髯少，血气皆少则无髯。"《灵枢·天年》亦云："人生十岁，五脏始定，血气已通，其气在下，故好走。二十岁，血气始盛，肌肉方长，故好趋。三十岁，五脏大定，肌肉坚固，血脉盛满，故好步。四十岁，五脏六腑十二经脉皆大盛以平定，腠理始疏，荣华颓落，发颇斑白，平盛不摇，故好坐。"可见，气与血的衰弱与失调不仅是形成疾病的根源，而且是机体衰老的潜在因素。所以，日常养生保健也应重视气血的调理，平素要做到遇事不怒、节饮食、避寒暑、忌大量饮酒、坚持日常锻炼，保持机体气血调畅。

【医案】

江某，女，23岁。全身皮肤瘙痒2月余。患者2个月前无明显诱因出现全身皮肤瘙痒剧烈，遇风更甚，夜间痒剧难以入睡，需抓破出血方止。刻下症见怕冷恶风，神情倦怠，面色少华，全身乏力，饮食正常，二便自如；舌红，苔薄白，舌边见瘀斑，脉弦。

体格检查：患者全身未见明显皮疹，皮肤较干燥，局部可见抓痕、血痂。

诊断：风瘙痒（气血失和）。

治法：调理营卫，调和气血。

方药：自拟润肤饮加减。党参12g，茯苓12g，白术12g，甘草3g，荆芥9g，桂枝6g，地肤子12g，防风9g，当归9g，白芍9g，刺蒺藜12g，白鲜皮12g。

治疗1周后，瘙痒明显减轻，抓痕血痂大致消退，皮肤润泽，饮食正常，精神状态良好。嘱患者继续巩固治疗，再服1周。平素注意皮肤保湿，忌热水烫浴。

按语：瘙痒症，中医称"风瘙痒"，是以皮肤自觉瘙痒为主要临床表现的皮肤疾病。《灵枢·刺节真邪》篇云："虚邪之中人也，洒淅动形，起毫毛而发腠理……搏于皮肤之间，其气外发，腠理开，毫毛摇，气往来行则为痒。"皮肤作为机体最外层的屏障，邪由外袭，自然首犯肌表，搏于皮肤；邪若内生，在邪势不盛、正气不虚之时，正气必奋起抗争，由内向外驱逐邪气，其邪可以搏于皮肤之间；若正气不足，邪热弥漫，延及体表，正邪也可搏结于皮肤之间。不论其邪从何而来，一旦搏于皮肤，发于腠理，随营卫往来侵扰肌肤，必然影响人体外层气血的正常生理功能，导致气血不和，皮肤失去气血正常的濡养和温煦，从而引发瘙痒。

本案患者素体气血不足，外感风邪，邪气侵入肌表，发于腠理，营卫不和，气血失和以致肌肤失于濡养，故而瘙痒不止，采用自拟润肤饮以调理营卫，调和气血。方中党参、茯苓、白术、甘草皆为健脾益气之品，其中党参味甘性平，补中益气，养血生津；白术味甘苦性温，益气健脾，燥湿化痰，能加强党参益气助运之力；茯苓味甘淡性平，健脾渗湿，苓术相配，则健脾祛湿之功益著；甘草味甘性平，健脾益气和中，调和诸药，四药相伍，能益气健脾，且脾作为后天之本，气血生化之源，脾气健运，则气血生化有源，体现了"治风先治血，血行风自灭"的原则。地肤子、刺蒺藜、白鲜皮疏风止痒；荆芥、防风卫外固表，疏风止痒；桂枝能解表散寒，调和营卫；当归、白芍养血活血，润燥养肤，诸药合用，起到调理营卫，调和气血之效。气血通畅，则痒自消。

七、《医林改错》

【原文】

元气既虚，必不能达于血管，血管无气，必停留而瘀。

【解析】

此条文为王清任对血瘀证的认识，其认为病程日久，必耗元气，元气虚衰，则无气以行血，血液停留于血管内，而形成瘀血。《素问·调经论》云："人之所有者，血与气耳。""五脏之道，皆出于经隧，以行血气，血气不和，百病乃变化而生。"气血是人体生命活动的基本物质，气属阳，血属阴，载气者血也，运血者气也，气旺则血充，血盛则气足，气血调和则阴平阳秘，百病不生，若气血不和则阴阳失调而疾病生焉。故人体之气血贵在流通，气行则血行，气滞则血停而为瘀，而瘀血的形成，又会导致机体阴阳气血失衡，进而萌生百病。可见瘀血既是一种病理产物，又是一种致病因素，且贯穿于疾病发生发展的始终。

《素问·阴阳应象大论》曰："定其血气，各守其乡，血实宜决之。"王清任提倡活血化瘀治法，并开创一系列活血祛瘀方，根据疾病发生的不同部位，而选择不同的活血化瘀方。头面、四肢、周身血管的瘀血用通窍活血汤，胸中瘀血用血府逐瘀汤，腹部瘀血用膈下逐瘀汤，少腹部瘀血用少腹逐瘀汤，肢体瘀血用身痛逐瘀汤，如《医林改错》中记载："立通窍活血汤，治头面四肢、周身血管之症；立血府逐瘀汤，治胸中血府血瘀之症；立膈下逐瘀汤，治肚腹血瘀之症。"

《临证指南医案》指出："久发频发之恙，必伤及络。络乃聚血之所，久病必瘀闭。"说明长期反复发作的慢性疾病，势必伤及络脉，最终形成瘀阻络脉之证。临床上，慢性难愈性皮肤病皮损难消者大多为皮肤血络癥积难除、坚结不散而成痼疾，如慢性风瘙痒，其病机为风伏血络，风伤气络，内因脾胃虚弱，络道不充，皮肤血络失养；外因风邪侵入，伏藏于皮肤血络。血络有形迂曲，风邪藏匿难除，患者日久血络瘀阻是发展成慢性风瘙痒的主要原因。风伤气络，则出现瘙痒，但临床上仅通过疏风止痒药难以根除瘙痒症状，是因久病血络瘀阻，故针对慢性风瘙痒，疏经通络、活血化瘀才是治疗的关键。又如慢性神经性皮炎，其病机为瘀阻血络，伤及气络。瘀血阻滞皮肤血络，有形之邪聚积，形成坚实的、深在的暗褐色苔藓样皮损。除了局部增厚的皮损外，其多伴随剧烈瘙痒，是因皮肤血络瘀阻伤及气络所致，气络与皮肤感觉神经密切相关，因此治疗时应首先攻逐瘀血、疏通血络，血络调和则气络得养。正如王清任所言，"如治诸疮、诸病……能使周身之气通而不滞，血活而不瘀，气通血活，何患疾病不除"。故临床针对病程较长的慢性顽固性皮肤病患者，采取通络活血祛瘀法不失为另一种思路。

【医案】

黄某，女，42 岁。双颊褐色色素沉着斑 4 年，加重 2 月余。患者于 4 年前颜面部出现褐色色素沉着斑，斑片多集中在双面颊，对称分布，呈蝴蝶状，表面光滑，未见鳞屑，无明显瘙痒感及疼痛感，常在熬夜与心情不畅时加重，且有季节性，夏季斑片颜色加深，冬季斑片颜色减轻。近 2 月余来因生活压力较大，夜寐不安，双颊色斑颜色加深，范围有所扩大，遂来我院就诊。患者平素心烦易怒，刻下症见时感胸胁胀痛，满闷不舒，口干口苦，饮食正常，二便自如，末次月经 2018 年 9 月 10 日，经期 5 天，月经色暗，夹血块，有痛经史。舌红，苔薄白，舌边见瘀斑，脉弦。

体格检查：患者面部颜色较晦暗，颜面部见褐色色素沉着斑，色斑融合成片，以双颧颊部为主，对称分布，呈蝴蝶状，斑片大小不等，形态不规则，表面光滑，未见鳞屑。

诊断：鼾黑斑（肝郁血瘀）。

治法：疏肝理气，活血消斑。

方药：桃红四物汤加减。桃仁 12g，红花 9g，当归 9g，熟地黄 12g，牛膝 9g，川芎 6g，白芍 6g，柴胡 3g，益母草 12g。

水煎服，每日 1 剂，连服 7 剂。配合面部刮痧疗法，1 周 1 次。

二诊：服 7 剂后，患者复诊诉面色改善，精神饱满，睡眠良好，二便自如，嘱其继续服用。中药调理半年后，患者诉面部褐色斑片大致消退，疗效满意。

按语：黄褐斑，中医学称"鼾黑斑""肝斑""面尘"，是以面部对称出现褐色斑片为主要临床表现的损容性皮肤疾病。根据中医学理论，该病是由各种内外因素引起肝脾肾亏虚、气血不足、气滞血瘀，导致面部肌肤失养，皮肤失其润泽而发生的色素沉着。由于情志不遂、肝气郁结、暴怒伤肝、思虑伤脾、惊恐伤肾等，皆可使气机紊乱，气血不能上荣于面，则生褐斑；或饮食不节、劳倦过度、偏嗜五味，均可使脾失健运，气血不能上荣于面而生褐斑；或土虚不能制水，痰饮内停，脉道阻塞，气血不能荣于面变生褐斑；或房事过度、久伤阴精，或人到中、老年，肾精亏耗，颜面不得容润而成褐斑；或水亏不能制火，虚火上炎，以致火燥结成黑斑；或外受风邪腠理受风，致气血不和，不能荣于面而生褐斑。总的来说，本病为本虚标实之证，以血瘀为标，肝郁、脾肾双亏为本。因此，治疗上多采用疏肝理气、健脾益肾、活血化瘀的内治法则。

本案患者为长期情志不畅，性情急躁，而致肝气郁滞，郁久化热，郁热与血气搏结于体内，且患者病程较长，患病日久气血凝滞，瘀血内生，不能上荣于颜面而成斑。肝气郁结，郁久化热，故见心烦易怒，胸胁胀痛，满闷不舒，口干口苦；月经色暗有血块、痛经、舌边有瘀斑等皆为血瘀之象，故采用桃红四物汤加减治疗以疏肝理气、活血消斑。本方以强劲的破血之品桃仁、红花活血化瘀；以熟地黄、当归滋阴补肝、养血调经；芍药养血和营；川芎活血行气，调畅气血。患者肝气郁滞，故在原方基础上加用柴胡疏肝解郁，行气宽胸；再加用益母草调理冲任，活血化瘀。全方配伍使瘀血祛、新血生、气机畅，斑自去。

在辨证论治内服中药的前提下，可配合中医特色疗法及现代科技手段治疗本病。翁老常用中药面膜、面部穴位按摩等特色外治疗法，中药面膜常选取白芷、白及、白茯苓、白附子、白僵蚕、益母草、防风、藁本等研细末，调蜜外敷于面部，以达到以白治黑，调和气血，活血消斑的效果。在外敷面膜的同时，还可配合点、揉、按印堂、攒竹、四白、颊车、迎香等面部穴位以活血通络，促进药物吸收。一般每周1次，12周为1疗程。

八、《素问·上古天真论》

【原文】

五七，阳明脉衰，面始焦，发始堕。六七，三阳脉衰于上，面皆焦，发始白。

【解析】

本条文说的是女子到了三十五岁，阳明经脉开始衰败，人体也由此开始逐渐衰老，面部皮肤变得暗淡，出现黑斑，头发也开始脱落；到了四十二岁的时候，阳明经脉进一步衰竭，三阳经脉皆受到影响，故而出现面部皮肤松弛晦暗，黑斑愈发明显，头发也变白的情况。

条文中涉及几个重点，第一个是"始"，"始"有最初、开始之意，说明《黄帝内经》认为，女子的衰老是从三十五岁左右开始的。衰老是一个日积月累的过程，而不是一个突发的表现，女子从三十五岁开始，机体由壮盛逐渐步入衰老，因此在机体由盛转衰的这个过渡时期，如果我们能及时对机体进行调理，就能起到未老先防的作用。第二个重点是"阳明"，阳明脉作为机体衰老的始动因素，在机体衰老的发生发展过程中起着关键作用。机体的阳明脉有两条，分别是足阳明胃经与手阳明大肠经，《灵枢·经脉》记载"胃足阳明之脉，起于鼻，交頞中……下循鼻外，入上齿中，还出挟口环唇，下交承浆，却循颐后下廉，出大迎，循颊车，上耳前，过客主人，循发际，至额颅……""大肠手阳明之脉……从缺盆上颈贯颊，入下齿中，还出挟口，交人中，左之右，右之左，上挟鼻孔"。由此可见，手足阳明经脉的循行几乎覆盖了整个颜面部，上至额、下至颏、两侧至耳前面颊，无所不及，这也与《医宗金鉴》中所说的"阳明主面"这一观点一致。因此，如果阳明经衰竭，很容易出现颜面部皮肤干燥粗糙、憔悴起皱、面色晦暗等。其次，《灵枢·海论》中提道："夫十二经脉者，内属于腑脏，外络于肢节。"手足阳明经对内所属脏腑主要涉及脾胃、大肠。中医学认为，脾胃是水谷精微之海，气血生化之源，若脾胃受损，气血生化不足，脏腑组织失于濡养，机体气血失调，一方面气血不足无以上荣于面，则面焦，发堕；另一方面全身肌肤失去气血的濡养，则粗糙干燥，松弛起皱，晦暗无光，以"阳明脉衰"为初始，进一步发展为"三阳皆衰"。所以，在"五七"这个机体由盛转衰的关键节点，充阳明以实三阳，是抗衰老的有效途径。

基于"阳明脉衰"理论，临床中我们在抗衰时可以内调和外治。内调主要包括饮食和中药调护，手足阳明脉属脾胃与肠腑，因此平时可通过运用一些具有调补脾胃功效的中药或者食疗方法以达到顾护脾胃、美颜抗衰的效果；"阳明经为多气多血之经"，临床上抗衰老的外治多采用刮痧、推拿等方法对颜面部阳明经脉循行之处进行刮按刺激，或采用针灸的方法对局部腧穴如阳白、四白、下关、迎香、颊车、地仓、承浆、合谷、解溪等进行良性刺激，以达到疏通经脉、调畅气血、美容抗衰的作用。

【医案】

王某，女，38岁。面色暗沉、皮肤松弛、细纹增多2年。患者近2年来出现面部皮肤松弛、面色暗沉，面部细纹比同龄人更明显。曾外院就诊，做过各类激光美容治疗，效果均不理想。患者平素时感乏力，腰膝酸软，偶感头晕目眩，刻下症见饮食正常，夜寐欠宁，二便自如，末次月经2020年10月25日，月经周期不规则，经期一般3～4天，月经量少。舌红，苔薄，脉弦细。

体格检查：患者颜面肤色晦暗，面部皮肤干燥、粗糙，额部、双眼角可见细纹。

诊断：早衰（阳明脉衰）。

治法：补肾益精，调理气血。

方药：六味地黄丸加减。熟地黄24g，山茱萸12g，山药12g，牡丹皮9g，白茯苓9g，泽泻9g，桃仁9g，红花9g，香附9g，郁金9g，生地黄12g，泽兰9g。

水煎服，每日1剂，连服7剂。

二诊：服7剂后，患者复诊诉面色改善，精神饱满，睡眠良好，二便自如。嘱其继续服用，配合面部刮痧治疗。中医内外合治3个月后，患者诉颜面部肤色亮泽红润，疗效满意。

按语：早衰是指各种原因导致的中壮年人过早的出现生理及心理上衰老的现象，所以又称之为"早衰综合征"。根据《黄帝内经》表述，女子的衰老是从35岁左右开始出现的，机体由壮盛逐渐步入衰老，"阳明脉衰"可能是衰老的始动因素。因此，临床中女性抗衰老应从35岁开始。

本案患者系先天肾精不足，再加上人至中年，肾精亏损，肝肾阴虚，虚火上炎，颜面不得荣润则见皮肤干燥，细纹产生。肾藏精，为先天之本，肝为藏血之脏，精血互可转化，肝肾阴血不足又常相互影响。腰为肾之府，膝为筋之府，肾主骨生髓，齿为骨之余，肾阴不足则骨髓不充，故腰膝酸软无力；脑为髓海，肾阴不足，不能生髓充脑，肝血不足，不能上荣头目，故头晕目眩。临床治疗时采用六味地黄丸以补肾益精，调理气血。其中熟地黄滋阴补肾，填精益髓，为君药；山茱萸补养肝肾，并能涩精，取"肝肾同源"之意，山药补益脾阴，亦能固肾，共为臣药。三药配合，肾肝脾三阴并补，是为"三补"，但熟地黄用量是山萸肉与山药之和，故仍以补肾为主。泽泻利湿而泄肾浊，并能减熟地黄之滋腻；茯苓淡渗脾湿，并助山药之健运，与泽泻共泻肾浊，助真阴得复其位；丹皮清泄虚热，并制山萸肉之温涩。三药称为"三泻"，均为佐药。六味合用，三补三泻，共奏补肝益肾，滋阴润燥之功。

此外，《灵枢·邪气脏腑病形》有云："十二经脉，三百六十五络，其气血皆上于面而走空窍……"头面部是三阳经交汇的地点，翁老在临床上多采用刮痧疗法对颜面部三阳经脉循行之处进行刮按刺激以达到疏通经脉，调畅气血，美容抗衰的作用。一般刮痧操作前可先用刮痧油等介质充分润滑皮肤，操作者持握刮痧板，蘸植物油或清水，与皮肤呈45°角度，按照人体血液循环方向，由上而下或由内而外顺序刮拭，以疏通病变部位的血脉。对刮痧部位反复刮拭，力度由轻到重，以患者感受舒适为度，直到刮拭出痧疹为止，每周2～3次。

九、《妇人大全良方》

【原文】

治风先治血，血行风自灭。

【解析】

"治风先治血，血行风自灭"理论最早见于南宋陈自明的《妇人大全良方》，"贼风偏枯者，是体偏虚受风，风客于半身也……夫偏枯者，其状半身不遂，肌肉枯瘦，骨间疼痛，神智如常，名曰偏枯。仆原疾之由，皆由阴阳偏亏，脏腑怯弱，经络空虚，血气不足，当风冲坐，风邪乘虚而入，疾从斯作……古人有云：'医风先医血，血行风自灭也。'治之先宜养血，然后祛风，无不愈者。宜用大八风汤、增损茵芋酒、续断汤以养其血，则风自祛矣"。发展至明代，李中梓将其推广应用于痹证，言及治风邪时配合补血药，更有利于风邪的祛除。清朝开始，该理论用于指导外科疾病的治疗，在吴谦的《医宗金鉴》中记载用四物消风饮治疗赤白游风等皮肤病，是将治血与治风结合的理论运用于皮肤科治疗的开端。

条文中所指之"风"应包括"外风"与"内风"，所治之血指阴液或瘀血。治风之法，祛风、散风为直接疗法，而间接疗法包括祛外风取补血养血活血、行气活血、温经活血、凉血活血等，使血行风自灭；治内风可用滋、养、育、敛阴血、津液等一法独进或多法并施，以收液增风平之功。随着社会的发展，历代医家的临床实践不断丰富，充实着"治风先治血，血行风自灭"的内涵，而其也具有更强的概括力和指导意义，说明了"治风先治血，血行风自灭"理论是经得起临床检验的。

瘙痒乃临床常见的皮肤症状之一，瘙痒的发作符合风"善动不居，善行而数变"的特点，瘙痒可见于很多皮肤科疾病，其起病多因风邪侵袭，营卫失和，邪郁腠理所致，故临床可采用"治风先治血，血行风自灭"的思想干预治疗。盖因风邪入侵致气血不和，又或气血不和可使风邪致病。"治风先治血，血行风自灭"之法包括两层含义：其一，即通过养血、活血、凉血等治血之法，帮助驱散机体的内、外风邪；其二，即维持机体气血的正常运行，使营血充盈，运行畅达，使外风不得入，内风不得生，以达治病求本、未病先防之效。故在皮肤科临床中，针对瘙痒症状，根据辨证，酌情加入养血药当归、熟地黄、白芍、何首乌；活血药川芎、红花、桃仁、鸡血藤；凉血药生地黄、墨旱莲、女贞子等，每每能获得良效。

【医案】

王某，男，66 岁。全身皮肤瘙痒 10 余年。患者 10 余年前周身皮肤瘙痒，时轻时重，反复发作，尤其秋冬季节瘙痒明显，夜间瘙痒剧烈，影响睡眠。曾就诊多家医院，予口服抗过敏药治疗后，瘙痒可暂时缓解，但不痒数日后又发作，从未治愈。近年来，瘙痒不断加重，四季皆可发作，多以夜间为甚，严重影响睡眠。刻下症见精神不振，神情倦怠，面色少华，心悸乏力，夜寐不安，饮食不香，二便自如。舌质淡，苔薄白，脉细弦。

体格检查：周身皮肤干燥，有鳞屑，四肢躯干散见不规则抓痕及血痂。

诊断：风瘙痒（血虚风燥）。

治法：养血健脾，祛风润肤。

方药：健脾润肤饮加减。党参 12g，茯苓 12g，白术 12g，甘草 3g，麦芽 9g，谷芽 9g，地肤子 12g，防风 9g，刺蒺藜 9g，大血藤 12g，夜交藤 18g，珍珠母 30g（先煎），当归 9g，白芍 9g，熟地黄 12g，白鲜皮 12g。

水煎服，每日 1 剂，连服 7 剂。

内用中药的同时外用润肤止痒外洗方（蒺藜 30g，苍耳子 30g，地肤子 30g，防风 15g，绿茶适量）水煎外洗，每日 1 剂，每日 1 次。外涂润肤膏，每日 2 次。

二诊：患者治疗 1 周后，瘙痒明显减轻，夜间能安静入睡，饮食正常，精神转好。故守前法化裁追之，去麦芽，谷芽，加制首乌 12g，丹参 12g。继服 14 剂后皮肤已基本不痒，抓痕大都消退，周身皮肤逐渐润泽光滑。

按语：本案为老年性皮肤瘙痒症，系血虚风燥，肌失濡养所致。治宜益气健脾，养血润肤，祛风止痒。方中党参、茯苓、白术、甘草为改良版四君子汤，其中党参味甘性平，补中益气，养血生津；白术味甘苦性温，益气健脾，燥湿化痰，能加强党参益气助运之力；茯苓味甘淡性平，健脾渗湿，苓术相配，则健脾祛湿之功益著；甘草味甘性平，健脾益气和中，调和诸药，四药相伍，既能益气健脾，托毒外出，又能助脾运化以祛湿毒，且脾为后天之本，气血生化之源，脾气健运，则气血生化有源，体现了"治风先治血，血行风自灭"的原则。麦芽、谷芽味甘性平，能消食化积，健脾和胃，增强健脾之功效；地肤子、防风、刺蒺藜、白鲜皮疏风止痒；夜交藤、珍珠母安神定志；当归、白芍、熟地黄、大血藤养血活血，润燥养肤，诸药合用，既能健脾和胃、行气祛湿以治其本；又能养血润燥、祛风止痒以治其标，标本兼治，故治疗能取良效。

十、《脾胃论》

【原文】

故夫饮食失节，寒温不适，脾胃乃伤。此因喜、怒、忧、恐，损耗元气，资助心火。火与元气不两立，火胜则乘其土位，此所以病也。

【解析】

一个人的饮食如果失于节制，过饥、过饱或食过冷、过热的食物，都会导致脾胃受伤。过度的精神刺激，可以损伤元气，元气受伤，不能抑制阴火上升，助长心火，心火旺更侵侮脾胃，而使脾胃损伤。李东垣认为，饮食过饥、过饱、过冷、过热，都能使脾胃受伤。脾病与胃病之间是相互影响、相互转化的。饮食失节先伤胃，多表现为实证、热证，症见胃脘胀痛、恶心呕吐、口苦口干、大便秘结等。饮食伤胃有余之证，使脾气亏虚，阴火上行灼肺，出现气短、神少、身热、面如火燎等症状；劳倦过度先伤脾，多表现为虚证、寒证，症见怠惰嗜卧、肢体无力、大便溏泄等，但劳倦伤脾不足之证，却使胃中津液不布、谷气下流，导致胃亦随之而病。七情过度也可损伤元气，元气受伤，无法制约阴火，此阴火是肝肾离位的"阴火"，为"食气"的"壮火"，此阴火上升更助长心火，心火太旺侵侮脾胃，会损害脾胃的元气，如此发展，阴火越升，元气越陷，谷气下流而导致脾胃病的发生。李东垣所谓"火与元气不两立"，提示元气不足与阴火上僭的矛盾，元气不足是主要方面，以甘温益脾胃中元气，同时佐以甘寒泻阴火。李东垣依据甘温除热、苦寒泄热、益气升阳等治疗原则创制了补中益气汤、升阳散火汤等一系列行之有效的方剂。

【医案】

患者，女，23岁。口唇周边水疱2天。患者2天前进食辛辣食物后出现口周皮肤灼热刺痛，随后出现成簇小水疱，伴有口鼻干燥，大便干结，小便黄；舌质红，苔薄黄，脉弦数。自购"黄连上清丸"服用1天，效果不佳。

诊断：热疮（肺胃热盛）。

治法：疏风清热解毒。

方药：清肺饮合竹叶石膏汤加减。桑叶10g，枇杷叶10g，黄芩10g，蒲公英15g，黄连6g，知母10g，生石膏10g，淡竹叶10g，玄参10g，麦冬10g，甘草3g。

嘱患者调整饮食结构，多食新鲜绿叶蔬菜和水果，多饮水，睡眠充足，适当锻炼。服药5天后回访患者水疱已结痂，唇周皮肤灼热刺痛感消失，口鼻干燥症状缓解，大便通畅。

按语：本案患者因过度食用辛辣刺激食物，导致体内热量聚积，干扰肺胃的正常功能，出现肺胃热盛的症状。鼻为肺之窍，胃经环绕面唇，风性上行，故肺胃热盛多发于面、鼻、唇。肺胃热盛，津液布散失常，则皮肤起小水疱；风热毒邪蕴蒸皮肤，则灼热；大便干结，小便黄，舌质红，苔薄黄，脉弦数均为肺胃热盛之象。故治以清肺饮合竹叶石膏汤加减。方中桑叶、枇杷叶清宣肺气；黄芩、黄连清热燥湿；蒲公英清热解毒；石膏、知母清肺胃之热；淡竹叶清热除烦；玄参、麦冬补肺胃之阴；甘草，调和诸药。诸药配伍，共达疏风清热解毒之功。

十一、《疡科心得集》

【原文】

盖以疡科之证，在上部者，俱属风温风热，风性上行故也；在下部者，俱属湿火湿热，水性下趋故也；在中部者，多属气郁火郁，以气火之俱发于中也。

【解析】

清代医家高秉钧深受温病学说的影响，开创了将"三焦辨证"引入外科辨证的先河，在《疡科心得集》中提出，外科病证大体可根据发病部位的不同分为上、中、下三个部位，每个部位发病有其特点。其创制的"外科三部辨证法"也一直对后世辨治外科疾病有着指导意义。

《素问·太阴阳明论》中记载："伤于风者，上先受之。"风为阳邪，其性轻扬，易袭阳位，再加上火性炎上，因此风温、风热病邪经常侵袭人体头颈部。临床常见的头颈部皮肤疾病如过敏性皮炎、水痘、病毒疹、痤疮等，大多伴随发热恶风，面红目赤，口干思冷饮，皮疹鲜红；舌红，苔薄黄，脉浮数的风热犯表见症。因此，治疗这类疾病的原则在于清热透邪、疏风解毒，常见的处方有银翘散、五味消毒饮等。

中部者，内含五脏六腑，为人体气化之所，气机升降出入枢纽所在，《素问·举痛论》又云"余知百病生于气也，怒则气上，喜则气缓……惊则气乱，劳则气耗，思则气结"，可见发于胸胁部的疾病多与气机失调有关。朱丹溪有言"气有余便是火"，气郁日久化火，气火郁结，因此气郁火郁是胸胁部疾病的常见原因。临床常见的胸胁部皮肤疾病，如胸胁部带状疱疹、胸胁部湿疹、银屑病、乳痈等，大多伴随胸闷、胸胁不适、呕逆、腹满、皮损红艳、大便干结、小便黄赤、舌红或红绛、苔黄、脉弦数等肝郁化火见症。因此，治疗这类疾病的原则在于清肝泻火、疏郁散结，常见的处方有柴胡清肝汤、龙胆泻肝汤等。

《素问·太阴阳明论》中提道："伤于湿者，下先受之。"湿为阴邪，易袭阴位，且湿性趋下、黏滞，易与热邪相合，因此湿火、湿热病邪常常侵袭人体下肢部位。临床常见的下肢皮肤疾病，如下肢慢性湿疹、下肢丹毒、下肢慢性溃疡、瘀积性皮炎等，大多伴随身热不扬、脘腹痞闷、纳呆、肢体困重、患处肿胀流滋，或漫肿如绵，或腐烂破溃，大便黏腻、小便黄或不利、口干不思饮，舌红、苔黄腻、脉弦滑或滑数等湿热下注见症。因此，治疗这类疾病的原则在于清热泻火、利湿解毒，常见的处方有龙胆泻肝汤、萆薢渗湿汤等。

当然，"外科三部辨证法"虽然对辨治皮肤科疾病有一定的指导意义，但在临床诊疗疾病过程中仍需以阴阳、脏腑辨证为本。

【医案】

魏某，男，57岁。双下肢丘疹1年，加重半个月。患者于1年前发现双下肢丘疹，伴轻度瘙痒，症状反复，时好时发。曾就诊多家医院，治疗无效。近半个月来丘疹逐日增多，部分渗液，皮损相互融合，形成斑片，色鲜红，局部瘙痒剧烈，遂来我院就诊。患者平素口苦口干，时感周身困重，刻下症见饮食欠佳，小便黄赤，大便黏腻；舌红，苔黄腻，脉濡滑。

体格检查：双下肢见丘疹，丘疱疹，红斑，对称分布，部分融合成片，红斑上可见糜烂，渗出及抓痕。

诊断：湿疮（湿热浸淫）。

治法：清热利湿，疏风止痒。

方药：萆薢渗湿汤加减。萆薢 15g，薏苡仁 15g，黄柏 6g，赤茯苓 10g，牡丹皮 10g，泽泻 10g，滑石 10g，通草 10g，白蒺藜 15g，苦参 10g，地肤子 10g。

二诊：服 7 剂后，再来复诊患处糜烂面已趋于愈合，瘙痒减轻，疹色变淡，仍纳少、便溏。继续守前方治疗，加用黄芪、苍术、白术等健脾燥湿之药，中药调补 1 个月后，患者再来复诊诉原发皮损已基本消失。

按语：湿疹，中医称"湿疮""浸淫疮"，是以一种具有明显渗出倾向的过敏性、炎症性皮肤病。根据中医学理论，该病多由于禀赋不足，饮食失节，或过食辛辣刺激、荤腥动风之物，导致脾胃受损，失其健运，湿热内生，又兼外受风邪，内外两邪相搏，风湿热邪浸淫肌肤所致。

本案患者系由于外感湿热侵袭肌肤所致，湿性下注，故患处以双下肢为主；湿性重浊，故见周身困重；湿性黏滞，故病程缠绵，久病不愈；小便黄赤，大便黏腻，舌红，苔黄腻，脉濡滑皆为湿热内盛之征象，故采用萆薢渗湿汤以清热利湿，解毒消斑。其中，萆薢利水祛湿，分清化浊；黄柏清热利湿，解毒疗疮；白蒺藜祛风止痒；苦参、地肤子清热利湿，祛风止痒；泽泻渗湿泄热；薏苡仁利水渗湿；赤茯苓分利湿热，滑石利水通泄；牡丹皮清热凉血，活血化瘀；通草清热滑窍，通利小便，使湿热随小便而出。诸药合用，共奏清热利湿，解毒消斑之功。对症下药，故取得捷效。

十二、《素问·至真要大论》

【原文】

诸湿肿满，皆属于脾。

【解析】

本条文指出凡由湿邪引起的水湿停滞、浮肿胀满之证，都与脾脏有关。因脾主运化，一旦水湿停滞，就会导致湿病的发生。

脾在五行中属土，脾主运化水谷精微，为人体气血生化之源，有"仓廪之官""后天之本"之称。《黄帝内经》有"食气入胃，浊气归心，淫精于脉，脉气流经，经气归肺，肺朝百脉……饮入于胃，游溢精气，上输于脾，脾气散精，上归于肺，通调水道，下输膀胱，水精四布，五经并行，合于四时五藏阴阳"的论述，乃是对人体饮食消化、水液代谢过程的扼要概括。在这个过程中，脾胃升降确是升降浮沉之枢，据《黄帝内经》"肾生精"的理论，可以认为"肾精"与机体免疫功能有关，又因脾主运化，化生气血，不断滋养、补充肾精，使之生生不息，故"脾"在免疫中的位置不可低估。

湿脾同属土，湿气通于脾，故曰"脾主湿"，湿邪为病，其病机主要责之于脾，脾虚则生湿，湿盛则伤脾，脾虚与湿盛是一种因果关系。若其人素体偏湿，偏食脂甘厚之味或善饮酒曲，使湿郁中宫，碍及脾之运化，久而酿聚痰液，形成痰湿互阻，故有"脾为生痰之源"之说，一旦脾胃升降失常，便会导致气机逆乱而变证由生，东垣谓"脾胃之气即伤，而元气亦不能充，而诸病之所由生""无所交通，气血无所荣养，而为诸病，多生于脾胃"。由此可见，脾胃在疾病发生中占有重要地位，"湿""肿""满"的成因，无外乎脾病所致。

【医案】

患者，女，81岁。双下肢水肿3个月，加重1周。患者长期食素，体形消瘦，无基础疾病，3个月来反复出现双下肢水肿，踝关节明显，晨起症状轻微，傍晚明显，未诊疗。近1周水肿明显加重，并向上蔓延至小腿，按之明显凹陷，下肢沉重，活动量减少，无明显胸闷气喘，食少，寐一般，大便成形，夜尿频，2～3次/晚；舌质淡红，苔白润，脉沉缓。查尿常规：未见异常。

诊断：水肿病（水湿浸渍）。

治法：健脾化湿，通阳利水。

方药：五皮饮合胃苓汤加减。陈皮10g，茯苓皮10g，大腹皮10g，桑白皮10g，生姜6g，苍术10g，白术10g，厚朴10g，桂枝6g，泽泻10g，猪苓10g，炙甘草3g。

嘱患者进一步完善相关检查，了解蛋白质含量及电解质情况，日常生活中加强营养，调整饮食结构，补充蛋白（鸡蛋、牛奶以及豆制品）。1周后复诊，患者双下肢浮肿明显消退，走路速度明显增快，活动量增加，胃口改善。生化检查结果提示白蛋白32g/L。治疗以健脾祛湿，气血双补为主，方选八珍汤加减，人参10g，黄芪10g，白术10g，茯苓15g，山药10g，炒薏苡仁20g，炒白扁豆30g，当归10g，川芎6g，熟地黄10g，炒白芍10g，黑豆40g，枸杞10g，桑椹15g。嘱其继续加强营养，多补充蛋白。2周后随访患者下肢浮肿已消退。

按语：本案患者饮食多以蔬食瓜果为主，饮食结构失衡，致使脾胃功能受损，脾气虚不能运化，则水湿停聚不行，潴留体内，泛滥肌肤，发为水肿。此外，从西医学角度还要考虑患者长期营养摄入不足，蛋白质偏低，故而治疗时除了健脾化湿、通阳利水外，还需要补充蛋白质。根据这个治疗思路选方用药，疗效明显。方中桑白皮、茯苓皮、大腹皮化湿利水；陈皮、生姜燥湿健脾，理气除满以助利水；配伍平胃散（苍术、厚朴、陈皮、甘草）运脾燥湿，五苓散（茯苓、猪苓、泽泻、白术、桂枝）利水渗湿，标本兼顾。共奏健脾化湿，温阳利水之功效。

患者水肿消退后，考虑其素体虚弱，气血亏虚，再以八珍汤健脾益气补血，增强体质，提高机体免疫力。

十三、《温热论》

【原文】

大凡看法，卫之后方言气，营之后方言血。在卫汗之可也，到气方可清气，入营犹可透热转气，如犀角、玄参、羚羊角等物，入血就恐耗血动血，直须凉血散血，如生地、丹皮、阿胶、赤芍等物。

【解析】

大凡，就是大概的意思，而卫气营血，如果按病位讲，在表为肺卫，在里除了血分就是气分了，那么营分在何处呢？根据"营分受热，则血液受劫，心神不安，夜甚无寐，或斑点隐隐"，应是邪热从伤及患者血分的津液开始，直到出现瘀血症状的这个阶段，即是热入营分；当热入营分时，应在不伤患者胃气的前提下补充津液，外透邪热；如果出现了瘀血的症状，再加凉血散血药治疗即可。

在皮肤病的临床治疗中，也可以根据卫气营血进行辨证用药。卫分证常见的皮损表现为鲜红色斑，压之褪色，或红丘疹，自觉灼热瘙痒，或出现小水疱或者红色风团，时隐时现，临床常见于荨麻疹、风疹、夏季皮炎、过敏性皮炎、湿疹等，代表方有银翘散、桑菊饮。气分证常见的皮损表现为皮肤潮红、肿胀、灼热、时有渗出或者出现水疱等症状，临床常见于急性湿疹、过敏性皮炎等，代表方有麻杏石甘汤、蒿芩清胆汤。营分证常见的皮损表现为皮肤浸润性红斑或者斑块，压之不褪色，皮肤潮红水肿，起大水疱或者脓疱，可见慢性苔藓样变，表皮剥脱，临床常见于过敏性皮炎、剥脱性皮炎、疱疹样脓疱病、系统性红斑狼疮等，代表方有清营汤、菖蒲郁金汤。血分证常见的皮损表现为身热躁扰，皮肤出现血疱，斑疹透露，如过敏性紫癜、药疹等，代表方有化斑汤、犀角地黄汤。

【医案一】

患者，女，52 岁。颈部、胸背部丘疹，伴瘙痒 3 天就诊。患者 3 天前因天气炎热出汗后吹风，随后出现颈部、胸背部散在粟粒样红色丘疹，伴有瘙痒，搔抓后瘙痒加剧，夜间瘙痒症状加重，自行外涂地奈德乳膏，瘙痒症状有所减轻，但不能根除，今日特来我院诊治。患者诉发病以来，自觉口干，纳食不香，寐欠佳，大便黏滞，小便正常；舌质淡红，苔白润，脉细数。

诊断：暑热疮（风湿郁热）。

治法：疏风止痒，清热祛湿。

方药：自拟方。金银花 10g，连翘 10g，蒲公英 15g，荆芥 10g，防风 10g，土茯苓 15g，地肤子 10g，白蒺藜 10g，白鲜皮 10g，薄荷 6g（后下），甘草 3g，首乌藤 10g，合欢皮 15g。

外用止痒凝胶，1 日多次外涂。

5 日后复诊，患者颈部、胸背部丘疹明显消退，可见散在淡红色斑点，瘙痒症状减轻，睡眠好转，纳食不香，二便正常；舌质淡红，苔白润，脉细数。诊断同上，中药同上方加焦山楂 10g，炒麦、谷芽各 30g。再服药 1 周后，随访患者丘疹、红斑及瘙痒症状均消失，纳食尚可，达到临床治愈标准。

按语：夏季皮炎，顾名思义，是好发于夏季的皮肤病，多因夏季气候潮湿、闷热，人体会大量出汗，因汗液中含有大量无机盐和有机物，当汗液蒸发时含有这些物质就会刺激皮肤角质层，从而引发一些刺激性症状，比如刺痛、瘙痒、灼热等。本案患者汗出后直接吹风，致使风热之邪侵袭肌肤，郁闭于内，从而发病。方用金银花、连翘、蒲公英疏散风热，清热解毒；荆芥、防风、薄荷疏风解表，透疹止痒；土茯苓清热利湿解毒；地肤子清利湿热，祛风止痒；白蒺藜祛风止痒；白鲜皮祛风解毒，清热燥湿；首乌藤、合欢皮安神助眠；甘草调和诸药。诸药合用，共达疏风止痒，清热祛湿之功。二诊患者仍有纳食不香，予以焦山楂、炒麦芽、炒谷芽健胃消食，疗效显著。

【医案二】

患者，女，31 岁。面部丘疹，伴瘙痒半年余。患者半年余前因面部丘疹，通过朋友介绍使用一款祛痘软膏外涂，初期效果显著，随后间断反复多次使用效果不佳，伴随瘙痒、刺痛等症状，遇热加重。其他医院皮肤科诊断为"激素依赖性皮炎"，予以西药及物理方法治疗1月余，效果欠佳。刻下症见面部丘疹，皮损形态多样，颜色鲜红，口干，纳可，寐差，大便干结；舌质红，苔薄白，脉数。

诊断：药疹（血热证）。

治法：清热解毒，凉血散瘀。

方药：犀角地黄汤加减。水牛角15g，生地黄15g，牡丹皮10g，地榆12g，金银花10g，连翘10g，虎杖10g，白蒺藜10g，苍耳子10g，火麻仁30g，郁李仁15g，合欢皮15g，首乌藤10g。

外用银花露合剂贴敷，每日2次。7天后复诊，患者面部红斑明显减退，瘙痒、刺痛症状缓解，继续予以中药调理3个月后，患者面部丘疹基本消退。

本案患者发病前有用药史，起病突然，自觉灼热瘙痒，皮损形态多样，颜色鲜红，考虑为素体血热，受药毒侵袭，火毒炽盛于血分，外发于皮肤，表现为面部丘疹；扰乱心神，表现为寐差。此证病机为热炽血分，动血留瘀。热不清则血不宁，瘀不去则热难除，即叶天士所言"入血就恐耗血动血，直须凉血散血"，故方中用水牛角清热凉血解毒；生地黄凉血滋阴生津；牡丹皮、地榆清热凉血，活血散瘀；金银花、连翘、虎杖清热解毒；苍耳子、白蒺藜祛风止痒；火麻仁、郁李仁润肠通便；合欢皮、首乌藤宁心安神。诸药合用，共达清热解毒，凉血散瘀之功。

十四、《丹溪心法》

【原文】

气血冲和，万病不生，一有怫郁，诸病生焉。故人身诸病，多生于郁。

【解析】

本条文是朱丹溪根据自身长期临床经验对疾病病机的高度概括。朱丹溪认为，"气血冲和，万病不生"，是指如果人身上的气血达到一种平衡、协调、通畅、有序的冲和平衡状态，就能保持精力充沛，体魄强健，益寿延年。郁，壅遏不通，瘀滞不舒。朱丹溪认为，人有六郁，即气、湿、痰、热、血、食。六郁之中，气郁为先，气郁一成，诸郁遂生。气是推动和转化的力量，血、食、津液等都依靠气化功能来运转代谢，所以气机郁结，会造成其他诸郁，而诸郁又进一步影响气机运行，加重气郁，郁结日久，则可以化火，产生热郁。

外邪侵袭、情志失和、食积内停、劳累过度等皆可导致郁滞，湿聚、痰凝、血瘀即是郁证的结果又会进一步加重郁证。防范外邪、调畅情志、饮食有节、适当运动、避免过劳等则可促进气血冲和，去郁防病。

从皮肤科临床实践来说，情志因素与女性痤疮的产生关系密切，《妇人大全良方》曰："女子郁怒倍于男子。"说明从生理角度而言，女子更易受情志因素影响。从肝的角度而言，肝喜条达而恶抑郁，若肝气郁结，则肝主疏泄的功能受到影响，痰湿毒物无法排出体外，从而郁成粉刺等皮肤疾病。随着生活节奏的不断加快，女性面临着较大的生活和工作压力，平素本就易被七情所伤，若面生粉刺久治不愈，更易导致肝郁气滞，血行不畅，久而成瘀，而气郁日久又会化热化火，刑金犯肺，上蒸头面，灼伤津液，炼液成痰，痰瘀互结，阻于肌肤，则加重粉刺皮损，从而形成恶性循环。从脾的角度而言，《金匮要略》言："见肝之病，知肝传脾。"肝属木，脾属土，木克土，故肝病最易传脾。脾主运化水谷精微，并将精微物质输送到全身各脏腑组织，为气血生化之源。脾失健运，运化失司，则湿浊内生，加之嗜食肥甘厚味、辛辣之品，日久致火热从内而生，湿与火热胶结，湿热循经上行，侵袭面部，湿热蕴久不解，致气机壅滞，血液运行受阻，肌肤腠理局部湿热、气滞、血瘀，病程日久，结聚不散，则粉刺久不能愈，甚至形成囊肿、结节。

此外，粉刺的严重程度与月经周期关系紧密，皮损症状常于经期前、经期发作或加重，经后减轻，还有部分患者伴有月经失调等症状。这是因为女子肝郁化火的情况下，灼伤阴液，导致阴血亏虚，在经前期阳长，助长虚火，上攻于颜面；另一方面肝气郁结，疏泄失常，则冲任气血运行不畅，郁结肌肤，而经前气血下聚，冲任过满，加重经脉气血瘀滞，故见皮损在经前加重。此外，阴血亏虚，冲任失畅，气血瘀滞则血海不能按时满盈，以致女子常伴见月事紊乱。辅助检查可见部分女性患者性激素异常。

【医案】

傅某，女，36岁。反复面部红色丘疹10余年，加重2年。患者于10余年前无明显诱因出现面部红色丘疹，症状反复，近2年加重，就诊于中山医院予口服及外用药对症处理，症状可稍缓解。刻下症见面部红色丘疹，并伴有小脓疱，面部油腻，纳可，寐安，二便调；舌红，苔薄黄，脉弦滑。既往体健，无特殊。2022 年 5、6 月月经未来潮，7、8 月月经来潮正常，9 月月经未来潮。

诊断：粉刺病（肝郁湿热）。

治法：疏肝理气，清热利湿。

方药：枇杷清肺饮加减。桑叶 10g，枇杷叶 10g，黄芩 10g，蒲公英 15g，女贞子 10g，旱莲草 10g，柴胡 10g，白芍 10g，桃仁 10g，红花 6g，甘草 3g，当归 6g，瓜蒌 10g，马齿苋 15g。

复诊：药后面部油腻较前减轻，红色丘疹已明显减少，下巴少许新发红色丘疹，伴小脓疱，纳寐可，小便调，大便不成形；舌红，苔薄，脉弦滑。月经量较平时增多。上方去桃仁，加益母草 10g。

按语：粉刺是一种以颜面、胸、背等处见丘疹，顶端如刺状，可挤出白色碎米样粉汁为主的毛囊、皮脂腺的慢性炎症，多出现于青春。一般认为，粉刺多由肺经风热引起，如《医宗金鉴·外科心法要诀》对肺风粉刺记载曰："此证由肺经血热而成，每发于面鼻，起碎疙瘩，形如黍屑，色赤肿痛，破出白粉汁。"临床中，女性患者或多或少兼有肝气郁结之证，故在清热祛湿的同时，需要加入疏肝理气的药物。翁教授在治疗本案中，以枇杷清肺饮为底方加减，用桑叶、枇杷叶、黄芩、蒲公英以疏风清热祛湿；四逆散去枳实，以柴胡、白芍、甘草 3 味药疏肝理气；肝郁化火，故加入瓜蒌、马齿苋两味药加强清热之功，同时瓜蒌亦有凉血通经之意；化火伤阴，故加入二至丸滋养肾阴；气滞易致血瘀，故加入桃仁、红花、当归 3 味药，活血祛瘀的同时能够帮助调经。复诊时症状已有明显好转，故总体治疗方案不变，因患者正值经期，且经量较多，加入益母草既可加强清热之力，又能调经化瘀。全方不仅着眼于皮损症状，更从整体肝郁、血瘀入手，并调月经，发挥中医整体观念的优势，故能取得良效。

十五、《景岳全书》

【原文】

气之为用，无所不至，一有不调，则无所不病。故其在外，则有六气之侵；在内，则有九气之乱。凡病之为虚为实、为寒为热，至其变态，莫可名状。欲求其本，则止一气字足以尽之。盖气有不调之处，即病本所在之处也。

【解析】

气具有温煦、气化、推动、防御和固摄之功。气之为用，无所不至，一有不调，则无所不病。气有不调之处，即病本所在之处。故治疗时必以调气为要，而调气之法众多，如《读医随笔·升降出入论》所言："气之亢于上者，抑而降之；陷于下者，升而举之；散于外者，敛而固之；结于内者，流而散之。"概而言之，即气虚则补，气滞则疏，气陷则升，气逆则降，气脱则固，气闭则开，通过药物调理使气机升降出入失调归于相对平衡协调的状态，以达到《素问·至真要大论》所言之"谨察阴阳所在而调之，以平为期"，则"正气存内，邪不可干"。下面以"气虚则补，气滞则疏"为例，进行说明。

气虚系指元气不足，脏腑功能衰退，抗病能力低下的病理变化。肺主一身之气，脾为后天之本，气血生化之源，故补气主要是补脾肺之气，而尤以培补中气为重。气为血之帅，血为气之母，二者互根互用，故补气又常与补血相结合。补气药易于壅滞，一般情况下，痰湿内盛者，不宜使用，但必要时可补气与化痰、祛湿兼施。又有气虚不运而生胀满者，用塞因塞用之法，亦应稍佐理气之品。

气滞即气机郁滞不畅，多因情志失调，或痰湿、食积、瘀血等停聚于内，影响气的流通，导致局部或全身的气机不畅，从而引起某些脏腑、经络的功能障碍，故有"气血冲和，万病不生，一有怫郁，诸病生焉。故人身诸病，多生于郁"。因为人体的气机升降出入多与肝主疏泄、肺主宣降、脾主升清、胃主降浊，以及小肠、大肠主泌别传导功能有关，故气滞多与肺、肝、脾、胃等脏腑的功能失调有关。肝主疏泄，调畅气机，若肝失条达，气机郁结，郁则气滞。所以，气滞之病又以肝气郁滞为先，治当理气、行气。所谓调气、舒气、理气、利气、行气，虽名称不同，轻重不一，但总以"疏气令调"为期。

【医案】

患者，女，28岁。产后脱发、情绪不稳定3个月。患者半年前生育1男宝，母乳喂养，多数时间居家，极少外出。3个月前发现脱发明显，每日起床后在枕头、床上以及地面均可见大量头发，洗头时掉发明显。患者情绪不稳定，脾气急躁，易激惹，爱哭，时常感觉胸闷，睡眠差，易惊醒，纳食不香。

诊断：郁病（肝郁血虚）。

治法：疏肝健脾，养血生发。

方药：柴胡疏肝散合八珍汤加减。柴胡10g，白芍10g，枳壳12g，炙甘草3g，陈皮6g，香附10g，郁金10g，当归10g，川芎6g，熟地黄10g，党参12g，炒白术15g，茯苓10g，制首乌 15g，桑椹 10g，炒酸枣仁 10g。

嘱患者家属，多与其沟通，分担家务及照顾宝宝，让患者保持心情舒畅，适当进行户外运动，多食用富含维生素的食物，注意头发卫生，加强头发护理。患者中药调理 1 个月后，心情明显舒畅，面有笑容，掉发症状明显减轻。

按语：本案患者产后气血亏虚，发无生长之源，毛根空虚而脱落。此外，患者情绪低落、不稳定，肝气郁结于心，不能舒畅条达，从而出现情绪低落、烦躁、爱哭等症状。

中医学认为，肝为刚脏，其性属阳，肝气好动而不好静。肝主疏泄，主升、主动，喜条达而恶抑郁。肝气的疏泄是调畅全身气机，推动血液和津液正常运行的必要条件。疏泄功能正常，气机通畅，气血调和，人就会心情舒畅，开朗乐观，身心健康，所以调养肝气就是调理情志，即保持心情舒畅。方中以柴胡疏肝解郁；白芍养血柔肝；香附、郁金理气疏肝解郁；川芎行气开郁兼活血，助柴胡以解肝经之郁滞，并增行气活血之效；陈皮、枳壳理气行滞；芍药、甘草养血柔肝，缓急止痛；八珍汤益气养血，补血配活血，动静相伍，补调结合，补血而不滞血，行血而不伤血；制首乌、桑椹补肝肾，益精血，乌须发；炒酸枣仁养血安神，诸药相合，共奏疏肝健脾，养血生发之功。

十六、《素问·热论》

【原文】

病热少愈，食肉则复，多食则遗，此其禁也。

【解析】

本条文指出热病中或病后若进食肉类或饮食过多，均会导致中焦生热，而引动余邪，导致热病的复发和迁延。

《素问·脏气法时论》提出："五谷为养，五果为助，五畜为益，五菜为充，气味合而服之，以补精益气。"提倡健康人群宜全面膳食，合理搭配。每种食物都有其自身的性味，不同的人应根据自己的体质来选择，通过食物的性味来调和自身阴阳的偏颇。对于患病之人，机体阴阳已失于平衡，选择食物则需更为谨慎，若病中选择相宜性味之物，则有助于疾病的恢复；若进食不当，则会影响人体健康，诱发或加重疾病。

虽然《黄帝内经》直接记载某种性味的食物诱发皮肤病的内容并不多，但该思想对临床皮肤病的调护与预防具有重要启示。中医学认为，肉类如鱼、虾、蟹、贝、鸡肉、鹅肉皆属于动风、动火之物，有助热动火、升阳散气、走窜邪毒等效，能诱发和加重皮肤病的症状，故大部分皮肤病尤其是过敏性、瘙痒性皮肤病如荨麻疹、丹毒、湿疹、疮疖患者尤慎避之。其他饮食方面的记载，如《素问·生气通天论》论及"膏粱之变，足生大疔"，《素问·五脏生成》论及"多食甘，则骨痛而发落"，《素问·奇病论》论及"数食甘美而多肥也，肥者令人内热，甘者令人中满"，这些论述均提示过食肥甘厚味易生内热，且高糖高脂之品易助长湿邪，湿热互结，蕴于肌肤，阻碍气血运行，则会引发或加重痤疮、脂溢性皮炎、脂溢性脱发等病。

临床上，皮肤科医生在辨证论治的基础上，应在疾病调护方面强调患者应注意"饮食禁忌"，通常包括牛羊肉、鱼虾海鲜、酒及辛辣物等，即所谓"发物"。注重日常饮食等方面的调理，方可取得良好的治疗效果，有效减少疾病复发概率。如闽南地区气候湿热，所患皮肤病者以湿热夹杂居多，翁老根据本地饮食习惯，总结饮食宜忌如下。

忌酒、辣椒、冰激凌、贝壳类海鲜、淡水鱼、虾蟹、鸡肉、牛肉、羊肉、蛇肉、鸽肉、鹅肉、猫肉、狗肉、羊奶、橘子、桃子、党参、大枣、荔枝、龙眼、榴莲、芒果、核桃、芝麻、咖啡、甜品、油条、炸花生、蛋糕、糖果、巧克力、浓茶、火锅、黑米、黑豆、红豆、蛋白粉、田七、黄芪、生穿山甲、当归、固元膏等。

宜猪肉、鸡蛋、水鸭母（即老鸭）、苹果、橙子、西红柿、薏苡仁、莲子、冬瓜、丝瓜、黄瓜、木瓜、莲藕、海带、豆浆等。清淡饮食，便溏时控制水果和绿叶蔬菜、油腻食品的摄入量。

第二章

临证备要

一、疔疮走黄

（一）疾病概述

疔是一种发病迅速，易于变化而危险性较大的急性化脓性疾病，多发于颜面、手足等处。疔的疮形虽小，但根脚坚硬，有如钉丁之状，病情变化迅速，容易造成毒邪走散。尤其是发于颜面部的疔疮，若治疗不当或者失治误治，疔毒未能及时控制而走散入营，内攻脏腑，进而引起全身性的危急疾病，即疔疮走黄。疔疮走黄相当于西医学的脓毒败血症。

中医学认为，本病多因火毒炽盛，毒邪不能外泄而致走散，疔毒客入营血，内攻脏腑而成。早期失治误治，未能控制毒势；或挤压碰伤，过早切开；或误食辛热之药及膏粱厚味等发物；或妄用艾灸，均为导致本病发生的主要病因。

中医古籍中常将"走黄"与"黄走"混称。《疮疡经验全书》："疔疮初生时红软温和，忽然顶陷黑，谓之'癀走'，此症危矣。"说明此症发病迅速，常常危及生命。本病局部症见疔疮初起红肿高突，忽然疮顶凹陷，色黑无脓，肿势软漫，迅速向周围扩散，边界不清，失去护场，皮色转为暗红。如《疡科心得集》所述："外症虽有一定之形，而毒气之流行，亦无定位。故毒入心则昏迷，入于肝则痉厥，入于脾则腹疼胀，入于肺则喘嗽，入于肾则目暗，手足冷，入于六腑亦皆各有变象。兼症多端，七恶叠见。"疔毒走散，故可出现不同见症。疔毒发于皮肤，则见瘀点、瘀斑、风疹块；疔毒入肺，则见咳嗽气喘、胁痛痰黄；疔毒入脾，则见恶心呕吐、便秘腹胀或腹泻；疔毒入肝，则见痉厥昏狂、肢体拘急；疔毒入肾，则见手足发冷，脉沉细数；疔毒入心，则见神昏、谵语。

总之，此病发病迅速，病情危重，属中医外科常见危重病证之一，除疮顶陷黑无脓等局部表现外，常伴随寒战、高热、头痛、烦躁、胸闷、四肢软弱无力等全身症状。重者疔毒内攻脏腑，可致神昏谵语、发痉发厥，危及生命。

（二）辨证思路

疔疮走黄属于中医温病范畴，走黄的发生主要由于火毒炽盛，因此可按温病论治。病情危重时，急投重剂清热、解毒、凉血之品，以迅速遏制病情发展，扭转病势，并根据疾病发展不同阶段的病机特点或毒邪内传脏腑不同，随证灵活加减。外治则主要是处理原发病灶，以翁树林主任为代表的翁氏流派传人多采用中西医结合的方法治疗本病，在急性期提倡早期联合应用足量有效的抗生素为主、中药为辅，并及时切开排脓，待疾病初步控制后，尤其是疾病中后期，以中药为主，扶正祛邪，顾护津液。

（三）治疗方案

毒盛入血型

【症状】原发病灶处忽然疮顶陷黑无脓，肿势软漫，迅速向周围扩散，边界不清，失去护场，皮色转为暗红；伴寒战、高热、头痛、烦躁、胸闷、四肢酸软无力等全身症状；舌质红绛，舌苔多黄燥，脉洪数或滑数。

【辨证】热入营血，血热蕴毒。

【治法】凉血，清热，解毒。

【方药】犀角地黄汤、黄连解毒汤、五味消毒饮三方合并加减。水牛角 30g，生地黄 12g，牡丹皮 12g，金银花 15g，野菊花 10g，天葵子 10g，蒲公英 10g，紫花地丁 10g，黄连 9g，黄芩 6g，黄柏 6g，栀子 9g。

【加减】神志迷糊，加紫雪丹或安宫牛黄丸；咳吐痰血，加贝母、天花粉、藕节炭；大便秘结，苔黄腻，脉滑数有力，加生大黄（后下）、元明粉（分冲）；呕吐口渴，加竹叶、生石膏、生山栀；阴液损伤，加鲜石斛、玄参、麦冬；惊厥，加羚羊角（水牛角代）磨粉（冲服）、钩藤（后下）、龙齿（先煎）；并发黄疸，加生大黄（后下）、生山栀、茵陈。

【分析】疔疮走黄是疔毒走散，火毒炽盛，毒邪内入营血的证候。火毒内盛，故见寒战、高热、头痛、烦躁等全身症状；热入营血，故舌质红绛、苔黄；毒邪入心，还可见神昏谵语。

方中水牛角清热凉血，解毒定惊；生地黄、牡丹皮旨在凉血解毒；黄连、黄芩、黄柏、栀子，清泄三焦火热，泻火解毒；金银花、野菊花、蒲公英、天葵子、紫花地丁均为花药，清热解毒，外散毒邪。全方共奏清热，凉血，解毒之功。

（四）临证经验

翁老在长期临床实践中探索得出，火毒炽盛是本病发生发展的重要病机。患者素体蕴热，外感风毒邪气，以致火热之毒蕴蒸肌肤而生疔疮。早期失治误治，或挤压碰伤，或过早切开，或误食辛热之药及膏粱厚味等发物，或妄用艾灸均会导致毒邪走散，走黄入里。故治疗本病时应内外兼治，内治旨在清热凉血解毒，外治应促进排脓，脓出则毒泄。

通过辨脓分期法可将疾病发生发展过程分为初起、成脓及溃后三期。疔疮初起时尚未成脓，毒邪还无走散，主张箍毒消肿，可外用金黄散、玉露散等以金银花露或水调成糊状外敷，还可用火针作用于皮损局部，以达到以热引热，使郁结之火毒外泄，毒邪得散的作用。待疔疮成脓时，应及时切开排脓。若发现疔疮顶部出现白头或黄头，触之中央稍软有波动感，说明脓已成，此时可切开排脓；外用白降丹、九一丹等外敷以提脓祛腐。待疮口溃后，如果脓出清稀，淋漓不尽，继续外用白降丹、九一丹等；若脓已尽宜用生肌散盖敷。

二、有头疽

（一）疾病概述

有头疽是发生于肌肤间的急性化脓性疾病，其临床特点是初起皮肤上即有粟粒样脓头，焮热红肿胀痛，迅速向深部及周围扩散，脓头相继增多，溃烂后状如莲蓬、蜂窝，范围常超过

9cm，大者可在 30cm 以上。好发于项后、背部等皮肤厚韧之处，多见于中老年人及消渴病患者，并容易发生内陷，相当于西医学的痈。

本病在中医学中常以"疽"和"发"共同命名，根据发病部位不同，称为"百会疽""鬓疽""脑疽""背疽""膻中疽""少腹疽""臀疽""腿疽"等；根据发病原因不同，称为"酒毒发""痰注发"；根据病变形态不同，称为"莲子发""蜂窝发"。中医学认为，本病多因素体内有脏腑蕴毒，外感风温、湿热，内外邪毒互相搏结，以致营卫不和、气血凝滞，邪毒凝聚肌肉之内。素体虚弱时，如消渴病患者易并发本病。

《疡科心得集》中提道："对疽、发背必以候数为期，七日成形，二候成脓，三候脱腐，四候生肌。"一候为七日，说明有头疽按局部症状可分为四候。初期局部红肿结块，肿块上有粟粒状脓头，作痒作痛，逐渐向周围和深部扩散，脓头增多，色红、灼热、疼痛，此为一候；溃脓期疮面腐烂形似蜂窝，肿势范围大小不一，常超过 10cm，甚至大逾盈尺，随后脓液畅泄，腐肉逐渐脱落，红肿热痛随之减轻，此为二至三候；收口期见脓腐渐尽，新肉生长，肉色红活，逐渐收口而愈，此为四候。

一般而言，发于四肢者病情较轻，容易透脓，内陷变证少见；发于项背者病情较重，不易透脓，内陷变证多见。若兼见神昏谵语、气息急促、恶心呕吐、腰痛、尿少、尿赤、发斑等严重全身症状者，为合并内陷。久病体虚者或消渴病患者易并发内陷。

（二）辨证思路

有头疽多与风温、湿热相关。外因多为外感风温、湿热邪毒，凝聚肌表，以致营卫不和，气血凝滞而成疽。内因则多责之情志内伤，恼怒伤肝，思虑伤脾，肝脾郁结，气郁化火；或房事不洁，恣欲伤肾，劳伤精气，真阴亏损，相火蹈灼；或恣食膏粱厚味，脾胃运化失常，湿热火毒内生，而致毒邪内蕴而成。

热、湿、毒三者在本病的发生发展过程中起着重要作用，应明辨三者之轻重，分期辨证论治，谨防疽毒内陷。本病早期多见实证，偏热者宜清热泻火解毒，夹湿者宜清热利湿；中后期邪毒炽盛，可致阴虚、气血虚等表现，此时机体正气不足，无法驱邪外出，故宜补益气血，养阴生津，起到扶正祛邪的效果。

（三）治疗方案

1. 火毒凝结型

【症状】多见于青壮年实邪盛者，局部皮损红肿高突，灼热疼痛，根脚收束，可迅速化脓脱腐，脓色黄稠；伴见发热、口渴、尿赤等症；舌苔黄，脉数有力。

【辨证】火毒炽盛，热盛肉腐。

【治法】清热泻火，消肿溃坚。

【方药】黄连解毒汤合仙方活命饮加减。黄连9g，黄芩6g，黄柏6g，栀子9g，金银花15g，穿山甲3g，皂角刺10g，当归尾10g，赤芍10g，乳香6g，没药6g，天花粉10g，陈皮10g，防风10g，贝母10g，白芷6g。

【加减】恶寒发热者，加荆芥、防风；便秘者，加生大黄、枳实；溲赤者，加萆薢、车前子。

【分析】此证型多见于青壮年，病情初起，邪气正盛，故见局部红肿热痛明显；实邪盛，正邪相争，故见发热；内热炽盛，故见口渴，尿赤。

方中黄连、黄芩、黄柏、栀子，清泄三焦火热，泻火解毒；金银花味甘性寒，旨在清热解毒；当归尾、赤芍、乳香、没药、陈皮行气活血通络，消肿止痛；防风、白芷通滞散结，透邪外出；贝母、天花粉清热化痰散结，消未成之脓；穿山甲、皂角刺通经活络，透脓溃坚。诸药合用，共奏清热泻火，消肿溃坚之效。

2. 湿热壅滞型

【症状】局部症状与火毒凝结型相同，伴见全身壮热、朝轻暮重、胸闷呕恶等症；舌苔白腻或黄腻，脉濡数。

【辨证】湿热蕴结，气血凝滞。

【治法】清热化湿，活血散结。

【方药】仙方活命饮合三仁汤加减。金银花 15g，穿山甲 3g，皂角刺 10g，当归尾 10g，赤芍 10g，乳香 6g，没药 6g，天花粉 10g，陈皮 10g，防风 10g，贝母 10g，白芷 6g，甘草 3g，薏苡仁 20g，白蔻仁 10g，杏仁 10g。

【加减】胸闷呕恶者，加藿香、佩兰、厚朴。

【分析】本证型为有头疽初期，病情初起，邪气正盛，故见局部红肿热痛明显；湿热毒邪炽盛，故见全身壮热；湿热蕴结，阻碍脾胃，脾胃运化失常，则见胸闷呕恶；舌苔白腻或黄腻，脉濡数，亦为湿热之征象。

本方金银花味甘性寒，旨在清热解毒，故重用为君；当归尾、赤芍、乳香、没药、陈皮行气活血通络，消肿止痛共为臣药；防风、白芷通滞散结，透邪外出；贝母、天花粉清热化痰散结，消未成之脓；穿山甲、皂角刺通经活络，透脓溃坚，均为佐药；甘草清热解毒，并调和诸药，为使药，加用杏仁、白蔻仁、薏苡仁、三仁合用，清利三焦湿热。上药合用，共奏清热化湿，活血散结之效。

3. 阴虚火炽型

【症状】多见于消渴病患者，局部皮损肿势平塌，根脚散漫，未见护场，皮色紫滞，脓腐难化，脓水稀少或带血水，疼痛明显，伴见发热烦躁、口干唇燥、饮食少思、大便燥结、小便短赤等症；舌质红，苔黄燥，脉细弦数。

【辨证】阴虚火旺，热毒内蕴。

【治法】滋阴生津，清热托毒。

【方药】竹叶黄芪汤加减。人参3g（单煎），黄芪6g，煅石膏6g（先煎），半夏3g，麦冬3g，白芍3g，川芎3g，当归3g，黄芩3g，生地黄6g，甘草3g，淡竹叶6g。

【分析】本证型多见于消渴病患者。患者素体阴液亏虚，外感热毒之邪，正虚邪盛，正不胜邪，故皮损平塌，根脚散漫，未见护场；虚火内炎，灼阴伤津，则发热烦躁，口干唇燥，大便燥结，小便短赤；舌质红，苔黄燥，脉细弦数，皆为阴虚火旺之征象。

本方中淡竹叶清热除烦，淡渗利尿，石膏清热除烦，生津止渴为主药；生地黄清热生津，润燥凉血，黄芩清热泻火，苦寒燥湿，麦冬滋阴生津，清热除烦为辅药；黄芪补气升阳，托毒外出，当归润燥滑肠，养血补血，川芎行气活血，芍药凉血活血，人参补气生津，半夏燥湿化痰，共为佐药；甘草清热解毒，并调和诸药，为使药。合方共奏滋阴生津，清热托毒之功。

4. 气虚毒滞型

【症状】多见于年迈体虚，气血不足者。局部皮损肿势平塌，根脚散漫，皮色灰暗不泽，化脓迟缓，腐肉难脱，新肉不生，脓液稀少，色带灰绿，闷肿胀痛，容易形成空腔；伴见高热，或身热不扬、小便频数、口渴喜热饮、精神萎靡、面色少华等症；舌质淡红，苔白或微黄，脉数无力。

【辨证】气血亏虚，正虚邪恋。

【治法】扶正托毒。

【方药】托里消毒散加减。人参 3g，川芎 9g，当归 9g，白芍 9g，黄芪 10g，金银花 15g，茯苓 10g，白芷 9g，甘草 3g。

【加减】身热，口干，便秘者，加黄连、山栀；患处皮色紫暗者，加延胡索、红花；脓出不畅者，加穿山甲、漏芦；呃逆嗳气者，加淡竹茹、半夏。

【分析】本方多见于体虚、气血不足者或疾病后期正气不足者。机体正气不足，气血亏虚，故见局部皮损塌陷，根脚散漫，皮色灰暗不泽；气血不足，肌肉无以滋养，故化脓迟缓，腐肉难脱，新肉不生；热毒未清，故见高热或身热不扬，精神萎靡。

本方中人参补脾益肺，大补元气；黄芪补气养血，托毒生肌。芍药养血敛阴，当归补血活血，与黄芪，人参相配，既能养血生血，又能排脓生肌；茯苓健脾利湿，金银花清热解毒，为治疮要药；白芷燥湿止痛，消肿排脓；川芎活血化瘀，为血中之气药，可通达气血；甘草清热解毒并调和诸药。如此则气血得调，扶正以祛邪外出。

（四）临证经验

有头疽的发生，不外乎内外二因。内因系脏腑蕴毒，多由心火烦忧，或七情内郁，气郁化火或由劳伤精气，肾水亏损，阴虚火炽，或由恣食膏粱厚味，脾运失常，湿火内生所致；外因是风火湿毒入侵，以致经络阻隔，气血失常，毒邪凝聚于肌腠皮肉而成。闽台地区地处东南沿海，常年气候闷热多湿，故当地居民也多见湿热体质，故热毒夹湿多贯穿本病发生发展的全过程。此外，素体气血虚弱或消渴等阴虚体质更易并发本病，且正虚毒滞难化，不能透邪外出，故这类人群多见疽毒内陷，病情为重。

经过多年实践，结合地域特点，提出本病应注意辨别热、湿、毒三者关系，分期辨证论治，谨防疽毒内陷。在疾病发生发展的过程中，还需注意顾护脾胃，健脾利湿。一方面避免寒凉之药损伤脾胃，脾失健运，湿邪内生，缠绵难愈；另一方面脾胃得护，气血生成得源，正气不虚才能祛邪外出。

外治方面也同样重要。根据辨脓分期法，将疾病过程分为初起、成脓、溃后三期。初起疽毒尚未走散，局部皮损红肿高突，灼热疼痛，根脚收束者，为阳证，宜用金黄膏外敷；局部皮损肿势平塌，根脚散漫，周围皮色紫暗者，为阴证，宜用冲和膏或阳和解凝膏外敷。成脓时，应及时切开排脓，可外敷白降丹、九一丹等；还可运用火针作用于局部皮损，火针疗法能以热引热，促使郁结之火毒外泄，达到透脓外出、毒邪外散的作用。溃后脓液已尽者，可外敷生肌散促进新肉生长；若脓液未尽，则继续外敷白降丹、九一丹，必要时可加引流线或用垫棉法加压包扎。

三、附骨疽

（一）疾病概述

附骨疽是一种毒气深沉附着于骨的化脓性疾病，其临床特点是局部胖肿，附筋着骨，推之不移，疼痛彻骨，溃后脓水淋漓，不易收口，易形成窦道，损筋伤骨。本病多发于四肢长骨，以胫骨最为常见，股骨次之，多见于气血未充、骨骼柔弱的小儿，相当于西医学的化脓性骨髓炎。

中医学称本病为"附骨疽""骨痈疽""骨蚀""骨疽"，或视其发病部位称为"附骨疽""咬骨疽""股胫疽"等。中医学认为，本病多因疗疮痈等邪毒未清，素体湿热壅盛，或因金刃、刀石伤、筋骨伤损等，复感毒邪，邪毒深窜入里，留着筋骨，以致经络阻塞，气血凝滞，血凝毒聚，腐筋蚀骨，蕴郁成脓。外伤侵袭、感受邪毒等是发病的主要诱因。如《外科精义》所述："初期则寒热之作稍似风邪，随后臀腿筋骨作痛，不热不红，疼至彻骨，甚则屈伸不能转侧，日久阴转为阳，寒化为热，热甚而腐肉为脓，此疽已成也。"本病初起局部胖肿，皮肤微红微热或红热不明显，但患肢持续剧痛，疼痛彻骨；溃脓期约在患病后3～4周间，局部焮红，胖肿，骨胀明显，常伴全身高热持续不退；溃后脓出初多稠厚，渐转稀薄，淋漓不尽，后期形成一个或多个瘘管，反复溢脓，可见朽骨。本病的病程长久，经年难愈。若见高热烦躁、神昏谵语等，则为并发内陷，常危及生命。

（二）辨证思路

附骨疽属于本虚标实、虚实夹杂之证，治疗时当辨其阴阳、寒热、虚实。湿毒在本病的发生发展中起着重要作用，湿邪重着凝滞，故病情反复，迁延不愈。故临证中，祛湿为第一要务。湿热毒盛者，当清热化湿，通经活络；风寒湿盛者，当温经散寒除湿通络；疾病后期，经络不通，气血瘀滞，可适当加入行气活血化瘀之品。

（三）治疗方案

1. 湿热瘀阻型

【**症状**】患肢疼痛彻骨，不能活动，继则局部胖肿，皮色不变，按之灼热，有明显的骨压痛，患肢纵轴叩击痛阳性，伴寒战高热，口渴，尿赤；舌苔黄腻，脉数。

【**辨证**】湿热壅盛，经络瘀阻。

【**治法**】清热化湿，行瘀通络。

【**方药**】仙方活命饮合五神汤加减。金银花 15g，穿山甲 3g，皂角刺 10g，当归尾 10g，赤芍 10g，乳香 6g，没药 6g，天花粉 10g，陈皮 10g，防风 10g，贝母 10g，白芷 6g，紫花地丁 10g，茯苓 10g，车前子 6g，牛膝 6g。

【**加减**】有损伤史，加桃仁、红花；热毒重者，加黄连、黄柏、栀子；神志不清者，加犀角地黄汤，或安宫牛黄丸、紫雪丹。

【**分析**】此证型多见于青壮年。病情初起，邪气正盛，故见局部胖肿，按之灼热，有明显的骨压痛；正实邪盛，正邪相争，故见寒战高热；内热炽盛，故见口渴，尿赤。

方中金银花味甘性寒，旨在清热解毒散邪；当归尾、赤芍、乳香、没药、陈皮行气活血通络，消肿止痛；防风、白芷通滞散结，透邪外出；贝母、天花粉清热化痰散结，消未成之脓；穿山甲、皂角刺通经活络，透脓溃坚；紫花地丁清热解毒，凉血消痈；茯苓健脾益气，利水渗湿；车前子利水渗湿，清利下焦湿热；牛膝活血祛瘀，利尿通淋，又能导热下泄，引血下行。诸药合用，能使热邪得散，湿热得清，经络通畅，痈肿自消。

2. 风寒湿蕴型

【**症状**】患肢筋骨隐隐酸痛，不红不热，胖肿与骨胀不显，或痛如锥刺，患肢不能屈伸转动，伴见恶寒发热或无寒热；舌苔白腻，脉紧数或迟紧。

【**辨证**】风寒湿蕴，经络瘀阻。

【**治法**】温经散寒，化瘀通络。

【**方药**】阳和汤加减。熟地黄30g，白芥子6g，炮姜炭3g，麻黄3g，甘草3g，肉桂3g，鹿角胶9g。

【**加减**】兼见恶寒，畏寒者，加荆芥、防风、麻黄、桂枝；有肿块者，加丹参、当归；皮色紫暗者，加延胡索、桃仁、红花。

【**分析**】本证型是因风寒湿三气侵袭，附着筋骨，闭阻经络，故见筋骨酸痛隐隐；风寒湿蕴滞肌肤，营卫不和，故见恶寒发热；郁滞日久，经络不通，气血瘀滞，故见痛如锥刺；损伤筋骨，故见肢体屈伸不利。

方中重用熟地黄滋补阴血，填精益髓；配以血肉有情之鹿角胶，补肾助阳，益精养血，两者合用，温阳养血，以治其本，共为君药。少佐麻黄，宣通经络，与诸温和药配合，可以开腠里，散寒结，引阳气由里达表，通行周身。甘草生用为使，解毒而调诸药。综观全方，补血与温阳并用，化痰与通络相伍，益精气，扶阳气，化寒凝，通经络，温阳补血与治本，化痰通络以治标。

3. 热毒炽盛型

【症状】起病约 1～2 周后，高热持续不退；患肢胖肿，疼痛剧烈，皮肤焮红灼热，内已酿脓；舌苔黄，脉洪数。

【辨证】火毒炽盛，热盛肉腐。

【治法】清热泻火，消肿溃坚。

【方药】黄连解毒汤合仙方活命饮。黄连 9g，黄芩 6g，黄柏 6g，栀子 9g，金银花 15g，穿山甲 3g，皂角刺 10g，当归尾 10g，赤芍 10g，乳香 6g，没药 6g，天花粉 10g，陈皮 10g，防风 10g，贝母 10g，白芷 6g。

【加减】便秘者，加生大黄、枳实；溲赤者，加萆薢、车前子。

【分析】本证型多见于外感风热毒邪，邪毒进一步入里，里热炽盛，故见全身高热不退；热毒凝结于肌腠皮间，故见皮肤灼热焮红；毒邪入骨，故肢体胖肿，疼痛剧烈；舌苔黄，脉洪数，皆为火毒内盛之征象。

方中黄连、黄芩、黄柏、栀子，清泄三焦火热，泻火解毒；金银花味甘性寒，旨在清热解毒；当归尾、赤芍、乳香、没药、陈皮行气活血通络，消肿止痛；防风、白芷通滞散结，透邪外出；贝母、天花粉清热化痰散结，消未成之脓；穿山甲、皂角刺通经活络，透脓溃坚。诸药合用，共奏清热泻火，消肿溃坚之效。

4. 脓毒蚀骨型

【症状】溃后脓水淋漓不尽，皮肉不生，久则形成窦道，患肢肌肉萎缩，可摸到粗大的骨骼，以探针检查常可触及粗糙朽骨，可伴乏力，神疲，头昏，心悸，低热；舌苔薄，脉濡细。

【辨证】气血不足，正虚邪恋。

【治法】调补气血，清化余毒。

【方药】托里消毒散加减。人参 3g，川芎 9g，当归 9g，白芍 9g，黄芪 10g，金银花 15g，茯苓 10g，白芷 9g，甘草 3g。

【加减】身热，口干，便秘者，加黄连、山栀；患处皮色紫暗者，加延胡索、红花；脓出不畅者，加穿山甲、漏芦；呃逆嗳气者，加淡竹茹、半夏。

【分析】疾病后期，机体正气不足，气血亏虚，无力祛邪外出，故见脓水淋漓不尽；气血不足，肌肉无以滋养，故患处皮肉不生，形成窦道，患肢肌肉萎缩；热毒未清，故见神疲，乏力，低热。

方中人参补脾益肺，大补元气；黄芪补气养血，托毒生肌；芍药养血敛阴，当归补血活血，与黄芪，人参相配，既能养血生血，又能排脓生肌；茯苓健脾利湿；金银花清热解毒，为治疮要药；白芷燥湿止痛，消肿排脓；川芎活血化瘀，为血中之气药，可通达气血；甘草清热解毒并调和诸药，如此则气血得调，扶正以祛邪外出。

（四）临证经验

中医在附骨疽的诊治过程中，应注意以下几点。

1. 辨明阴阳

附骨疽属阳证者，多见起病急骤，局部皮肤微红，灼热，胖肿骨胀，质地坚实，疼痛彻骨，骨骺端压痛明显，附近肌肉痉挛，关节屈曲，周身不适，寒热交作，口渴或恶心呕吐，大便秘结，小便黄，量少，舌质红，苔黄腻；脓成时，可见局部皮肤潮红，肿块明显，疼痛加剧，按之应指，身热不退；破溃后，脓液呈黄白色，质稠，色鲜，红肿疼痛得以缓解，体温下降，全身症状随之减轻，饮食，二便，舌脉渐趋正常，疮口肉芽红活鲜嫩，预后较良。

附骨疽属阴证者，多见起病缓慢，酿脓期长久，初期皮色不变，轻微肿胀，时感冷痛，隐痛，得热痛减，经较长时间发展变化后肿胀明显，但肿势平塌，边界不清，质稍硬，或软如棉馒，疼痛仍不明显；脓成时，肿块皮肤暗红或青白而中央透红一点，时感灼热，夜痛明显或痛如锥刺，兼见体倦乏力，舌质淡或胖嫩，苔薄白或白腻，脉涩或沉迟；破溃后，脓水清稀，色白不泽或黑绿稀薄有臭味，日久未愈，可见疮口凹陷，形成窦道口，局部肌肉萎缩，全身消瘦，腰膝酸软，头晕耳鸣，面色㿠白，神疲乏力，食少便溏，小便清长，舌淡苔白，脉弱。病程长久，经年难愈，后期疼痛不明显或木痛。

2. 辨明虚实

本病本虚多因气血亏损，阴液不足；标实则责之湿毒、血瘀。疾病初期，气虚血瘀，湿毒客阻着骨，治当攻补兼施，内外同施。攻即祛邪，要清热解毒除湿或温经散寒祛湿；补即扶正，要益气活血健脾。根据辨证选方用药，湿热毒蕴者当清热利湿，行气通络；风寒湿盛者当温经散寒，除湿通络。初期得不到及时有效的治疗，病延日久，气血凝滞壅塞，湿毒愈甚，瘀血湿毒蕴结，又不得内消，伏热盛而化火，热盛肉腐而为脓。疾病后期湿毒蕴结日久，气虚血瘀日甚，正气耗伤，又使湿毒蕴结积聚加深。脓腐肌肤终将溃破，外溃脓出先稠后薄，继而脓水淋漓不尽，持续不断，久不收口。有的此溃愈后，彼处又发，多处复现，有的溃处生成漏管。外溃内染是正邪抗争之果，由于长时间的正邪激烈相搏，则导致正邪的共同衰落。久病正气亏虚，治当攻补兼施，侧重于补虚养阴，扶正培本，使正盛而邪衰。药以益气血，养阴液，健筋骨之品。久病经络不通，瘀血内生，还应适当投活血化瘀行气止痛之品，方见奇效。本病应以扶正托毒为治疗原则，灵活运用祛湿、活血、通络之法。

3. 内外兼治，中西结合

外治应根据病情发展变化的不同阶段进行治疗。疾病初期，阳证外敷金黄膏，阴证外敷玉露膏，患肢可外用夹板固定，以减少疼痛，防止病理性骨折；成脓后，应及时切开排脓引流；脓溃后，可用药线蘸七三丹或二八丹引流；脓尽后，外用生肌散。若有窦道形成，可将疮口扩大后，掺入白降丹，外用红油膏或冲和膏盖贴。

本病还应注重中西医结合治疗。西医认为，化脓性骨髓炎多系骨、骨膜、骨髓整个骨组织的炎症，病原菌多为金黄色葡萄球菌，溶血性链球菌次之。故临床上，应及早联合应用足量有效抗生素治疗，或根据血培养或病变部位穿刺液细菌培养加药敏试验结果选择抗生素治疗。此外，可根据病情选用切开引流术、骨开窗术、病灶清除术、病变骨切除术、病灶清除后带蒂肌瓣填充腔术及截肢术等。

四、瘰疬

（一）疾病概述

瘰疬是一种发生于颈项部，其结核成串，累累如贯珠状的一种慢性化脓性疾病。其临床特点是皮损初起结核如豆，皮色不变，无明显痒痛，逐渐增大，融合成串，成脓时皮色暗红，溃后脓水清稀，夹有败絮状物质，此愈彼溃，经久难愈，形成窦道，愈合后可见凹陷性瘢痕。常见于体弱儿童或青年女性，多发于颈部及耳后。相当于西医学的颈部淋巴结结核。

中医学称本病为"疬子颈""老鼠疮""疬串""鼠疬""马刀疮""马刀侠瘿"等。《外科精义》中描述："有风毒、热毒、气毒之异，瘰疬、结核、寒热之殊。其本皆由恚怒气逆，忧思过甚，风热邪气内搏于肝。盖怒伤肝，肝主筋，故令筋蓄结而肿，其候多生于颈腋之间，结聚成核。初如豆粒，后若梅李核，累累相连，大小无定。"《外科正宗》也提道："瘰疬者，饮食冷热不调，饥饱喜怒不常，多致脾气不能传运，遂成痰结。"说明情志不畅，饮食不调，可致脾虚失运，痰湿内生，结于颈项而发病。病久则痰湿化热，或肝郁化火，下烁肾阴，热盛肉腐成脓；或溃后脓水淋漓，耗伤气血，虚损难愈。此外，《外台秘要》曰"肝肾虚热则生疬"，《外科证治全书》亦云"肝肾虚损，气结痰凝而成"。可见肺肾阴亏，亦可致阴虚火旺，肺津不能输布，灼津为痰，痰火凝结于颈项而成，如《红炉点雪》载："夫痨者劳也，以劳伤精气血液，遂致阳盛阴亏，火炎痰聚。"

总之，本病病程中可见本虚标实、虚实夹杂之复杂表现，本虚多责之肝郁脾虚、肾阴亏虚，标实多为痰瘀凝结。病变核心在于本虚标实，初病多实，渐为虚实夹杂，久病多虚，故临证需多加辨别。

（二）辨证思路

瘰疬的产生是内外因共同作用的结果，本虚源自肝郁及脾肾不足，标实源自痰浊结块。在这其中，肝郁脾肾两虚是其根本，外感邪毒浸淫是其诱因，痰浊结块是其标象。本病总以扶正祛邪为治疗大法，常用疏肝解郁、健脾化痰、滋补肾阴及补益气血等法。然临证之际，病证多虚实夹杂，单一证型者少，常数个证型相兼为病，应谨遵病机之所在，明辨邪之所成，数证合参，多法联用，多方相合，虚实同治，攻补兼施，共奏祛病防变之功。

（三）治疗方案

1. 气滞痰凝型

【症状】多见于本病初期，颈部肿块坚实，无明显全身症状；苔黄腻，脉弦滑。

【辨证】肝郁气滞，痰湿凝结。

【治法】疏肝理气，化痰散结。

【方药】逍遥散合二陈汤加减。柴胡 15g，白芍 12g，当归 12g，白术 12g，茯苓 12g，炙甘草 3g，生姜 6g，薄荷 6g，陈皮 12g，半夏 12g。

【加减】肝火偏盛者，加黄芩、栀子；脓成者，加生黄芪、皂角刺、穿山甲。

【分析】肝主疏泄，若情志抑郁，日久则气机疏泄失常，肝气郁结，郁久化火肝气乘脾，脾失健运，痰湿内生，痰火互结，酝酿成核，则见颈项部肿块坚实；舌苔黄腻，脉弦滑亦为痰湿内盛之象。

方中柴胡疏肝解郁，当归、白芍养血柔肝，白术、甘草、茯苓健脾养心，薄荷助柴胡以散肝郁。半夏燥湿化痰，和胃降逆；陈皮理气行滞，燥湿化痰，二者相伍，相辅相成，增强燥湿化痰之力，体现治痰先理气，气顺则痰消之意。生姜温胃和中，并能解半夏之毒。诸药合用，可肝脾同治，达到疏肝理气，脾胃得健，化痰散结的效果。

2. 阴虚火旺型

【症状】核块逐渐增大，皮核相连，皮色转暗红，伴见午后潮热、夜间盗汗等症；舌质红，苔少，脉细数。

【辨证】阴液亏虚，虚火内炎。

【治法】滋阴降火。

【方药】知柏地黄丸加减。熟地黄 15g，山茱萸 15g，山药 15g，泽泻 15g，茯苓 15g，牡丹皮 15g，知母 10g，黄柏 10g。

【加减】咳嗽者加象贝母、海蛤壳。

【分析】痰核未消，则见颈部肿块逐渐增大；长期情志不畅，肝郁气结，气滞化火，下烁肾阴，阴液亏虚，虚火内炎，则见午后潮热、夜间盗汗等症；舌红苔少，脉细数均为阴虚之象。

本方是由六味地黄丸加知母、黄柏而成。方中重用熟地为君药，滋阴补肾，益精填髓；臣以山茱萸、山药补肾固精，益气养阴，而助熟地黄补肾阴；知母甘寒质润，清虚热，滋肾阴；黄柏苦寒，泄虚火，坚真阴，配合熟地以滋阴降火；佐以茯苓健脾渗湿，泽泻利水清热，丹皮清泻肝肾，三药合用，使补中有泻，补而不腻。诸药配合，共奏滋阴降火之功。

3. 气血两虚型

【**症状**】溃后脓液清稀，夹有败絮样物，伴见形体消瘦，精神倦怠，面色无华；舌质淡，苔薄，脉细。

【**辨证**】气血不足，正气亏虚。

【**治法**】益气养血。

【**方药**】香贝养荣汤加减。香附 10g，贝母 10g，人参 6g，茯苓 10g，陈皮 10g，熟地黄 10g，川芎 10g，当归 10g，白芍 10g，白术 10g，桔梗 6g，甘草 3g，生姜 6g，大枣 6g。

【**分析**】久病正气不足，气血亏虚，无力祛邪，则见脓出清稀；气血不足，无以运化全身，故见形体消瘦，精神倦怠，面色少华；舌质淡苔薄，脉细皆为气血不足之征。

方中人参、白术、茯苓、甘草为四君子汤，以之补气；熟地黄、当归、白芍、川芎为四物汤，以之养血，气血两补，匡扶正气；辅以桔梗、茯苓、贝母化痰凝，散积滞；此方所主之证，为气血瘀积于肝经，故佐以香附、陈皮行厥阴之气，通调三焦，除滞消肿；生姜、大枣调和脾胃，以助生化气血之用，脾运既健，痰湿化生无源。全方补中寓攻，补为攻设，攻补兼施，共奏益气养血之效。

（四）临证经验

瘰疬病位多在于颈项、腋部，可累及肝、脾、肺、心、肾等脏。其致病不外乎"郁""毒""痰""瘀""虚"，其中痰与瘀作为主要病因贯穿始末。痰作为病机可概括为：诸饮稠厚，麻木呆眩，皆属于痰；诸核漫肿，积渣败絮，皆属于痰；诸体肥湿，癫狂扰神，皆属于痰。瘀血病机可概括为：诸血凝结，青紫刺痛，皆属于瘀；诸面鳌黑，肌肤甲错，皆属于瘀；诸块坚实，固定不移，皆属于瘀。本病以脏腑功能失调为本，以痰浊凝滞为标。综合分析，痰与瘀均是脏腑功能失调、气血津液代谢失常的病理产物。既是病因又能形成痰瘀导致新的病理变化，产生继发溃疡，甚至窦道形成。临床上，痰与瘀相兼致病，互为因果。痰瘀致病特点为易聚性，起病缓慢，结核肿块，质地如馒，或坚硬难消；此愈彼溃，此消彼长。痰性流动，变化无端。痰有寒热燥湿火气食酒，从化则生寒痰、热痰、湿痰、燥痰、痰火、气痰、食痰、酒痰等，遇瘀必加重痰瘀互结。痰性黏滞重浊，易阻碍气机，使气血凝滞，故致病广泛，病势缠绵，溃后脓水淋漓不尽，病程较长，迁延难愈，易复发。故在瘰疬发生发展过程中，化痰散结，活血祛瘀尤为重要，可适当加入陈皮、半夏、贝母、桃仁、红花、乳香、没药等品，方能取得良效。

五、乳痈

（一）疾病概述

乳痈是发生在乳房的最常见的急性化脓性疾病，其临床特点是乳房结块，红肿热痛，溃后脓出稠厚，伴恶寒发热等全身症状，好发于产后1个月以内的哺乳妇女，尤以初产妇最为多见。相当于西医学的急性化脓性乳腺炎。

中医称本病为"妒乳""吹乳""乳毒"等，或视发病时期称为"外吹乳痈""内吹乳痈""不乳儿乳痈"等。中医学认为，乳汁淤积、肝郁胃热、感受外邪是其发病原因。其中，乳汁淤积是最为主要的原因，如《太平圣惠方》言"妇人乳汁不出，内结肿，名乳毒"，又如《圣济总录》云"新产之人，乳脉正行，若不自乳儿，乳汁蓄结，气血蕴结，即为乳痈"。说明初产妇未能及时哺乳，或哺乳方法不当，或乳汁多而少饮，均可导致乳汁不能及时外泄，再加上排乳不充分，引起乳汁郁积，乳络阻塞结块，与气血相搏，郁久化热，热盛肉腐，化脓成痈。此外，肝郁胃热也是本病的另一重要原因。《丹溪治法心要》言："乳房阳明所经，乳头厥阴所属，乳子之母，或厚味，或忿怒，以致气不流行，而窍不得通，汁不得出，阳明之血，热而化脓。"可见情志不畅，忧思郁怒，肝气郁结，厥阴之气失于疏泄，乳窍不通；或因产后饮食不节，喜食辛辣厚味，脾胃运化失司，阳明胃热壅滞，均可使乳络闭阻不畅；肝胃损伤，毒邪聚于乳间，壅结发热，气血不通，乳汁蕴结，郁而化热，热盛成脓，形成乳痈。《疡科心得集》提及："夫乳痈之生也，有因乳儿之时，偶尔贪睡，儿以口气吹之，使乳内之气闭塞不通，以致作痛，因循失治而成者。"说明产妇产后体虚，可因露胸哺乳外感风毒，或因乳儿含乳而睡，口中热毒之气侵入乳孔，而致乳络郁滞不通，化热成痈。总之，本病在内多因情志不畅，肝气郁结或脾胃气滞，郁而化热；在外多因乳头破损或产后体虚，外感风毒之邪入络。内外相合促使乳络闭阻不畅，气血瘀滞，化热酿毒以致肉腐成脓。

（二）辨证思路

乳痈的发病，外因系乳头破损，风毒之邪入络；内因肝郁与胃热相互影响，引起乳汁郁积，乳络阻塞，气血瘀滞，化热酿毒以致肉腐成脓。乳汁蓄积，乳络闭阻，气血壅滞，乳窍不通为本病发生的根源。因此，治疗上贵在通，"通络下乳"是乳痈治疗的基本法则。临证中，乳痈多为急性暴症，临床辨证为阳证、热证、实证，故疏通乳络、舒肝活血、清热通腑是其治疗大法。

（三）治疗方案

1. 气滞热壅型

【症状】乳汁郁积结块，皮色不变或微红，肿胀疼痛，伴见恶寒发热，周身酸楚，口渴，便秘；苔薄，脉数。

【辨证】肝胃气滞，郁久化热。

【治法】疏肝清胃，通乳消肿。

【方药】瓜蒌牛蒡汤加减。全瓜蒌12g，牛蒡子12g，天花粉12g，黄芩12g，陈皮6g，生栀子12g，连翘12g，皂角刺12g，金银花12g，生甘草3g，青皮6g，柴胡6g。

【加减】乳汁壅滞者，加鹿角霜、漏芦、王不留行、路路通等；恶露未净者，加当归尾、益母草等。

【分析】乳头属肝，乳房属胃，乳痈是由于肝郁气滞，疏泄失职，脾胃失和，胃热壅滞，致使经络阻隔，营气不和而发病。肝失疏泄，营卫不和，则见恶寒发热，周身酸楚。

本方具有清阳明胃热，疏厥阴肝气的功效。方中全瓜蒌、牛蒡子清热解毒，散结消肿；柴胡、青皮、陈皮疏肝理气，化痰解郁；金银花、连翘、生栀子、黄芩、天花粉、甘草清热解毒消肿；皂角刺托毒排脓，活血消肿。全方共奏疏肝清胃、通乳消肿之功。

2. 热毒炽盛型

【**症状**】乳房疼痛较前加重，局部皮肤焮红灼热，肿块变软，按之有应指感，说明乳痈酿脓已成；或溃后脓出不畅，红肿热痛未消，身热不退，有"传囊"现象；舌红，苔黄腻，脉洪数。

【**辨证**】热毒蕴结，酿热成脓。

【**治法**】清热解毒，托里透脓。

【**方药**】五味消毒饮合透脓散加减。当归 9g，生黄芪 12g，炒山甲 3g，川芎 9g，皂角刺 9g，金银花 10g，野菊花 10g，紫花地丁 10g，蒲公英 20g。

【**加减**】热盛者加生石膏、知母等。

【**分析**】本证型多因肝郁气滞，肝气乘脾，脾失健运，痰湿内生，肝郁脾虚则致痰火相合，凝结成核，热盛肉腐成痈；乳头属肝，乳房属胃，故肿块多发于乳房部；郁久里热炽盛，则见身热不退，红肿热痛。

方中生黄芪益气托毒，鼓动血行，为疮家圣药，生用能益气托毒，炙用则能补元气而无托毒之力，且有助火益毒之弊，故本方黄芪必须生用、重用。当归和血补血，除积血内塞；川芎活血补血，养新血而破积宿血，畅血中之元气，二者常合用活血和营。穿山甲气腥而窜，无微不至，贯彻经络而搜风，并能治瘕积聚与周身麻痹。皂角刺搜风化痰引药上行，与穿山甲助黄芪消散穿透，直达病所，软坚溃脓，以达消散脉络中之积，祛除陈腐之气之功。金银花、野菊花、紫花地丁、蒲公英均为花药，清热解毒、外散毒邪。诸药合用，共奏清热解毒、托里透脓之功。

3. 正虚毒恋型

【症状】溃后乳房肿痛虽较前减轻，但疮口仍脓水不断，脓汁清稀，愈合缓慢或形成乳漏，伴见全身乏力，面色少华，或低热不退，饮食减少；舌淡，苔薄，脉弱无力。

【辨证】邪毒未尽，正气亏虚。

【治法】补益气血，托里解毒。

【方药】托里消毒散加减。人参3g，川芎12g，当归9g，白芍9g，黄芪10g，金银花15g，茯苓10g，白芷9g，甘草3g。

【加减】漏乳者，加山楂、麦芽等。

【分析】疾病后期，机体正气不足，气血亏虚，无力祛邪外出，故见脓水淋漓不尽，脓液清稀；气血不足，肌肉无以滋养，故疮口愈合缓慢，新肉不生，腐肉不去，或形成乳漏；热毒未清，故见低热不退；气血不足，生化无源，故全身乏力，面色少华；舌淡苔薄，脉弱无力皆提示机体气血亏虚。

本方中人参补脾益肺，大补元气；黄芪补气养血，托毒生肌；芍药养血敛阴；当归补血活血，与黄芪、人参相配，既能养血生血，又能排脓生肌；茯苓健脾利湿；金银花清热解毒，为治疮要药；白芷燥湿止痛，消肿排脓；川芎活血化瘀，为血中之气药，可通达气血；甘草清热解毒并调和诸药。如此则气血得调，扶正以祛邪外出。

（四）临证经验

临证中，乳痈多为急性暴症，临床辨证为阳证、热证、实证，故内治时以疏通乳络，疏肝活血，清热通腑为主。

在乳痈的治疗上，外治同样重要。《外科大成》中有提道："未成形者消之，已成形者托之，内有脓者针之，以免遍溃诸囊为害，防损囊隔，致难收敛。"因此，根据成脓情况，可将乳痈分为三个期。乳痈初期，尚未成脓，此时以消为贵。乳汁郁积不出者，可通过推拿排乳法促进排出。操作前可先热敷患处乳房，用五指从乳房四周轻轻向乳头方向施以压力，按摩挤推，并轻揪乳头数次，直至将宿乳排出即可。皮损处红热明显者，也可用金黄散或玉露散，加冷开水或金银花露调敷；皮色微红或不红者，用冲和膏外敷。初期肿块未消，乳房肿块增大，局部红肿热痛呈持续性，查肿块变软有波动感，挤压乳头可见脓液排出则说明肿块已化脓。脓肿早期，肿块不大者可借助火针针刺法，以热引热，引毒泄出，促进脓液排出及脓肿消散。如若进一步扩大，则需及时切开排脓，一般乳痈发病至切开排脓病程多在 2 周左右。切开排脓时可在乳房处做放射状切口，脓肿在乳晕部则宜在乳晕旁作弧形切口，脓肿在乳房后位者宜在乳房下方皱褶部位作弧形切口。脓出溃后期，可用药线蘸白降丹或九一丹引流，外敷金黄膏。脓腔较大者可用纱布填塞，待脓净流出黄稠滋水，改用生肌散、红油膏或白玉膏盖贴。有袋脓或乳汁从疮口溢出者，可加用垫棉法。传囊者，若红肿疼痛明显则按初起处理；若局部已成脓，则再一次辅助切开或拖线引流。

六、丹毒

（一）疾病概述

丹毒是患部皮肤突然发红成片，色如涂丹的急性感染性疾病。相当于西医学的丹毒。

中医学称本病为"丹熛""丹胗""天火""丹疹肿毒",或视发病部位称为"内发丹毒""抱头火丹""流火""赤游丹毒"。中医学认为,本病总由血热火毒为患。发于头面者,多夹风热;发于胸腹腰胯部者,多夹肝脾郁火;发于下肢者,多夹湿热;发于新生儿者,多因胎火蕴毒,气血两燔所致。外感毒邪、局部皮肤真菌感染、外伤及疮疡等,是导致本病发病的主要诱因。

素体血分有热,卫外不固,火热毒邪侵袭,相互搏结于肌肤则致全身不同部位发斑,其斑色红如涂丹、红肿热痛、发展迅速,如《诸病源候论》所述:"丹者,人身体忽然焮赤,如丹涂之状,故谓之丹。或发手足,或发腹上,如手掌大,皆风热恶毒所为。"急性期发病时,皮肤红斑、红肿热痛等局部症状,及恶寒发热、便秘赤溲、舌质红、脉洪数或滑数等全身症状,皆可归于"热毒发斑"范畴。丹毒初起外感风热毒邪袭于肌表,则见红斑发于头面部,起病突然,发展迅速,常见恶寒、发热、头痛等症状;肝脾郁结,内蕴化火,则红斑多见于胸腹腰胯部,皮肤红肿蔓延,触之灼手,伴胸胁胀痛、口干口苦、急躁易怒等症;毒热炽盛,气分热毒不泄,传至血分,从而形成气血两燔之势,则见壮热烦躁、神昏谵语等症,甚则危及生命;湿热蕴毒亦是丹毒的重要病机之一,湿热瘀滞挟毒阻滞肌肤发而为斑,湿性重着,黏滞趋下,故多发于下肢,或见水疱、紫斑,甚至结毒化脓,反复发作,缠绵难愈。

总的来说,丹毒多以热证、阳证为主,治疗多以清热解毒之法。但也有少数患者一开始就表现为阴证或因过服苦寒之品,或久热耗气伤阴者,临证还需细细辨别。

（二）辨证思路

丹毒由素体血分有热，外感邪热疫毒之气或风热湿邪，邪气搏结于血分，风火相结，化为火毒，侵袭肌肤而成。总的来说，火毒及湿热是丹毒为患的关键病机。发于头面部者，多夹风热；发于胸腹腰胯部者，多夹肝脾湿火；发于下肢者，多夹湿热。因此，治疗上以凉血清热、解毒化斑为原则，善用散风清火、清肝泻脾、利湿清热等法。

（三）治疗方案

1. 风热炽盛型

【症状】发于头面部，皮肤焮红灼热，肿胀疼痛，眼胞肿胀难睁，伴恶寒发热，头痛；舌苔黄燥，脉数有力。

【辨证】风热外受，化为火毒。

【治法】疏风清热解毒。

【方药】普济消毒饮加减。黄芩15g，黄连15g，陈皮6g，甘草3g，玄参6g，连翘6g，板蓝根6g，马勃6g，薄荷3g，僵蚕6g，升麻6g，柴胡6g，桔梗6g。

【加减】大便干结者，加生大黄、芒硝；咽痛者，加生地黄、玄参。

【分析】本方证乃感受风热疫毒之邪，壅于上焦，发于头面所致。风热疫毒上攻头面，气血壅滞，而致头面红肿热痛，甚则目不能开；初起风热时毒侵袭肌表，卫阳被郁，正邪相争，故恶寒发热；舌苔黄燥，脉数有力均为里热炽盛之象。

方中重用黄连、黄芩清泄上焦热毒为君药；连翘、薄荷、僵蚕疏散上焦风热为臣药；玄参、马勃、板蓝根、桔梗、甘草清利咽喉，并增强清热解毒作用，陈皮理气而疏通壅滞，使气血流通而有利于肿毒消散，共为佐药；升麻、柴胡升阳散火，疏散风热，使郁热疫毒之邪宣散透发，并协助诸药上达头面，共为使药。诸药合用，使疫毒得以清解，风热得以疏散。

2. 肝脾郁火型

【症状】发于胸腹腰胯部，皮肤红肿蔓延，摸之灼手，肿胀疼痛，伴口干口苦，胸胁胀痛，急躁易怒；舌红，苔黄，脉弦滑数。

【辨证】肝脾郁热化火，里热炽盛。

【治法】清热泻火。

【方药】龙胆泻肝汤加减。龙胆草 6g，黄芩 9g，栀子 9g，柴胡 9g，泽泻 12g，木通 9g，车前子 9g，当归 9g，生地黄 15g，甘草 3g。

【加减】若肝胆实火较盛，可去木通、车前子，加黄连以助泻火之力；若湿盛热轻者，可去黄芩、生地黄，加滑石、薏苡仁以增强利湿之功；若玉茎生疮，或便毒悬痈，以及阴囊肿痛，红热甚者，可去柴胡，加连翘、黄连、大黄以泻火解毒。

【分析】本方证是由肝胆实火，里热炽盛所致。肝脾郁热，故见循经之处皮肤红肿蔓延，摸之灼手，胸胁胀痛；肝郁化火，肝火上亢，则见口干口苦，急躁易怒；舌红苔黄，脉弦滑数皆为里热炽盛见症。

方中龙胆草善泻肝胆之实火，并能清下焦之湿热为君；黄芩、栀子、柴胡苦寒泻火；车前子、木通、泽泻清利湿热，使湿热从小便而解，均为臣药；肝为藏血之脏，肝经有热则易伤阴血，故佐以生地黄、当归养血益阴；甘草调和诸药为使。配合成方，共奏清热泻火之功。

3. 湿热毒蕴型

【症状】发于下肢，局部红赤肿胀，灼热疼痛，或见水疱、紫斑，甚至结毒化脓或皮肤坏死，或反复发作，可形成大脚风，伴脘腹胀满，胃纳不香；舌红，苔黄腻，脉滑数。

【辨证】湿热内蕴，化毒下注。

【治法】利湿清热解毒。

【方药】五神汤合萆薢渗湿汤加减。萆薢 30g，黄柏 10g，赤芍 10g，薏苡仁 30g，牡丹皮 10g，泽泻 10g，滑石 10g，通草 6g，金银花 15g，紫花地丁 10g，茯苓 10g，车前子 6g，牛膝 6g。

【加减】肿胀甚者，或形成大脚风者，加防己、赤小豆、丝瓜络、鸡血藤等。

【分析】湿热下注，复感外邪，湿热毒邪淤结于下肢，郁阻肌肤，经络阻塞，故局部红赤肿胀，灼热疼痛，或见水疱、紫斑；热毒炽盛，腐化肌肉，故甚者可至结毒化脓，肌肤坏死；湿邪中阻，故见胃纳不香；舌红，苔黄腻，脉滑数为湿热蕴结之象。

方中萆薢利水祛湿，分清化浊；黄柏清热利湿，解毒疗疮；泽泻渗湿泄热；薏苡仁利水渗湿，赤芍分利湿热，滑石利水通泄；牡丹皮清热凉血，活血化瘀，清膀胱湿热，泻肾经相火，共同辅助萆薢使下焦湿热从小便排出；通草清热滑窍，通利小便，使湿热随小便而出；金银花、紫花地丁清热解毒，凉血消痈；茯苓健脾益气，利水渗湿；车前子利水渗湿，清利下焦湿热；川牛膝活血祛瘀，利尿通淋，又能导热下泄，引血下行。诸药合用，共奏导湿下行，利水清热之功。热邪得散，湿热得清，经络通畅，肿毒自消。

4. 血分热毒型

【症状】发于新生儿或发斑初期气分热盛未解，传入血分者，局部红肿灼热，伴壮热烦躁，甚则神昏谵语；舌质绛红少津，脉细数。

【辨证】血分热毒，气血两燔。

【治法】凉血清热解毒。

【方药】犀角地黄汤合黄连解毒汤加减。水牛角 30g，生地黄 12g，牡丹皮 12g，赤芍 15g，黄连 9g，黄芩 6g，黄柏 6g，栀子 9g。

【加减】壮热烦躁，甚则神昏谵语者，加服安宫牛黄丸或紫雪丹；舌绛少津者，加玄参、麦冬、石斛等。

【分析】本方证为温热病的极盛阶段，为温热毒邪，充斥内外，壅盛气分、血分之气血两燔证。其热毒较重，重在阳明，且有内陷心包和引动肝风之势，病情较为复杂。胎火蕴毒，与气血搏结，故见局部皮肤红肿灼热；火毒入于心包，心神受扰，故可伴壮热烦躁，甚则神昏谵语。

方中黄连、黄芩、黄柏、栀子苦寒清泄三焦火热毒邪，旨在清热泻火解毒；水牛角、生地黄、牡丹皮、赤芍清热解毒，凉血救阴。两方相合，共奏清热凉血解毒之功。

（四）临证经验

丹毒的治疗多以清热解毒之法。通常发于头面部的丹毒，常以风热毒邪为主，表现为头面部突起红斑，起病急骤，发展迅速，常伴见恶寒、发热、头痛等症状，故治宜散风清火，常用荆芥、防风、升麻、桔梗、金银花、连翘等药；发于胸腹腰胯部的丹毒，常以肝胆湿火为主，肝脾郁结，内蕴化火，因而红斑多见于胸腹腰胯部，皮肤红肿蔓延，触之灼手，伴胸胁胀痛、口干口苦、急躁易怒等症，治宜清肝泻脾，清泻肝脾郁火，常用栀子、龙胆草、柴胡、郁金、香附、木香、川楝子等药；发于下肢的丹毒在临床上最为常见，常因足部真菌感染或足部有破溃伤口引发，病多夹湿热，湿气黏滞，故病情常反复迁延，绵绵不愈，湿热下注者，治宜利湿清热，同时注重益气健脾，常用牛膝、土茯苓、黄柏、萆薢、车前子、泽泻、丹参等药。

七、带状疱疹

（一）疾病概述

带状疱疹是一种皮肤上出现成簇水泡，多呈带状分布，状如火燎的急性疱疹性皮肤病。属于中医学"蛇串疮""缠腰火丹"等范畴，其临床特点是皮肤上出现红斑、水疱或丘疱疹，累累如串珠，排列成带状，沿一侧周围神经分布区出现，局部刺痛症状明显。本病好发于成年人，老年人病情尤重。多数患者愈后极少复发，极少数患者可多次发病。本病多因情志内伤，肝郁化火，或因饮食劳倦，脾胃失健，湿热内生，致使经络郁阻，外攻皮肤所致。年老体弱者常因血虚肝旺，湿热毒蕴，导致气血凝滞，经络阻塞不通，致使疼痛剧烈，病程迁延。总之，本病初期以湿热火毒为主，后期是正虚血瘀兼夹湿邪为患。

西医学认为，带状疱疹是由水痘－带状疱疹病毒所致的急性皮肤黏膜感染性疾病。水痘－带状疱疹病毒具有亲神经性，感染后沿着感觉神经逆行至三叉神经节细胞潜伏下来。在一定条件下，如感冒、外伤、免疫缺陷等，病毒被激活，通过感觉神经元细胞下行至皮肤黏膜，导致感染发作。本病传染性很小，带状疱疹患者不能直接传播带状疱疹病毒，但能在易感人群中造成水痘流行，其传播途径为"皮肤－空气－呼吸道"。

（二）辨证思路

带状疱疹发病初期其皮损特点为带状的红色斑丘疹，继而出现粟米至黄豆大小成簇的水疱，累累如串珠，排列成带状，疱群之间间隔正常皮肤，其疱壁紧张发亮，疱液澄清，灼热疼痛，多为湿热火毒蕴积肌肤所致，治疗以清热利湿为主，辅以行气止痛。待红斑皮疹消退但仍隐痛或刺痛不休者，放射到附近部位，疱壁松弛，疱液变混浊，而后形成干痂，多由气血瘀滞，经络阻塞不通，不通则痛，或是久病耗伤阴液，皮肤失于濡养，不荣则痛，则治疗以活血通络止痛为主。

翁老根据本病的典型皮损表现，如红斑、丘疹、丘疱疹、水疱等，以及最主要的自觉症状——疼痛，分析导致该疾病的病邪为湿、热、火、毒、瘀，认为感受风寒、湿、热、毒邪及气血凝滞是导致带状疱疹发病的主要致病因素。

（三）治疗方案

1. 肝经郁热型

【症状】皮疹鲜红，灼热刺痛，疱壁紧张，周围红晕明显，常分布于胸肋、腰背等部，呈单侧性沿神经行走方向分布，常伴有口苦咽干，心烦易怒，小便黄，大便干燥；舌质红，苔薄黄或黄厚，脉弦数。

【辨证】肝经郁热，久而化火，外溢肌肤。

【治法】清肝泻火，解毒止痛。

【方药】龙胆泻肝汤加减。龙胆草 6g，黄芩 10g，栀子 10g，生地黄 10g，柴胡 10g，白芍 10g，板蓝根 15g，薏苡仁

30g，木通 6g，泽泻 10g，车前子 15g，甘草 6g，延胡索 10g，川楝子 10g。

【加减】发于头面者，加牛蒡子、野菊花；伴有发热者，加生石膏、金银花；有血疱者，加水牛角、牡丹皮；疼痛明显者，加延胡索、川楝子、醋乳香、醋没药；大便干结者，加大黄；痛甚彻夜难眠者，加首乌藤、珍珠母。

【分析】此证型见于大多数发病初期者，以皮疹红肿热痛为主要表现。方中龙胆草善泻肝胆之实火，并能清下焦之湿热；黄芩、栀子、柴胡苦寒泻火；车前子、木通、泽泻、薏苡仁清利湿热，使湿热从小便而解；板蓝根清热解毒；肝为藏血之脏，肝经有热则易伤阴血，故佐以生地黄、白芍养血益阴；延胡索、川楝子行气活血止痛；甘草调和诸药。诸药合用，共奏清肝泻火、解毒止痛之效。

2. 脾虚湿热型

【症状】皮损色淡，疼痛不明显，疱壁松弛，口不渴，食少腹胀，大便时溏；舌淡体胖，苔白或腻，脉滑或沉缓。

【辨证】脾虚湿蕴，复感毒邪，化热化火，湿热毒邪蕴积肌肤。

【治法】健脾化湿，行气止痛。

【方药】除湿胃苓汤加减。厚朴 10g，白术 10g，苍术 10g，猪苓 10g，茯苓 15g，泽泻 10g，栀子 6g，板蓝根 15g，黄芩 10g，柴胡 10g，川楝子 10g，延胡索 10g，车前草 10g。

【加减】发于下半身者，加黄柏、牛膝；水疱大而多者，加土茯苓、萆薢；若疱疹消退，局部疼痛不消兼肝郁者，加柴胡疏肝饮；食少腹胀者，加木香、神曲；老年患者气血虚弱者，可加用八珍汤等。

【分析】方中白术、猪苓、茯苓、泽泻共奏健脾祛湿之功，配伍苍术、厚朴以健脾燥湿；黄芩、板蓝根、栀子清热除湿解毒，配柴胡疏肝行气解郁；延胡索、川楝子行气活血止痛；车前草利小便以助清热利湿，全方共奏健脾化湿，行气止痛之功。

3. 气滞血瘀型

【症状】皮损大多消退，水疱已干敛结痂，但局部疼痛不止，甚至放射至其他部位，伴心烦，夜寐不宁；舌质暗紫有瘀点，苔白，脉弦细。

【辨证】气滞血瘀，阻滞肌肤。

【治法】理气活血，通络止痛。

【方药】桃红四物汤加减。桃仁10g，红花6g，熟地黄10g，当归10g，赤芍10g，川芎10g，醋乳香10g，醋没药10g，川楝子10g，延胡索10g，甘草3g。

【加减】心烦不寐者，加酸枣仁、珍珠母；年老体虚者，加黄芪、党参。

【分析】此证型多见于疾病后期，久病患者气血不畅，经络阻滞所致。方中以强劲的破血之品桃仁、红花为主，力主活血化瘀；以甘温之熟地黄、当归补肝养血，养血调经；赤芍养血和营，以增补血之力；川芎活血行气、调畅气血，以助活血之功，使瘀血祛，新血生，气机畅，化瘀生新；又佐之乳香、没药、延胡索、川楝子行气通络止痛；甘草调和诸药。

（四）临证经验

翁老在临证中，针对不同的病邪予以相应的治疗，同时根据带状疱疹的发病情况分为急性期和后遗症期，初起皮损红肿灼热、水疱明显，法当以清热解毒止痛为主；若皮损色淡，疼痛不明显，水疱壁松弛，则应以健脾利湿止痛为主，同时应注重保护脾胃，以防苦寒碍胃；后期皮疹消退，疼痛不止，则以活血行气止痛为主。

1. 分部治疗

皮损发生的部位不同，表示毒邪所处脏腑经络不同，治疗也应有所差异，常在清热解毒方中加入引经之品。发于头面部，多为感受风热毒气所致，症见红斑、集簇性水疱发于单侧头、面部，面颊、眼睑焮红肿胀，眼分泌物增多，视物不清，或耳郭肿胀，头晕恶心，多伴疼痛剧烈，夜不能寐。《素问·太阴阳明论》有言"伤于风者，上先受之"，因风为阳邪，其性趋上，易袭阳位，风胜则肿，热胜则痛，故头面部色红焮肿疼痛。治疗时，宜因势利导，疏散上焦风热，清解在上之热毒，故当清热解毒，祛风止痛，方选普济消毒饮。

如发于腰、肋、胸、阴部者，多为肝经郁热，或脾虚湿热所致，皮疹鲜红，灼热刺痛，疱壁紧张，周围红晕明显，常沿单侧性沿神经行走方向分布，常伴有口苦咽干、心烦易怒或食少纳呆、便溏等症状，治疗多为清肝泻火，健脾除湿止痛，方选龙胆泻肝汤或除湿胃苓汤加减。

发于下肢者，多见于老年患者，肝肾不足，气血两虚，无法濡养筋骨，又外感风寒之邪所致，皮疹基本消退，患侧下肢疼痛明显，伴有麻木不仁、瘙痒、无力、怕冷，患侧屈伸不利、无法负重、跛行等症状，治疗多以补肝肾，益气血，祛风止痛为法，方选独活寄生汤加减。

2. 注重顾护脾胃阳气

蛇串疮的发生可由肝经郁热化火，或饮食不节，脾失健运，湿邪内生，郁而化热，总的来说以湿热为主，治疗时多选偏重清热解毒除湿之品，此类药物性多寒凉，用之不当容易损伤脾胃阳气，导致脾胃功能失常，耗伤正气，不利于疾病的康复，甚至变生他病，故清热解毒药的使用要掌握适度。临床上，应动态观察病情的变化，如热毒消退，脓疱、红肿热痛缓解，就得停用或少用苦寒药，中病即止，以免耗伤胃气。

3. 重视止痛

带状疱疹后神经痛是带状疱疹最常见的并发症，罹患该病的患者常处于痛觉超敏状态，顽固又剧烈的疼痛会严重影响患者的生活状态。疼痛常持续数年甚至终生，且发病率与年龄呈正相关。彻底解决疼痛问题是治疗该病的难点，关键还在于辨证准确。导致该疾病的病邪多为湿、热、火、毒、瘀，其病机为毒邪阻滞，脉络不通。若年高体虚者，气血亏虚，无力行血，与病邪相持不下，往往可致疼痛持续不解。翁老认为"凝滞"更为关键，它基本贯穿了本病发生发展的始终，而且在老年体弱患者后遗神经痛中体现得更为充分，如《临证指南医案》所言，"虚实寒热，稍有留邪，皆能致痛"。因此，在治疗用药上翁老多选用萆薢、薏苡仁、茯苓清热利湿，板蓝根、黄芩清热解毒，柴胡、白芍理气疏肝，延胡索、川楝子、全蝎通络止痛；同时配合抗病毒、营养神经及止痛等西医治疗，往往能缩短病程，减轻疼痛，收到满意的疗效。

八、银屑病

（一）疾病概述

银屑病是一种皮肤红斑且反复出现多层银白色干燥鳞屑的

慢性复发性皮肤病，又称为牛皮癣。其基本皮损特征为初起表面覆有白色鳞屑，基底呈红色的丘疹或斑丘疹，之后逐渐扩大融合成片、成块，边缘明显，红斑上覆以多层干燥银白鳞屑；将鳞屑刮去后有发亮薄膜，即"薄膜现象"；再刮去薄膜则有筛状出血现象，临床称作"露滴现象"，皮损形态有点滴状、钱币状、盘状和地图状等。目前，西医对于本病的发病机制尚不明确，多数学者认为与感染、遗传、机体代谢、免疫异常等因素有关，根据患者的临床表现可分为寻常型、脓疱型、关节病型、红皮病型。其中，以寻常型最常见，占全部患者的97%以上，寻常型银屑病又分为进行期、静止期和退行期三期。

本病属中医"白疕"的范畴。"白疕"作为病名，始载于清代的《外科大成》，言"白疕，肤如疹疥，色白而痒，搔起白屑，俗呼蛇虱，由风邪客于皮肤，血燥不能容养所致"。至清代的《外科证治全书》中描述，"白疕（一名疕风）皮肤燥痒，起如疹疥而色白，搔之屑起，渐至肢体枯燥坼裂，血出痛楚，十指间皮厚而莫能搔痒。因岁金大过，至秋深燥金用事，易得此证，多患于血虚体瘦之人"，说明本病有一定的季节性，秋冬季节好发。

本病多因情志内伤，气机阻滞，郁久化火，心火亢盛，毒热伏于营血；或因饮食失节，过食腥发之品，脾胃失和，气机不畅，郁久化热，复感风热毒邪而发病；若病久或反复发作，阴血被耗，气血失和，化燥生风或经脉阻滞，则气血凝结，肌肤失养。

（二）辨证思路

银屑病的发生多与营血亏虚，生风生燥，肌肤失养以及血分热盛有关，初起多为内有郁热，复感风寒或风热之邪，阻于肌肤；或机体郁热偏盛，或性情急躁，或外邪入里化热，或恣食辛辣肥甘及荤腥发物，伤及脾胃，郁而化热，内外之邪相合，蕴于血分，血热生风而发。病久耗伤营血，阴血亏虚，生风化燥，肌肤失养，或加之素体虚弱，病程日久，气血运行不畅，以致经脉阻塞，气血瘀结，肌肤失养而反复不愈；或热蕴日久，生风化燥，肌肤失养，或流窜关节，闭阻经络，或热毒炽盛，气血两燔而发。治疗时，翁老特别重视从血分论治，针对发病的不同时期从血的不同方面辨证论治，采用清热凉血、活血化瘀、养血润燥等方法。

银屑病的成因多为血分热毒炽盛，生风生燥，肌肤失养，《素问·调经论》言，"血气不和，百病乃变化而生"，《素问·五脏生成》亦有"血凝于肤者为痹"之论，而气血运行失常主要表现为血热、血虚、血瘀等。银屑病的病机核心为血热，病理过程是血热到血燥，再到血瘀，以及这三种证型的相互转换。同时，对一些病程较长，且皮损散在、肥厚的皮肤病，还多兼有湿邪。

（三）治疗方案

1. 血热型

【症状】皮疹潮红，新生皮疹不断出现，鳞屑不能掩盖红斑，自觉瘙痒，并有心烦易怒、口干舌燥、咽喉肿痛、大便干、小便短赤，舌红苔黄、脉弦滑或数等症。

【辨证】热毒蕴结，郁于血分。

【治法】清热解毒，凉血活血。

【方药】犀角地黄汤加减。水牛角 20g，生地黄 10g，牡丹

皮 10g，赤芍 10g，黄芩 10g，白茅根 10g，土茯苓 15g，槐花
10g，甘草 3g。

【加减】咽喉肿痛者，加板蓝根、射干、玄参；因感冒诱
发者，加金银花、连翘。

【分析】此型多见于银屑病进行期，皮疹发生及发展迅速，
多由于外感风寒或风热之邪，致使营卫不和，兼因心火旺盛，
热伏营血，外邪与内火相搏结，郁于肌肤而发红斑鳞屑。方选
犀角地黄汤加减，方中犀角用水牛角替代，可凉血清心解毒，
为君药；生地黄甘苦寒，凉血滋阴生津，一助犀角清热凉血止
血，一恢复已失之阴血；赤芍、牡丹皮清热凉血、活血散瘀，
故为佐药。本方的配伍体现了凉血与活血散瘀并用，热清血宁
而无耗血动血，凉血止血而不留瘀。同时配伍黄芩、白茅根、
土茯苓、槐花加强清热解毒凉血之功，甘草调和诸药。

2. 血瘀型

【症状】鳞屑斑基底暗红，鳞屑较厚，甚者为蛎壳状，自
觉瘙痒；舌暗红或有瘀斑、苔薄白，脉沉涩。

【辨证】久病入络，血瘀络脉。

【治法】行气活血，通络化瘀。

【方药】桃红四物汤加减。桃仁 10g，红花 6g，当归 10g，
赤芍 10g，生地黄 15g，川芎 10g，莪术 10g，丹参 10g，鸡血
藤 10g，甘草 3g。

【加减】病程日久，反复不愈者，加土茯苓、白花蛇舌草、
蜈蚣；皮损肥厚色暗者，加三棱、莪术；月经色暗，经前加重
者，加益母草、泽兰；兼血虚者，加当归、丹参、鸡血藤、川
芎等。

【分析】此型患者病情稳定，多是由于情志不畅，肝失疏

泄，气机壅滞，气血运行不畅，致使瘀阻肌表，可见皮损肥厚，色暗红。方中以强劲的破血之品桃仁、红花为主，力主活血化瘀；当归滋阴补肝、养血调经；生地黄、赤芍清热凉血；川芎、莪术、丹参、鸡血藤活血行气、调畅气血，使瘀血祛、新血生、气机畅，化瘀生新，甘草调和诸药。

3. 血燥型

【**症状**】疹色淡红，呈钱币状或融合成片，浸润，脱屑；舌红少苔，脉沉细。

【**辨证**】血燥血亏，肌肤失养。

【**治法**】养血润燥。

【**方药**】当归饮子加减。当归10g，生地黄10g，白芍10g，川芎10g，黄芪15g，防风10g，荆芥穗10g，白蒺藜10g，丹参10g，土茯苓15g，甘草6g。

【**加减**】脾虚者，加炒白术、山药、茯苓；风盛瘙痒明显者，加白鲜皮、地肤子、威灵仙。

【**分析**】患者处于该病消退期，病程较长，无新疹出现，病久营血暗耗，生风化燥，不能荣养肌肤，而见皮肤色暗红、干燥、脱屑。方中四物汤滋阴养血，同时取其"治风先治血，血行风自灭"之义；防风、荆芥穗疏风止痒；白蒺藜平肝疏风止痒；黄芪益气实卫固表；丹参活血化瘀止痛；土茯苓解毒利湿，通利关节；甘草益气和中，调和诸药。诸药合用，共奏养血润燥之功。

4. 风湿阻络型

【**症状**】皮疹红斑不鲜，鳞屑色白而厚，抓之易脱，关节肿痛，活动受限，甚至僵硬畸形，伴形寒肢冷；舌质淡，苔白腻，脉濡滑。兼阳虚者，面色萎黄或淡白，畏寒肢冷，喜热饮，唇色淡，小便清长，脉沉或弱。

【辨证】风湿阻滞关节，脉络受阻。

【治法】祛风除湿，通络止痛。

【方药】独活寄生汤加减。独活10g，桑寄生10g，杜仲10g，牛膝15g，秦艽10g，防风10g，川芎6g，桂枝10g，白芍10g，当归10g，茯苓15g，甘草6g。

【加减】关节肿痛，活动不利，加土茯苓、桑枝、姜黄；皮损肥厚，加鸡血藤、赤芍；皮损瘙痒，加白鲜皮、地肤子、威灵仙。

【分析】多见于关节型银屑病，病久或年老体弱，肝肾不足，外为风湿所困，内有热伏营血，风湿热邪阻滞筋骨关节，而见关节肿痛。方中用独活、桑寄生祛风除湿，养血和营，活络通痹为主药；牛膝、杜仲补益肝肾，强壮筋骨为辅药；川芎、当归、芍药补血活血；茯苓、甘草益气扶脾，使气血旺盛，有助于祛除风湿；又佐以桂枝温阳祛寒止痛，使以秦艽、防风祛周身风寒湿邪。

5. 脓毒型

【症状】全身皮肤潮红，弥漫性红斑，脓疱，灼热痛痒，大量脱皮，或有密集小脓疱，伴壮热，口渴，头痛，畏寒，大便干燥，小便黄赤；舌红绛，苔少，脉弦滑数。

【辨证】热毒内蕴，郁于血分。

【治法】清热解毒，凉血化瘀。

【方药】五味消毒饮合黄连解毒汤加减。金银花10g，连翘10g，蒲公英15g，紫花地丁10g，野菊花10g，黄芩10g，黄连10g，黄柏6g，栀子10g，牡丹皮10g，玄参10g。

【加减】寒战高热者，加生玳瑁；热盛伤阴，大量脱皮，口干唇燥者，加天花粉、麦冬、玉竹、石斛；大便秘结者，加生大黄。

【分析】多见于脓疱型银屑病，心肝火旺，毒邪内侵，热毒炽盛，燔灼营血，而见弥漫性红斑、脓疱、灼热痛痒。方中金银花清热解毒，消散痈肿；紫花地丁、连翘、野菊花、蒲公英清热解毒，排脓定痛，凉血消肿散结；黄芩、黄连、黄柏、栀子清热解毒，通泻三焦之火，牡丹皮、玄参清热凉血化瘀。

（四）临证经验

翁老通过多年临床经验总结，认为本病的发生多因先天禀赋不足，或因七情内伤，劳累过度，或因房事失节，阴阳气血失于平衡，气血运行不畅，气滞血瘀，经络阻滞。此外，多数患者与强烈日光照射有关，患病后若再有日光照射则症状加重，所以外受热毒是本病的病因。热毒入里燔灼阴血，瘀阻经脉，伤于脏腑，蚀于筋骨则可以发病。总之，阴阳失衡，气血失和，经络受阻，再加上毒热为患，症情交错，所以有时可出现上实下虚，上热下寒，水火不济，阴阳失调的复杂病象。总体来说，本病的病机主要是阴阳、气血失和，气滞血瘀，经络阻滞。

本病的中医证型以血热证多见，根据中医辨证内用中药治疗，配合外用中药膏剂，能取得较好疗效，其治疗方法主要立足于凉血解毒、祛风止痒、活血化瘀、养血润燥。根据中医辨证施治，运用中药改善局部皮肤血液循环，促进新陈代谢，激活组织新生，修复皮肤表层及深层的受损组织，增强机体免疫力，从而恢复其正常的生理功能，运用该方法能大大提高本病的临床治愈率。在临床治愈后，应继续用药1～2个疗程以巩固疗效。同时，忌食辛辣刺激食物，保持良好的生活作息习惯和愉悦的心情，才能远离疾病的困扰。

九、湿疹

（一）疾病概述

湿疹是一种过敏性炎症性皮肤疾患，因皮损总有湿烂、渗液、结痂而得名。其临床特点是皮损对称分布，多形损害，剧烈瘙痒，有渗出倾向，反复发作，易成慢性，根据病程可分为急性、亚急性、慢性三类。急性湿疹以丘疱疹为主，炎症明显，易渗出；慢性湿疹以苔藓样变为主，易反复发作。本病男女老幼皆可发病，但以先天禀赋不耐者为多，无明显季节性，但冬季常复发。皮损形态不同，名称各异，如浸淫全身、渗液较多者，称为浸淫疮；以丘疹为主者，称为血风疮或粟疮。发病部位不同，其名称也不同，如发于耳部者，称为旋耳疮；发于手足部者，称为痛疮；发于阴囊部者，称为肾囊风；发于脐部者，称为脐疮；发于肘、膝弯曲部者，称为四弯风；发于乳头者，称为乳头风。《医宗金鉴》记载："浸淫疮……此证初生如疥，搔痒无时，蔓延不止，抓津黄水，浸淫成片，由心火、脾湿受风而成。"该书中还指出："血风疮……此证由肝、脾二经湿热，外受风邪，袭于皮肤，郁于肺经，致遍身生疮，形如粟米，搔痒无度。抓破时，津脂水浸淫成片，令人烦躁、口渴、搔痒，日轻夜甚。"

（二）辨证思路

本病由于禀赋不耐，饮食失节，或过食辛辣刺激荤腥动风之物，脾胃受损，失其健运，湿热内生，又兼外受风邪，内外两邪相搏，风湿热邪浸淫肌肤所致。急性者以湿热为主；亚急性者多与脾虚湿恋有关；慢性者则多病久耗伤阴血，血虚风燥，乃致肌肤甲错。发于小腿者，则常由经脉弛缓，青筋暴露，气血运行不畅，湿热内阻，肤失濡养所致。

（三）治疗方案

1. 湿热蕴肤型

【症状】发病快，病程短，皮损潮红，有丘疱疹，灼热瘙痒无休，抓破渗液流水，伴心烦口渴，身热不扬，大便干，小便短赤；舌红，苔薄白或黄，脉滑或数。

【辨证】湿热内结，蕴滞肌肤。

【治法】清热，利湿，止痒。

【方药】龙胆泻肝汤合萆薢渗湿汤加减。龙胆草10g，黄芩10g，栀子10g，柴胡10g，车前子10g，木通9g，泽泻10g，生地黄10g，当归10g，萆薢10g，滑石12g，通草6g，薏苡仁30g，赤茯苓12g，黄柏6g，牡丹皮12g，甘草3g。

【加减】水疱多，破后渗出多者，加土茯苓、鱼腥草；热盛者，加黄连解毒汤；瘙痒重者，加紫荆皮、地肤子。

【分析】本证多见于急性湿疹或慢性湿疹急性发作期。多因素体禀赋不耐，饮食不节，过食辛辣鱼腥动风之品；或嗜酒伤及脾胃，脾失健运，致湿热内生，复感风湿热邪，内外合邪，两相搏结，浸淫肌肤而成。

方中龙胆草善泻肝胆之实火，并能清湿热为君；黄芩、栀子、柴胡苦寒泻火，车前子、木通、泽泻清利湿热，使湿热从小便而解，均为臣药；肝为藏血之脏，肝经有热则易伤阴血，故佐以生地黄、当归养血益阴；萆薢、滑石、泽泻、通草清利湿热于下；薏苡仁、赤茯苓健脾渗湿于中；黄柏清热燥湿，解气分之热毒；牡丹皮凉血散瘀；甘草调和诸药为使。两方相合，具清热利湿，凉血解毒之功效。

2.脾虚湿蕴型

【症状】发病较缓，皮损潮红，有丘疹，瘙痒，抓后糜烂渗出，可见鳞屑，伴纳少，胸脘痞闷，腹胀便溏，四肢无力，形体消瘦，面色萎黄；舌淡，苔白腻，脉濡缓。

【辨证】脾虚失运，湿邪内生。

【治法】健脾，利湿，止痒。

【方药】参苓白术散加减。人参 6g，白术 10g，茯苓 10g，山药 10g，莲子肉 6g，白扁豆 10g，薏苡仁 20g，砂仁 6g，桔梗 6g，甘草 3g，地肤子 10g，苦参 10g，白蒺藜 10g。

【加减】胸闷腹胀者，加豆蔻、厚朴；倦怠乏力者，加党参、黄芪。

【分析】本方证是由脾虚湿盛所致。脾胃虚弱，纳运乏力，故纳少，腹胀；水谷不化，清浊不分，故见便溏；湿滞中焦，气机被阻，而见胸脘痞闷；脾失健运，则气血生化不足，肢体肌肤失于濡养，故四肢无力，形体消瘦，面色萎黄；舌淡，苔白腻，脉濡缓皆为脾虚湿盛之象。

方中人参、白术、茯苓益气健脾渗湿为君；配伍山药、莲子肉助君药以健脾益气，兼能止泻；合用白扁豆、薏苡仁助白术、茯苓以健脾渗湿，均为臣药。更用砂仁醒脾和胃，行气化滞，是为佐药。桔梗宣肺利气，通调水道，又能载药上行，培土生金；地肤子、苦参、白蒺藜清热燥湿，祛风止痒。甘草健脾和中，调和诸药，共为佐使。综观全方，共奏健脾、利湿、止痒之效。

3. 血虚风燥型

【症状】病程久，反复发作，皮损色暗或色素沉着，或皮损粗糙肥厚，剧痒难忍，遇热或皂水洗后瘙痒加重，伴有口干不欲饮，纳差，腹胀；舌淡，苔白，脉弦细。

【辨证】血虚风燥，虚实夹杂。

【治法】养血润肤，祛风止痒。

【方药】当归饮子或四物消风饮加减。当归 10g，川芎 10g，白芍 10g，生地黄 10g，何首乌 10g，防风 10g，荆芥穗 10g，白鲜皮 12g，白蒺藜 12g，黄芪 10g，甘草 3g。

【加减】瘙痒不能入眠者，加珍珠母、夜交藤、酸枣仁。

【分析】本证多见于老年患者或病程日久者。发病日久，或年老体虚，阴血耗伤，日久益甚而成。本证以血虚为本，风燥为标。

方中之当归、川芎、白芍、生地黄为四物汤组成，滋阴养血以治营血不足，同时取其"治风先治血，血行风自灭"之义；何首乌滋补肝肾，益精血；防风、荆芥穗疏风止痒；白鲜皮、白蒺藜平肝疏风止痒；黄芪益气实卫固表；甘草益气和中，调和诸药。诸药合用，共奏养血润燥，祛风止痒之功。全方配伍严谨，益气固表而不留邪，疏散风邪而不伤正，有补有散，标本兼顾。

（四）临证经验

翁老认为本病病位在脾，素体虚弱，脾为湿困，肌肤失养可致病；湿热蕴久，耗伤阴血，化燥生风，而致血虚风燥，肌肤甲错可致病；禀赋不耐，饮食失节，或过食辛辣刺激荤腥动风之物，脾胃受损，失其健运，湿热内生，又兼外受风邪，内外两邪相搏，风湿热邪浸淫肌肤可致病，治疗上注意以下几点。

一是需顾护脾胃。大苦大寒、大辛大热的药物需中病即止，不可伤脾。

二是分清病情。对于湿疹轻症的患者可单用中药或西药治疗；重症者则主张内调外治，采用中西医结合的方法治疗，以达到标本兼顾。急重泛发性患者，应用抗组胺药或配合红霉素等抗生素，或者一般常规治疗仍不能控制病情的情况下，可考虑短期小或中剂量使用类固醇激素，并规范撤药，以达到较快控制病情，减轻患者的痛苦并最大限度地减轻激素的副作用。

三是加强生活护理。若有明确接触刺激物引起发病，应避免再次接触。避免使用沐浴露、肥皂，避免热水烫洗，避免搔抓，以免皮疹泛发加重病情。注意皮损保湿，避免因干燥引起搔抓。

四是调摄情志，生活规律。避免精神紧张和过度劳累导致病情加重。饮食宜清淡，避免食用辛辣刺激、荤腥动风之物，多食蔬菜，保持大便通畅。有明确的食物过敏者，须脱离过敏原，严格禁食，或通过系统脱敏疗法的治疗后方可食用。

十、癣病

（一）疾病概述

癣是发生在表皮、毛发、指（趾）甲浅部的真菌性皮肤病，具有传染性、长期性和广泛性的特征，一直是皮肤病防治工作的重点。本病发生部位不同，名称各异。临床常见的癣病有发于头部的白秃疮、肥疮；发于手部的鹅掌风；发于足部的脚湿气；发于面、颈、躯干、四肢的圆癣、紫白癜风等。这里只讨论临床上最为常见的鹅掌风及脚湿气。

鹅掌风是发生于手部的真菌性皮肤病，相当于西医学的手癣。《医宗金鉴》记载，此证"初起紫白斑点，叠起白皮，坚硬且厚，干枯燥裂，延及遍手"。本病以成年人多见，男女老幼均可染病，多数为单侧发病，也可波及双手。夏天起水疱病情加重，冬天则枯裂疼痛明显。本病初起为掌心或指缝水疱或掌部皮肤角化脱屑、水疱，水疱多透明如晶，散在或簇集，瘙痒难忍。水疱破后干涸，叠起白屑，中心向愈，四周继发疱疹，并可延及手背、腕部。若反复发作，可致手掌皮肤肥厚，枯槁干裂，疼痛，屈伸不利，宛如鹅掌。损害若侵及指甲，可使甲板被蛀蚀变形，甲板增厚或萎缩翘起，色灰白而成灰指甲（甲癣）。鹅掌风病程为慢性，反复发作。

脚湿气相当于西医学的足癣，以脚丫糜烂、瘙痒、有特殊臭味而得名。若皮损处感染邪毒，足趾焮红肿痛，起疱糜烂渗液而臭者，称"臭田螺""田螺疱"。《医宗金鉴》记载："田螺疱，此证多生足掌，而手掌罕见……初生形如豆粒，黄疱闷胀，硬疼不能着地。连生数疱，皮厚难于自破，传度三五成片湿烂；甚则足跗俱肿，寒热往来。"我国南方地区气温高，潮湿，本病的发病率高。本病多见于成年人，儿童少见。夏秋病重，多起水疱、糜烂；冬春病减，多干燥裂口。脚湿气主要发生在趾缝，也见于足底，以皮下水疱，趾间浸渍糜烂，渗流滋水，以及角化过度、脱屑、瘙痒等为特征。分为水疱型、糜烂型、脱屑型，但常以 1～2 种皮肤损害为主。水疱型多发在足弓及趾的两侧，为成群或分散的深在性皮下水疱，瘙痒，疱壁厚，内容物清澈，不易破裂，数天后干燥脱屑或融合成多房性水疱，撕去疱壁可显示蜂窝状基底及鲜红色糜烂面。糜烂型发生于趾缝间，尤以3、4趾间多见，表现为趾间潮湿，皮肤浸渍发白，如将白皮除去后，基底呈鲜红色，剧烈瘙痒，往往搓至皮烂疼痛、渗流血水方止，此型易并发感染。脱屑型多发生于趾间、足跟两侧及足底，表现为角化过度，干燥，粗糙，脱屑，皲裂，常由水疱型发展而来，且老年患者居多。水疱型和糜烂型常因抓破而继发感染，致小腿丹毒、红丝疔或足丫化脓，局部红肿，趾间糜烂，渗流腥臭滋水，并可出现形寒发热、头痛骨楚等全身症状。

（二）辨证思路

皮肤浅部的癣病，总由生活起居不慎，感染真菌，复因风、湿、热邪外袭，郁于腠理，淫于皮肤所致。病发于趾丫，则发为脚湿气；发于手掌部，则为鹅掌风；如表现为发热起疹，瘙痒脱屑者，则为风热盛所致；若见渗流滋水，瘙痒结痂者，多为湿热盛引起；若见皮肤肥厚、燥裂、瘙痒者，多由郁热化燥，气血不和，肤失营养所致。

（三）治疗方案

1. 风湿毒聚型

【症状】多见于鹅掌风、脚湿气等，症见散在或聚集水疱，针尖大小，深在不易破，或足丫皮肤浸渍发白，瘙痒剧烈，口渴不欲饮；舌质淡，苔薄白，脉弦滑。

【辨证】风湿蕴结，湿毒内生。

【治法】疏风除湿，清热解毒。

【方药】消风散加减。荆芥10g，防风10g，牛蒡子10g，蝉衣 6g，苦参 10g，苍术 10g，木通 9g，当归 10g，生地黄 10g，胡麻仁 9g，黄柏 10g，土茯苓 30g。

【加减】若风热偏盛而身热者，加金银花、连翘，以疏风清热解毒；湿热偏盛，胸脘痞满，身重乏力，舌苔黄厚而腻者，加地肤子、车前子、栀子等，以清热利湿；血分热甚，五心烦热，舌红或绛者，加赤芍、丹皮、紫草，以清热凉血；皮肤干燥者，加黄精。

【分析】本证型多因外感风湿之邪，凝聚手足皮肤而成。故治宜疏风除湿，清热养血。方中荆芥、防风、牛蒡子、蝉衣等疏散风邪；苦参、苍术、黄柏、木通等除湿、燥湿、利湿；当归、生地黄、胡麻仁等养血润燥；土茯苓清热除湿、泄浊解毒。全方共奏疏风除湿，清热养血之功效。

2. 湿热下注型

【症状】多见于脚湿气伴抓破染毒，症见水疱或脓疱，疱周有红晕，可有糜烂，渗流臭水或化脓，肿连足背，或见红丝上窜，胯下臀核肿痛，甚或形寒高热，口干，便结赤溲；舌红，苔黄腻，脉滑数。

【辨证】湿热壅盛，湿毒下注。

【治法】清热祛湿，解毒止痒。

【方药】龙胆泻肝汤加减。龙胆草 6g，黄芩 6g，栀子 9g，柴胡 9g，车前子 10g，泽泻 9g，木通 9g，生地黄 10g，当归 9g，甘草 3g，地肤子 10g，苦参 10g，白蒺藜 10g。

【加减】若肝胆实火较盛，可去木通、车前子，加黄连以助泻火之力；若湿盛热轻者，可去黄芩、生地黄，加滑石、薏苡仁以增强利湿之功；皮肤干燥者加黄精。

【分析】本证型多因久居湿地，或水中工作，或鞋袜闷热，或公用脚盆、拖鞋，或外感湿热毒邪，蕴积手足皮肤而成；亦有因肝胆两经湿热下注而成。故治宜清热祛湿，解毒止痒。方中龙胆草归肝、胆经，性味苦寒，清肝胆湿热为君药；黄芩归肺经、栀子归心经，性味苦寒，清热燥湿泻火，助龙胆草清热除湿、泻火解毒；柴胡归肝经、胆经，与黄芩相合，既泄肝胆之热，又增清上之力，故作为引经药，使药物直达病所；车前子、泽泻、木通，清热利湿，使湿热从小便而出，共为臣药。肝藏血，体阴而用阳，肝内必须储存一定的血量，以制约肝的阳气升腾，勿使肝阳过亢。生地黄凉血滋阴，当归养血补血，一方面因肝胆湿热，肝火旺盛耗伤肝脏阴血，使肝阴不足，用生地黄、当归滋阴补血；另一方面生地黄、当归滋补肝阴，以制约肝阳，使肝疏泄功能正常，冲和条达，苦参、地肤子、白蒺藜清热燥湿、疏风止痒。共为佐药。甘草为使，调和诸药。整个处方组方严谨，清中有补，补中有清，驱邪不伤正，扶正不留寇。降中有升，使肝脏疏泄正常，气机条达，三焦同治，诸症皆除。诸药合用，共奏清热祛湿，解毒止痒之功。

3. 血虚风燥型

【症状】多见于疾病后期或老年患者，症见皮肤干燥，角化皲裂，脱屑，或伴疼痛，口渴，大便燥结；舌质淡红少津，脉细。

【辨证】血虚风燥，肌肤失养。

【治法】养血润燥，祛风止痒。

【方药】四物消风饮加减。生地黄 10g，当归 10g，川芎 10g，荆芥 10g，防风 10g，独活 10g，白鲜皮 10g，蝉蜕 6g，薄荷 6g，柴胡 9g，大枣 6g。

【加减】若风热偏盛而身热者，加金银花、连翘，以疏风清热解毒；湿热偏盛，胸脘痞满，身重乏力，舌苔黄厚而腻，加地肤子、车前子、栀子等，以清热利湿；血分热甚，五心烦热，舌红或绛者，加赤芍、丹皮、紫草，以清热凉血；皮肤干燥者加黄精。

【分析】本证型多因病久湿热化燥，气血不潮，皮肤失去濡养，以致皮肤燥裂。治宜养血润燥，祛风止痒。方中用生地清热凉血滋阴；当归、川芎养血活血并和营；荆芥、防风、独活祛风胜湿行于表；白鲜皮、蝉蜕、薄荷疏风透疹而止痒；柴胡和解清热、解郁散风；大枣调和营血以助消风。诸药合用，共奏祛风养血止痒之功。

（四）临证经验

本病的病因为真菌感染，内服抗真菌药及外用药物可取得疗效，但部分患者易反复发作，迁延难愈。中医学认为，本病由于素体气血不足，虫邪乘虚而袭，风夹诸邪，凝聚肌肤，气血不能荣润，肌肤失养所致。故翁老在治疗上常以疏风祛邪润燥为法，内服外用中药常可取得良效。生活护理上应避免接触洗涤剂，注意皮肤保湿，预防因干燥导致的皮肤皲裂，避免食用辛辣刺激等发物，避免热水烫洗，避免搔抓，以免皮疹泛发加重病情。皮疹完全消退后，药膏持续用药 1 个月，以减少复发概率。

十一、痤疮

（一）疾病概述

痤疮是一种与性腺内分泌功能失调有关的毛囊、皮脂腺的慢性炎症性皮肤病，好发于青少年颜面部，临床上以面部的粉刺、丘疹、脓疱或结节、囊肿为特征，易反复发作，中医称"肺风粉刺""面疮""酒刺"，俗称"青春疙瘩""青春痘"，多见于青春期男女。《医宗金鉴》对肺风粉刺记载曰："此证由肺经血热而成，每发于面鼻，起碎疙瘩，形如黍屑，色赤肿痛，破出白粉汁。"

西医学认为，痤疮是一种多因素的皮肤附属器官疾病，其发病机制目前尚未完全清楚，目前认为与内分泌失调、血清或皮肤组织中雄性激素水平过高、皮脂分泌过多、毛囊导管角化过度，以及毛囊内微生物感染等有关。除此之外，免疫、遗传、血液流变学的改变等也被认为与痤疮的发病有关。临床上，西医治疗主要采用抗生素、抗雄性激素类药物、维 A 酸类药物。但是抗雄性激素药物的长期内服，可造成不可避免的系统性不良反应；维 A 酸类药物虽能有效抑制皮脂腺分泌，但其具有干燥和致畸等不良反应；由于抗生素的广泛应用，耐药短棒菌苗不断出现，抗生素治疗痤疮的效果受到严重的影响，因此痤疮治疗仍是临床上较为棘手的问题。

（二）辨证思路

本病多因肾阴不足，相火过旺，加之饮食不节，过食肥甘厚味，冲任不调，肺胃火热上蒸头面，血热郁滞而成。素体血热偏盛是本病发病的根本，饮食不节、外邪侵袭是致病的条件，血郁痰结致使病情复杂而加重。

（三）治疗方案

1. 肺经风热型

【症状】丘疹色红，或有痒痛，或有脓疱，伴口渴喜饮，大便秘结，小便短赤；舌质红，苔薄黄，脉弦滑。

【辨证】肺经热盛，热蕴肌肤。

【治法】清热解毒消痤。

【方药】五味消毒饮加减。金银花15g，紫花地丁10g，紫背天葵10g，野菊花10g，蒲公英10g，黄芩10g，马齿苋10g。

【加减】伴口渴喜饮者，加生石膏、天花粉；大便秘结者，加生大黄；脓疱多者加紫花地丁、白花蛇舌草；经前加重者，加益母草、当归。

【分析】本证多见于痤疮初起，素体阳热偏盛，肺经蕴热，复感风邪，熏蒸面部肌肤而发。

方中金银花、野菊花，清热解毒散结，金银花入肺胃，可解中上焦之热毒，野菊花入肝经，专清肝胆之火，二药相配，善清气分热结；蒲公英、紫花地丁均具清热解毒之功，为痈疮疔毒之要药；蒲公英兼能利水通淋，泻下焦之湿热，与紫花地丁相配，善清血分之热结；紫背天葵能入三焦，善除三焦之火；黄芩、马齿苋可清热除湿，凉血解毒。诸药合用，共奏清热解毒，消散疔疮之效。

2. 湿热内蕴型

【症状】颜面、胸背部皮肤油腻，皮疹红肿疼痛，或有脓疱，伴口臭呕恶，腹满便秘，溲黄；舌红，苔黄腻，脉滑数。

【辨证】胃肠湿热，内蕴结毒。

【治法】清热、除湿、解毒。

【方药】茵陈蒿汤合五味消毒饮加减。茵陈18g，栀子9g，大黄6g，黄芩10g，黄连6g，金银花15g，紫花地丁12g，紫背天葵10g，野菊花10g，蒲公英10g。

【加减】舌苔厚腻者，加生山楂、鸡内金、枳实、黄连；

脓疱较多者，加白花蛇舌草、连翘。

【分析】本证在东南沿海地域最为常见，多因患者素体湿热内盛，过食辛辣肥甘厚味之品，胃肠湿热互结，上蒸颜面而成。湿阻中焦，气机不畅，故口臭呕恶，腹满便秘；湿热内郁，决渎失职，则小便黄赤；舌苔黄腻，脉滑数，均为湿热之征。

方中重用茵陈蒿为君药，清热利湿；臣以栀子清利三焦，黄芩、黄连、大黄泻热通腑，使湿热之邪随大便而下。诸药合用，利湿与泄热相伍，使二便通利，前后分消，湿热得行，郁热得下。

3. 痰湿瘀滞型

【症状】皮疹颜色暗红，以结节、脓肿、囊肿、疤痕为主，或见窦道，经久难愈，伴纳呆腹胀；舌质暗红，苔黄腻，脉弦滑。

【辨证】痰湿内壅，瘀滞肌肤。

【治法】除湿化痰，活血散结。

【方药】海藻玉壶汤加减。半夏 15g，陈皮 6g，青皮 6g，海藻 12g，海带 12g，昆布 12g，浙贝母 13g，川芎 9g，当归 9g，独活 9g，连翘 9g，甘草 3g。

【加减】结节囊肿多者，加夏枯草、浙贝母；病程长者，加丹参、三棱、莪术。

【分析】本证多见于重症痤疮，脾失运化，湿浊内停，郁久化热，热灼津液，炼液成痰，且病久瘀血阻滞，痰瘀互结而成。方中海藻、海带、昆布化痰软坚，消瘿消结，为君药；配以半夏、贝母化痰散结；陈皮、青皮疏肝理气；川芎、当归辛散活血；独活通经活络；连翘清热解毒，消肿散结；甘草调和诸药。诸药配伍，共奏除湿化痰，活血散结之功。

4. 肝经湿热型

【症状】皮疹颜色暗红，以丘疹、脓疱、囊肿为主，伴口干口苦，目赤肿痛，两胁作胀疼痛；舌质红，苔黄腻，脉弦滑。

【辨证】肝经湿热内盛，郁而成疮。

【治法】清肝经湿热，泻肝胆实火。

【方药】龙胆泻肝汤加减。龙胆草 10g，栀子 15g，黄芩 9g，柴胡 10g，生地黄 9g，车前子 10g，泽泻 12g，当归 9g，木通 9g，甘草 3g。

【加减】伴口渴喜饮者，加生石膏、天花粉；大便秘结者，加生大黄；脓疱多者，加紫花地丁、白花蛇舌草。

【分析】本方证是由肝胆湿热，上蒸颜面所致。肝胆实火，循经上炎则口干口苦，目赤肿痛，两胁胀痛；舌红苔黄腻、脉弦滑皆为火盛及湿热之象。

方中龙胆草大苦大寒，既泻肝胆实火，又利下焦湿热，泻火除湿，两擅其功，为君药；黄芩、栀子苦寒泻火，清热燥湿，助君药清泻实火，共为臣药；泽泻、木通、车前子清利湿热，使湿热之邪从小便排出；肝经有热，本易耗伤阴血，且方中苦燥渗利之品居多，恐再耗其阴，故用当归、生地黄养血益阴以顾肝体，使苦燥清利不伤阴，上五味为佐药；柴胡疏达肝气以顾肝用，并引诸药入肝经；柴胡与归芍相伍，以补肝体调肝用；甘草益气和中，调和诸药，共兼佐使之用。综观全方，清利并行，泻中有补，降中寓升，祛邪而不伤正，泻火而不伐胃，诚为清肝火，利湿热之良方。

5. 肝郁血热型

【症状】皮疹颜色红，以丘疹、脓疱为主，皮肤油腻，伴两胁作胀疼痛，月经前皮疹加重，周期不定，有血块，经前乳房胀痛，心烦易怒，性情急躁；舌质红，苔薄白，脉弦数。

【辨证】肝火蕴结，热入营血。

【治法】清热凉血，疏肝解郁。

【方药】丹栀逍遥散加减。牡丹皮 10g，栀子 15g，当归 9g，柴胡 10g，茯苓 9g，薄荷 10g，白芍 12g，黄芩 10g，甘草 3g，丹参 10g。

【加减】伴妇女痛经者，加益母草、泽兰；伴囊肿成脓者，加贝母、皂角刺、夏枯草；伴结节、囊肿难消者，加三棱、莪术、海藻、昆布。

【分析】本证多见于女性患者，患者多因素体情志抑郁，肝郁化火，郁久里热炽盛，热入营血而成。

方中牡丹皮甘凉，清热凉血而不滋腻；栀子、黄芩苦寒邪火，通达三焦，茯苓助土培本；芍药、当归、丹参补血活血；薄荷能透达木郁；柴胡善能调达肝胆，升发火郁；甘草调和诸药。相合成剂，共奏清热凉血，疏肝解郁之功。

（四）临证经验

1. 辨证论治，药中病所

辨证论治是中医学的特点和精髓，中医学认为"有诸内必形诸外"，颜面、皮肤、五官、爪甲、头发、黏膜等是身体的一部分，这些部位的变化直接反映着机体的健康状况。中医学运用辨证论治的思想，对损美性疾病进行审证求因，审因论治。临证时，唯有遵循中医辨证论治的原则，针对不同的证型，采用相应的治法，进行遣方用药，才能取得良好的效果。

《诸病源候论》指出，"面疱者，谓面上有风热气生疮，头如米大，亦如谷大""嗣面者，云面皮上有滓如米粒者也，此由肌腠受于风邪，搏于津液，津液之气因虚作之也"。痤疮的病因病机包括以下几个方面：①血热偏盛；②肺胃积热；③外感风热；④气血凝塞；⑤血郁痰结。通过分析痤疮的发病原因，同时结合闽西南地区痤疮人群的体质特点，在临床辨证中将痤疮分为肺热血热证、湿热内蕴证、痰瘀凝结证、肝经湿热证等几种临床分型。值得一提的是，通过长期的临床实践，总结出痤疮多与内分泌紊乱有关，临床多伴有月经不调的症状，故又提出了肝郁血热证，值得临床借鉴。

2. 清热解毒，中病则止

痤疮之毒多为内生之毒。《金匮要略心典》云"毒，邪气蕴结不解之谓也"。青年过食肥甘厚味，遇事不遂，恼怒气结，致使机体阴阳失调，脏腑功能失和，气血运行紊乱，使机体内生理和病理产物不能及时排出而蕴结于体内，久则化生内毒，是痤疮发生之果，又是病情加重、突变之因。肺主气属卫，肺为娇脏，易受毒侵，肺受毒害，宣肃之能失职，毒滞于卫表，皮肤出现丘疹、粉刺、脓疱等，青年为阳盛之体，正邪之争多为阳热之象，毒聚三阳经脉。足阳明胃经为多气多血之腑，其经脉运行于头面、胸腹。若饮食所伤，情志不遂，胃肠积热，气血壅滞，毒热互结，阻滞经脉，证候加重或突变，炎性丘疹突起，或出现囊肿、结节，脓疱突增，局部疼痛明显，并伴有口干渴、口臭、大便干结、小便黄浊、舌红、苔黄燥、脉滑等一派阳明腑实之证。

清热解毒药物大多为苦寒之品，苦寒伤胃，苦寒药亦伤阳气，古人云，"保护一分胃气，便有一分生机"，说明顾护胃气在治疗用药上是非常重要的。如果用药不当损伤胃气，将会耗伤正气，不利于疾病的转归，甚至变生他病，故清热解毒药的使用要掌握适度，动态观察病情的变化，毒消退，脓疱、红肿热痛缓解，就应停用或少用苦寒药，以免耗伤胃气。

3. 虚实夹杂，权衡主次

虚实是辨别邪正盛衰的纲领，即虚与实主要是反映病变过程中人体正气的强弱和致病邪气的盛衰。由于邪正斗争是疾病过程中的根本矛盾，阴阳盛衰及其所形成的寒热证候，亦存在着虚实之分，所以分清疾病中邪正虚实关系，是辨证的基本要求，因而《素问·调经论》有"百病之生，皆有虚实"之说。通过虚实辨证，可以了解病体的邪正盛衰，为治疗提供依据。"虚者补之，实者泻之"是中医临床最为常用的治疗法则，但临床上单纯性的虚证、实证、寒证、热证并不多见，更多见的是虚实寒热夹杂证。《素问·至真要大论》曰："必伏其所主，而先其所因。"《素问·阴阳应象大论》亦云："治病必求于本。"对于虚实寒热共存的夹杂证，治疗时也应审因论治，寒热同调，虚实兼顾。

临床上，痤疮患者的体质和证型并非单一类型，因此痤疮的治疗应分清虚实，权衡主次。对于痤疮初期、体质壮实、临床表现为一派实热之象的患者，治疗上应以攻为主，补为辅，祛邪为主，扶正为辅；而对于痤疮皮疹消退，进入皮肤修复期、体质以虚为主、临床表现寒热错杂的患者，则以补为主，攻为辅，扶正为主，祛邪为辅。临证时，应根据患者的临床症状和体征，结合患者体质，分清虚实，权衡主次，抓住主要矛盾，兼顾次要矛盾，方能治愈痤疮又不伤害患者的正气。临床上应从以下几方面加以辨析。

一是症状辨析。虚实夹杂证的临床表现常常似是而非，难以辨认，真假之辨尤为紧要。如痤疮患者面部皮疹鲜红，伴丘疹，脓疱，小便黄，舌红，苔黄，为一派热象，但服用生冷寒凉之品又常导致腹泻、胃脘痛，常令医者难以掌握清热解毒的尺度。

二是脉舌辨析。《景岳全书》云："凡治病之法有当舍证从脉者，有当舍脉从证者，何也？盖证有真假，脉亦有真假，凡见有不相合者，则必有一真一假隐于其中矣。"临床上，痤疮的寒热虚实夹杂是十分常见的，故当根据临床情况舍脉从证或舍证从脉。

三是以药测证。《素问·至真要大论》曰："诸寒之而热者取之阴，热之而寒者取之阳。"即治热用寒药而热不减者是阴不足，应滋其阴而兼顾其虚热，当治寒用热药而寒不减者是阳不足，当补其阳而兼顾其阴。张景岳最早提出探病一法，其在《景岳全书》中指出："如当局临证，或虚实有难明，寒热有难辨，病在疑似之间，补泻之意未定者，即当先用此法。若疑其为虚，意欲用补而未决，则以轻浅消导之剂，纯用数味，先以探之，消而不投，即知为真虚矣；疑其为实，意欲用攻而未决，则以甘温纯补之剂，轻用数味，先以探之，补而觉滞，即知有实邪也。"因此，我们在辨治虚实寒热夹杂证时，应避免用单纯的、单一的、教条的思维方式认识复杂的病情，如何准确地判断、把握虚实寒热夹杂证的辨治规律，尚需医者在临证中的长期摸索与省悟。

十二、黄褐斑

（一）疾病概述

黄褐斑是指由于皮肤色素沉着而在面部呈现局限性褐色斑

的皮肤病，是一种慢性、难治性的色素沉着性疾病。本病的临床特点是色斑对称分布，大小不定，形状不规则，边界清楚，无自觉症状，日晒后加重。本病好发于中青年女性，尤以孕妇或经血不调的妇女为多，男性亦可发病，部分患者可伴有其他慢性病史，一般夏季加重，冬季减轻。黑斑之病名首见于《外科正宗》，曰："鼾黑斑者，水亏不能制火，血弱不能华肉，以致火燥结成黑斑，色枯泽，宜朝服肾气丸，以滋化源，早晚以玉容丸洗之，兼戒忧思动火劳伤，日久渐退。"本病属中医"面尘"的范畴，其中因肝病引起者称为"肝斑"，因妊娠而发病者称为"妊娠斑"。

（二）辨证思路

黄褐斑是全身性疾病的一种局部反映，"有诸内，必形诸外"。黄褐斑虽发于皮肤，然其根必源于内。黄褐斑好发于中青年女性，此年龄段正是《素问·至真要大论》所述"任脉通，太冲脉盛"至"太冲脉衰少"的阶段，是女子经孕产乳等一系列生理变化发生活跃的时期。经孕产乳与肾的藏精、主生殖，肝的藏血、主疏泄，脾胃的化生、统摄密切相关。因此，肝、脾、肾三脏功能失司是导致本病发生的关键，如多种原因使肝脾肾亏虚，气血不足，气滞血瘀，致面部肌肤失养，皮肤失其润泽则会发生色素沉着。

（三）治疗方案

1. 肝郁气滞型

【症状】多见于女性，斑色深褐，弥漫分布，伴有烦躁不安，胸胁胀满，经前乳房胀痛，月经不调，口苦咽干；舌质红，苔薄，脉弦细。

【辨证】肝郁气滞。

【治法】疏肝理气，活血消斑。

【方药】逍遥散加减。柴胡 10g，白芍 10g，当归 10g，白术 10g，茯苓 10g，薄荷 6g，生姜 6g，甘草 3g。

【加减】伴口苦咽干，大便秘结者，加牡丹皮、栀子；月经不调者，加女贞子、香附；斑色深褐而面色晦暗者，加桃仁、红花、益母草。

【分析】本方证多为患者平素情志不调，抑郁不舒，以致肝失条达，气机郁滞，气血瘀滞不能上荣于颜面而致斑。肝郁气滞，气机不畅，故见胸胁胀满，经前乳房胀痛；肝气郁结，郁久化热，故见烦躁不安，口苦咽干；肝失条达，机体气机不畅，故见月经不调。

方中柴胡疏肝解郁，使肝气条达而为君药。当归甘辛苦温，养血和血，且气香可理气，为血中之气药；白芍酸苦微寒，养血敛阴，柔肝缓急，归、芍与柴胡同用，补肝体而和肝用，使血和则肝和，血充则肝柔，共为臣药。白术、茯苓、甘草健脾益气，既能实土以御木侮，且使营血生化有源，共为佐药。薄荷少许，疏散郁遏之气，透达肝经郁热；生姜温运和中，且能辛散达郁，亦为佐药。柴胡为肝经引经药，又兼使药之用。诸药合用，既补肝体，又助肝用，体用并调，肝脾同治，气血津液兼顾，使肝郁得解，血虚得养，脾弱得补，诸症自愈。

2. 肝肾不足型

【症状】斑色褐黑，面色晦暗，伴有头晕目眩，耳鸣耳聋，腰膝酸软，失眠健忘，五心烦热；舌质红，少苔，脉沉细数。

【辨证】肝肾不足。

【治法】补益肝肾，滋阴降火。

【方药】六味地黄丸加减。熟地黄 24g，山茱萸 12g，山药 12g，牡丹皮 10g，白茯苓 10g，泽泻 10g。

【加减】阴虚火旺明显者，加知母、黄柏；失眠多梦者，加龙骨、牡蛎、珍珠母；褐斑日久色深者，加丹参、僵蚕。

【分析】肾藏精，为先天之本，肝为藏血之脏，精血互可转化，肝肾阴血不足又常可相互影响。腰为肾之府，膝为筋之府，肾主骨生髓，齿为骨之余，肾阴不足则骨髓不充，故腰膝酸软无力；脑为髓海，肾阴不足，不能生髓充脑，肝血不足，不能上荣头目，故头晕目眩；肾开窍于耳，肾阴不足，精不上承，或虚热上扰清窍，故耳鸣耳聋；肾藏精，为封藏之本，肾阴虚则生内热，甚者虚火上炎，故五心烦热，舌红少苔，脉沉细数。

方中重用熟地黄滋阴补肾，填精益髓，为君药。山茱萸补养肝肾，并能涩精，取"肝肾同源"之意；山药补益脾阴，亦能固肾，共为臣药。三药配合，肾肝脾三阴并补，是为"三补"，但熟地黄用量是山萸肉与山药之和，故仍以补肾为主。泽泻利湿而泄肾浊，并能减熟地黄之滋腻；茯苓淡渗脾湿，并助山药之健运，与泽泻共泻肾浊，助真阴得复其位；丹皮清泄虚热，并制山萸肉之温涩。三药称为"三泻"，均为佐药。六味合用，三补三泻，其中补药用量重于"泻药"，是以补为主；肝、脾、肾三阴并补，以补肾阴为主，达到补益肝肾，滋阴降火之功。

3. 脾虚湿蕴型

【症状】斑色灰褐，状如尘土附着，伴有疲乏无力，纳呆困倦，月经色淡，白带量多；舌质淡胖边有齿痕，苔白腻，脉濡或细。

【辨证】脾虚湿蕴。

【治法】健脾益气，祛湿消斑。

【方药】参苓白术散加减。党参10g，白术10g，茯苓10g，炙甘草3g，山药10g，莲子10g，白扁豆10g，薏苡仁20g，砂仁6g，桔梗6g，甘草3g。

【加减】伴月经量少而色淡者，加红花、益母草。

【分析】本方证为患者素体脾气虚弱，运化无力，气血乏源，心失所养。心华在面，气血不足则心失其华，颜面肌肤失去濡养而见斑。脾虚失运，气血不足，故见疲乏无力，纳呆困倦，月经色淡；脾失健运，湿邪内生，则见白带量多；舌质淡胖边有齿痕，苔白腻，脉濡细均为脾虚湿蕴之象。

本方在四君子汤基础上加山药、莲子肉、白扁豆、薏苡仁、砂仁、桔梗而成。四君子汤以补气为主，为治脾胃气虚的基础方。其前三味人参、白术、茯苓，人参补五脏气，白术健脾燥湿，茯苓健脾利湿，使脾气得充，脾湿得除。山药补脾养胃，生津益肺，补肾涩精；莲子肉养心，益肾，补脾。二药共助上三味健脾益气，兼能补肺益肾，还止泻。白扁豆健脾化湿，薏苡仁健脾渗湿，兼能止泻，二药共助白术之燥湿，茯苓之利湿，让湿气从二便而去。砂仁不仅醒脾，还和胃化滞，桔梗利肠胃，补血气，宣肺祛痰。甘草，健脾和中，调和诸药。全方补中气，渗湿浊，行气滞，使脾气健运，湿邪得去。

4. 气滞血瘀型

【症状】斑色灰褐或黑褐，或伴有慢性肝病病史，或月经色暗有血块，或痛经；舌质暗红有瘀斑，苔薄，脉涩。

【辨证】气滞血瘀。

【**治法**】理气活血，化瘀消斑。

【**方药**】桃红四物汤加减。当归 10g，熟地黄 10g，桃仁 6g，红花 6g，枳壳 9g，赤芍 9g，甘草 3g，桔梗 6g，川芎 9g，牛膝 3g。

【**加减**】胸胁胀痛者，加柴胡、郁金；痛经者，加香附、乌药、益母草；病程长者，加僵蚕、白芷。

【**分析**】本方证多因肝、脾、肾三脏失调，而至气机郁滞或气血不足，气血瘀滞，瘀血内生，不能上荣于颜面而成。故临床见月经色暗有血块，或痛经；舌质暗红有瘀斑，苔薄，脉涩为血瘀之象。

本方以强劲的破血之品桃仁、红花活血化瘀；以熟地黄、当归滋阴补肝，养血调经；芍药养血和营；桔梗、川芎、牛膝活血行气，调畅气血。诸药合用，使瘀血祛，新血生，气机畅，斑自去。

（四）临证经验

1. 审证求因，对证用药

黄褐斑的病因病机比较复杂，但归纳起来与肝、脾、肾三脏关系密切，气血不能上荣于面为主要病机。早在隋代，巢元方的《诸病源候论》中就有相关的论述，"面黑皯者，或脏腑有痰饮，或皮肤受风邪，皆令血气不调，致生黑皯；五脏六腑，十二经血，皆上于面；夫血之行，俱荣表里；人或痰饮渍脏，或腠理受风，致血气不和，或涩或浊，不能荣于皮肤，故变生黑皯；若皮肤受风，外治则瘥，腑脏有饮，内疗方愈也"。目前较为统一的认识是，多种原因造成肝脾肾三脏的功能失调，气血不足，或气滞血瘀，导致面部肌肤失养，皮肤失其润泽而发生黄褐斑，故临证时应注意辨明不同病因，给予相应治疗，才能取得良好的疗效。

2. 重视对外因的治疗

目前对黄褐斑病因的认识多认为与肝脾肾三脏的功能失调，肌肤失养有关。翁老在长期的临床实践中发现，黄褐斑的发病除了与上述因素有关以外，还与外邪中的火邪与毒邪密切相关。日光中的紫外线，化妆品中所含的香料、色素、重金属以及有机化学产物等都可归于中医学的火邪和毒邪范畴，如绝大部分黄褐斑患者都有夏季色斑加重、冬季减轻的变化特征，说明日光照射是诱发黄褐斑的重要原因之一。而近年来，使用劣质化妆品正逐渐成为诱发黄褐斑的另一个重要原因，此类化妆品中的重金属如铜、汞、铅等含量超标，对皮肤反复刺激，可导致皮肤腠理疏松，气血失调，颜面失养而生褐斑。此类患者多表现为面部斑片色泽鲜明，位置较表浅，或伴有皮肤发红、瘙痒、脱屑等，另可见口苦、便秘、尿赤、舌红、脉数等热象，一般病程较短，夏季症状较明显，治疗以清热疏风、活血解毒为法。翁老常以自拟解毒化斑汤治疗此类患者，药用菊花、黄芩、夏枯草、天葵子、白芷、防风、僵蚕、白蒺藜、白鲜皮等，但需注意与临床辨证相结合，如兼有肝郁、脾虚、肾虚、气滞血瘀等，需视其轻重缓急处方用药，标本兼顾，方能收到良效。

3. 注重内外并治

黄褐斑的病位在皮肤，且病情常受到许多外界理化因素的影响。因此，翁老认为对黄褐斑的治疗除了内服中药以外，还可配合使用外治法，使药物直接作用于病变局部，治疗更有针对性。翁老临床常用中药面膜外敷，选取中药白芷、白及、白茯苓、白附子、白僵蚕、益母草、防风、藁本等研细末，调蜜外敷于面部。其中，白芷外用为美容要药，《本草纲目》谓其"长肌肤，润泽颜色，可作面脂"；白及具有美白祛斑、收敛止血、消肿生肌的功效，自古以来就是美容良药，被誉为"美白仙子"，《药性论》谓其"治面上疮，令人肌滑"，《本草纲目》谓其"洗面黑，祛斑"；白茯苓能祛斑增白，润泽皮肤，《本草品汇精要》记载"白茯苓为末，和蜜，敷面上疗面疮及产妇黑疱如雀卵"；白附子具有消除面部黑色素的作用，《本草经疏》载，白附子"性燥而升，风药中阳草也，风性升腾，辛湿善散，故能主面上百病而行药势也"；白僵蚕含有氨基酸和活性丝光素，有营养皮肤和美容的作用，《神农本草经》记载其"灭黑斑，令人面色好"，皆为中医美白消斑的常用外用药，配合益母草活血养颜，防风、藁本祛风解表止痒。诸药合用，可调和气血、祛风活血消斑。在外敷面膜的同时，还可配合点、揉、按印堂、攒竹、四白、颊车、迎香等面部穴位以活血通络，促进药物吸收。一般每周 1 次，12 周为一疗程。

4. 注重日常护理调摄

黄褐斑的发病常为内外因共同作用的结果。因此，临床治疗黄褐斑除了审证求因、辨证施治以外，日常的护理调摄、消除致病因素也至关重要。不少黄褐斑患者都存在着不同程度的不良情绪，如焦虑、抑郁、烦躁易怒等，需嘱其注意调畅情志，保持心情愉快；饮食方面宜清淡而有营养，忌肥甘厚腻、生冷、辛辣煎炸食品及饮酒等；注意休息，尽量保持充足的睡眠，忌房劳过度。另外，要注意避免黄褐斑的诱发因素，如夏季外出或受到日光照射时应使用遮光剂或撑伞，尽量避免口服避孕药物，避免使用重金属含量较高的劣质化妆品等。

第三章

医案选粹

一、丹毒

陈某，女，43岁。初诊日期：2010年8月29日。

主诉：左下肢红肿疼痛反复发作1年，加剧5天。

现病史：患者于1年前无明显诱因出现足部真菌感染后，每当感冒、劳累或步行多时，左下肢即红赤肿胀，灼热疼痛，反复发作，常伴全身低热。曾就诊多家医院，每予抗生素治疗后，症状消失，但时而复发。患者于5天前外出爬山后上述症状复发，遂来我院就诊。刻下症见低热，乏力重着，口渴喜冷饮，胃纳不香，夜寐欠安，小便黄，大便干。

舌脉：舌红，苔黄腻，脉滑数。

体格检查：左下肢有一片状红斑，略高出皮肤，边界清楚，压之皮肤红色消退，去除压力后重复出现红斑，患部皮肤肿胀，触之灼手，触痛明显，双足趾间见浸渍及脱屑。

【西医诊断】丹毒。

【中医诊断】丹毒。

【中医辨证】湿热内蕴，化毒下注。

【治法】利湿清热，化瘀解毒。

【处方】五神汤合萆薢渗湿汤加减。

萆薢 30g　　黄柏 10g　　赤芍 10g　　薏苡仁 30g

牡丹皮 10g　泽泻 10g　　滑石 10g　　通草 6g

金银花 15g　赤茯苓 10g　车前子 6g　　牛膝 6g

紫花地丁 10g

水煎服，每日 1 剂，连服 7 剂。

外治法：三黄洗剂加减方（大黄 10g，黄芩 10g，黄柏 10g，苦参 10g，蛇床子 30g，金银花 30g，地肤子 30g）水煎泡洗。

【二诊】治疗 1 周后，局部疼痛明显减轻，皮色转暗，不红不热，但仍肿胀；全身低热症消，但仍感乏力重着，胃纳不香，舌红，苔黄腻，脉滑数。故仍宗上法而略变其制，在原方基础上去金银花、紫花地丁等疏解清热之品，加秦艽 9g，乳香 3g，没药 3g，鸡血藤 30g，以加强清热利湿，活血消肿之效。继服 7 剂，外用药同上。

【三诊】服药 14 剂后，左下肢红赤肿胀已消退，触之不热不痛。嘱其积极治疗足部真菌感染，忌食辛辣厚腻之味，避免远足，平素在家可充分饮水，适时抬高患肢，随访半年未见复发。

【按语】

患者素体血热，复有足部真菌感染，湿热毒邪结于下肢，郁阻肌肤，经络阻塞，发而为斑。证属湿热内蕴，化毒下注。故治宜清热利湿，化瘀解毒。方中萆薢利水祛湿，分清化浊；黄柏清热利湿，解毒疗疮；泽泻渗湿泄热；薏苡仁利水渗湿；赤芍清热凉血，祛瘀止痛；滑石利水通泄；牡丹皮清热凉血，活血化瘀，清膀胱湿热，泻肾经相火，共同辅助萆薢使下焦湿热从小便排出；通草清热滑窍，通利小便，使湿热随小便而出；金银花、紫花地丁清热解毒，凉血消痈；茯苓健脾益气，利水渗湿；车前子利水渗湿，清利下焦湿热；牛膝活血祛瘀，利尿通淋，又能导热下泄，引血下行。诸药合用，共奏导湿下行、利水清热之功，使热邪得散，湿热得清，经络通畅，肿毒自消。

一诊后局部疼痛明显减轻，皮色转暗，但仍肿胀，说明热毒已清，湿毒仍在，湿毒内蕴，气滞血瘀，故去金银花、紫花地丁等疏解清热之品，加秦艽、乳香、没药、鸡血藤等清热利湿、活血消肿之品。配合三黄洗剂外洗，内外同治，共奏清热利湿、凉血解毒、化瘀通络、消肿散结之功。

二、手癣

吴某，男，47 岁。初诊日期：2020 年 10 月 8 日。

主诉：双手掌水疱、脱屑 3 年。

现病史：患者于 3 年前无明显诱因双手掌出现水疱伴瘙痒，伴有脱屑、皲裂，冬季为重，就诊外院，予以激素类软膏、抗真菌软膏等治疗，疗效不满意，反复发作。自述真菌检查阴性。刻下症见双手掌角化过度、脱屑、皲裂，虎口尤甚，见散在深层水疱，个别指甲表面凹凸不平，灰黄浑浊；纳可，寐安，二便正常。

舌脉：舌淡，苔白，脉沉细。

【西医诊断】手癣。

【中医诊断】鹅掌风。

【中医辨证】血虚风燥。

【治法】疏风止痒，养血润燥。

【处方】四物消风散加减。

当归 10g　川芎 10g　赤芍 10g　生地黄 20g

荆芥 10g　防风 10g　黄精 6g　白鲜皮 15g

独活 10g　柴胡 10g　薄荷 6g　大枣 6 枚

水煎服，每日 1 剂，连服 7 剂。

外治法：洗癣方（黄柏 30g，乌梅 30g，地肤子 30g，土荆皮 30g，苦参 30g，蛇床子 30g，甘草 30g）水煎外洗，每日 2 次，每次 15 分钟。

其他治疗：查肝功后服用伊曲康唑胶囊 0.2g，早晚各 1 次；润肌膏外用，日 1 次；联苯苄唑软膏外用，每晚 1 次。

【二诊】药后 2 周水疱较前消退，角化程度减轻，脱屑、皲裂缓解，甲损同前；纳可，寐安，二便正常；舌淡，苔白，脉沉细。中药处方：黄柏 30g，乌梅 30g，地肤子 30g，土荆皮 30g，苦参 30g，蛇床子 30g，甘草 30g，地骨皮 15g，当归 15g，7 剂，水煎外洗。润肌膏外用，日 1 次；联苯苄唑软膏外用，每晚 1 次。2 周后查肝功。

【三诊】药后 3 周，由于接触油漆，双手出现爆发密集皮下细小水疱伴瘙痒，外洗方同前加地肤子 15g，白鲜皮 15g，白蒺藜 15g。润肌膏外用，日 1 次；联苯苄唑软膏外用，每晚 1 次。1 周后皮疹消退，瘙痒、皲裂缓解。

【四诊】皮损稳定消退，皮肤趋于正常，继续外涂抗真菌药膏、中药外洗 1 个月，伊曲康唑胶囊冲击疗法 3 个月，常规用药 3 个月，全疗程 6 个月，用药后 6～9 个月疗效最理想。

【按语】本案例系病久血虚化燥，气血不潮，皮肤失去濡养，故见皮肤脱屑、皲裂，冬季加重。治宜疏风止痒，养血润燥，故用四物消风散加减治疗。方中用生地黄清热凉血滋阴；

当归、川芎、赤芍养血活血和营；荆芥、防风、独活祛风胜湿行于表；黄精益气养阴润燥；白鲜皮、薄荷疏风透疹而止痒；柴胡和解清热、解郁散风；大枣调和营血以助消风。诸药合用，共奏疏风止痒，养血润燥之功效，配合洗癣方外洗，内外合用，方见奇效。

三、黄褐斑

林某，女，39岁。初诊日期：2019年10月12日。

主诉：双颊发现深褐色斑片2年，加重3个月。

现病史：患者2年前发现颜面部出现深褐色斑片，斑片多集中在双面颊，对称分布，表面光滑，未见鳞屑，无明显瘙痒感及疼痛感，常在日晒与情绪不佳时加重，且有季节性，夏季斑片颜色加深，冬季斑片颜色变淡。近3个月来患者因生活压力较大，心烦易怒，夜寐不安，双颊色斑颜色加深，范围有所扩大，遂来我院就诊。刻下症见胸胁胀痛，满闷不舒，口干口苦，饮食正常，二便自如，月经不调，经期不规则，时有痛经，月经色暗夹血块。

舌脉：舌红，苔薄白，脉弦。

体格检查：患者面部颜色较晦暗，颜面部见深褐色色素沉着斑，色斑融合成片，以双颧颊部为主，对称分布，斑片大小不等，形态不规则，表面光滑，未见鳞屑。

【西医诊断】黄褐斑。

【中医诊断】黧黑斑。

【中医辨证】肝气郁结。

【治法】疏肝理气，活血消斑。

【处方】逍遥散加减。

柴胡 10g　白芍 10g　　当归 10g　白术 10g

茯苓 10g　炙甘草 6g　　生姜 6g　　薄荷 3g

桃仁 9g　　红花 9g　　　丹参 20g

水煎服，每日 1 剂，连服 14 剂。

【二诊】患者中药内服 14 剂后，面部深褐色色素沉着斑片颜色稍淡，夜寐仍欠安，多梦。效不更方，继守前法，加茯神 10g，夜交藤 15g，合欢皮 15g。水煎服，每日 1 剂，再服 14 剂。

【三诊】前后中药内调 1 个月后，患者面部褐黑色色素沉着斑片较前明显消退，面色红润光泽，精神饱满，睡眠良好，二便自如。继守前方巩固治疗。半年后随访，患者诉面部褐色斑片大致消退，疗效满意。

【按语】

黄褐斑在中医学中又称"肝斑"，《灵枢·经脉》云："肝足厥阴之脉……是动则病腰痛……面尘脱色。"从经络学上阐述了肝经与黄褐斑的关系。《张氏医通》云："面尘脱色，为肝木失荣。"从病因病机上阐述了肝气郁结与黄褐斑的内在关联。《医宗金鉴》《外科证治全书》中均有"忧思抑郁"可致黄褐斑之说。黄褐斑多发于育龄期妇女，尤其是现代女性，由于家庭及事业的双重压力，长期处于精神紧张状态，极易导致情志失调，加之胎产哺乳伤及气血，致肝之藏血与疏泄功能紊乱，肝郁气滞，气郁化热，熏蒸于面，灼伤阴血而生。西医学认为精神因素与黄褐斑的发病直接相关，患者存在神经肽系统平衡紊乱。有研究提示，超过半年以上的情绪不佳是其重要致病因素，这与中医学肝气郁滞可导致黄褐斑的观点相符。患者皮损主要分布于眼周、口周，为浅褐至深褐色斑片，大小不定，呈地图状或蝴蝶状，伴见胸痞胁胀，乳房胀痛，小腹胀满，烦躁易怒，纳谷不馨，以中青年女性为多，经前色素沉着及伴随症状加重，经后减轻，多兼月经不调病史，治宜疏肝理气，活血退斑，方用逍遥散加减。本病重在调肝，因情志不畅可导致气郁，使肝失疏泄，出现肝气郁结，故保持心情愉快，对治疗很有帮助。此外，翁老认为，在肝气郁结所致黄褐斑的治疗过程中，调理气血十分重要，故在临床治疗时，酌加行气活血之药取其行气活血，化瘀消斑之用，常用丹参、赤芍、桃仁、红花、川芎、当归、泽兰等。

本案患者属肝气郁结，日久化热，热瘀互结而发斑。故治宜疏肝理气，活血消斑。方中以柴胡疏肝解郁为君药。白芍酸苦微寒，养血敛阴，柔肝缓急；当归味甘辛温，养血和血，且气香行气，为血中之气药；归、芍与柴胡相合，养血柔肝调气，共为臣药。木郁则土衰，肝病易传脾，故以白术、茯苓、炙甘草健脾益气，非单实土以抑木，且使营血生化有源；薄荷疏散郁遏之气，透达肝经郁热；生姜温胃降逆和中，共为佐药。柴胡为肝经引经药，又兼使药用；炙甘草益气补中，调和诸药，为使药。加丹参、桃仁、红花行气活血，散瘀消斑。诸药相合，共奏疏肝理气，活血消斑之功。

四、银屑病

黄某，男，32岁。初诊日期：2010年9月11日。

主诉：全身红斑丘疹鳞屑，伴瘙痒8年，加重10天。

现病史：患者于8年前四肢及背部皮肤出现少数斑块，皮损色鲜红，上覆银白色鳞屑，且有痒感。起初未重视，未予处理，斑块逐渐扩大增多，小如钱币，大如地图样，斑块可相互融合成片，斑片色鲜红，边缘略高，上覆多层银白色鳞屑，瘙痒明显。曾就诊多家医院，诊断为"银屑病"，经各种药物治疗后，短期内症状有所缓解，但未治愈，仍反复发作，时轻时重。10 天前因饮酒后，斑块突然散发至全身，瘙痒剧烈，影响睡眠，遂来我院就诊。刻下症见口干唇燥，心烦易怒，夜寐不安，小便黄，大便干。

舌脉：舌质红绛，苔薄黄，脉弦滑。

体格检查：前胸、腹部、背部、四肢散在片状斑块，色鲜红，斑块大小不一，形态不一，可相互融合成斑片，小如钱币，大如地图，上覆多层银白色鳞屑，剥去银屑如云母，层层脱落，可见到光滑薄膜，刮去薄膜，则见细小筛状出血。

【西医诊断】银屑病。

【中医诊断】白疕。

【中医辨证】热毒蕴结，郁于血分。

【治法】清热凉血，散瘀消斑。

【处方】犀角地黄汤加减。

水牛角 30g　生地黄 24g　牡丹皮 12g　芍药 9g

黄芩 9g　　黄连 6g　　黄柏 9g　　栀子 9g

生石膏 20g　知母 6g　　丹参 30g　紫草 10g

水煎服，每日 1 剂，连服 7 剂。

外治法：外洗方（黄芩 10g，黄柏 10g，黄连 10g，栀子 10g，地肤子 30g，紫草 20g）水煎外洗，每日 1 剂，每日 1 次。

【二诊】2010 年 9 月 20 日。患者中药内服配合外洗治疗 1 周后，皮损由鲜红色转淡红，未见新发皮疹，瘙痒减轻，夜寐欠安。照上方去生石膏，知母，加珍珠母 30g（先煎），生牡蛎 30g（先煎），继服 7 剂，服法同上。外用药照旧。

【三诊】2010 年 9 月 29 日。经治半个月后，躯干四肢皮损逐渐消退，痒感有所缓解。故照上方去黄芩、黄连、黄柏、栀子，加用太子参 10g，玄参 9g，北沙参 9g，甘草 3g 以益气养阴，续服 14 剂，外用法同上。半个月后患者复诊，周身皮损大致消退，未见新发皮疹，瘙痒消失而愈。

【按语】

银屑病，中医称之为松皮癣，白疕，干癣，白癣等，是一种临床常见的易反复发作的红斑鳞屑性皮肤病，皮损特点是在红斑上覆有层层银白色鳞屑。本病多因外感六淫邪气，如风寒、风热、风湿、秋燥之邪，外邪入里化热、化毒；或情志内伤，气郁化火；或性情急躁，肝火亢盛；或大量进食辛辣发物，生热上火，导致体内热毒炽盛，热入血分，血热外发于肌肤，故见急性发病，皮肤起红斑、瘙痒，血热生风，故见层层鳞屑。

本案例患者患病 8 年有余，素体血热内蕴，营卫不和，复感酒毒邪气外侵，体内热毒蕴结，热入营血而发斑。故治宜清热凉血，散瘀消斑。犀角地黄汤具有清热凉血，解毒活血之功效。方中水牛角咸寒，直入血分，清心、凉血、解毒，使热清血宁；生地黄清热凉血，养阴生津，既增强水牛角清解血分热毒之效，又可复已伤之阴血；赤芍、牡丹皮清热凉血，活血散瘀，既能增强凉血之力，又可防止留瘀之弊；生石膏、知母、黄芩、黄柏、黄连、栀子清热泻火，凉血解毒；丹参、紫草凉血活血，化瘀消斑。诸药合用，清热、养阴、凉血、散瘀兼顾，使热清血宁而无耗血动血之虑，凉血止血而无留瘀之弊。

此外，在疾病过程中也应注意加减变化。本案例初期以热毒蕴结，热入营血为主，治疗重点在清热凉血解毒，疾病后期热毒得解，气营两虚，故去水牛角、黄芩、黄连、黄柏、栀子、生石膏、知母等寒凉之品，加用太子参、玄参、北沙参、甘草等益气养阴之品以收获善效。

五、湿疹

黄某，男，35岁。初诊日期：2016年5月18日。

主诉：双下肢丘疹、水疱，伴瘙痒1周。

现病史：患者1周前双下肢出现丘疹，伴轻度瘙痒。起初并未重视，丘疹逐日增多，部分滋水渗液，皮损相互融合，形成斑片，色鲜红，局部灼热疼痛，瘙痒剧烈。小便黄赤，大便质黏。

舌脉：舌红，苔黄腻，脉滑数。

体格检查：双下肢丘疹、丘疱疹、红斑，对称分布，部分融合成片，红斑上可见糜烂、渗出及抓痕。

【西医诊断】湿疹。

【中医诊断】湿疮。

【中医辨证】湿热下注。

【治法】清热利湿，解毒消斑。

【处方】萆薢渗湿汤加减。

萆薢 15g	薏苡仁 15g	黄柏 6g	赤芍 10g
牡丹皮 10g	泽泻 10g	滑石 10g	通草 10g
黄柏 9g	苦参 10g	黄连 9g	川牛膝 9g

水煎服，每日1剂，连服7剂。

外治法：三黄洗剂加减方（大黄10g，黄芩10g，黄柏10g，苦参10g，蛇床子30g，金银花30g，地肤子30g）泡洗。

【二诊】糜烂面趋于愈合，瘙痒减轻，疹色变淡，纳少，便溏。继用上方减苦参，加苍术、白术各15g，连进14剂。

【三诊】原发皮损基本消失，遗留暂时性色素沉着斑。继上方加生地黄15g，丹参20g，再进14剂以巩固疗效，嘱其饮食禁忌。随访半年未复发。

【按语】

湿疹是一种具有明显渗出倾向的过敏性、炎症性皮肤病。临床表现为多形性损害，对称分布，瘙痒糜烂，渗液结痂，反复发作，易演变为慢性湿疹。《医宗金鉴》云："遍身生疮，形如粟米，瘙痒无度，搔破时，津脂水，浸淫成片。"中医称其为"湿疮""浸淫疮"等。本病的发生虽形于外而实发于内，湿热相搏郁于体内，外不能宣泄，内不能利导，泛于肌肤腠理所致。

本案患者双下肢红斑、丘疹、丘疱疹，搔抓后见糜烂、渗液，辨证当属湿热浸淫，外走肌肤；舌红，苔黄腻，脉滑数乃湿热蕴结之候。四诊合参后遂投以萆薢渗湿汤加减。萆薢渗湿汤出自清代高秉钧的《疡科心得集》，为皮肤科常用方之一，主治湿热内蕴或湿热下注所导致的臁疮、漏蹄、脚湿气、外阴瘙痒症及湿疮等症。"良医不废外治"，辨证选用三黄洗剂外洗，内外同治，共奏清热利湿，凉血解毒，化瘀通络，消肿散结之功。

二诊时，药后邪盛之势已折，见脾虚湿滞之证故减苦寒败胃之苦参，加苍术辛苦温燥健脾，白术益气健脾，截断生湿之源。三诊皮损大致已消，遗留炎症后色沉斑，酌加丹参、生地黄养阴凉血活血以善其后。临床诊治时详审病情辨证用药，方药切中病机，疗效颇佳。

六、斑秃

侯某，女，21岁。初诊日期：2019年4月20日。

主诉：后枕部头发大片脱落1个月。

现病史：患者近1年来因学习压力大，精神紧张，导致夜寐不安，睡眠不足。1个月前无明显外伤原因后枕部多处脱发，脱发区边界清楚，类圆形，脱落处皮肤光滑，未见鳞屑，无明显痒痛。曾外院就诊，经口服及外用西药（具体不详）治疗后，上述症状未缓解，反而有加重趋势，脱发区不断扩大，遂来我院就诊。刻下症见头发稀疏，干燥枯黄，精神疲惫，倦怠乏力，面色少华，夜寐欠安，二便尚调，月经量少色淡；舌淡，苔薄白，脉细。体格检查可见患者精神疲惫，头发稀疏，干燥枯黄，后枕部见多处脱发区，边界清楚，类圆形，直径约2.0～3.0cm，脱发区内皮肤光滑，未见鳞屑，边缘头发松动，容易拔出。

【西医诊断】斑秃。

【中医诊断】油风。

【中医辨证】肝肾不足，气血亏虚。

【治法】滋养肝肾，养血生发。

【处方】神应养真丹加减。

天麻 12g	羌活 10g	当归 15g	白芍 10g
菟丝子 11g	熟地黄 10g	何首乌 30g	黑芝麻 30g
川芎 10g	牡丹皮 10g	珍珠母 30g	黄芪 6g

水煎服，每日 1 剂，连服 7 剂。

外治法：毫针围刺及梅花针叩刺局部，每隔 3 天治疗 1 次。

【二诊】前后调治半个月后，脱发症状较前减轻，原脱发区可见毳毛及纤细新发长出，睡眠质量明显改善，仍辨证为肝肾不足、气血亏虚证，上方再服 14 剂，配合局部毫针围刺及叩刺。

【三诊】治疗 1 个月后，脱发处大量细软毛发长出，精神愉悦，纳可，寐佳，二便自如，月经量、色趋于正常。上方去珍珠母，改加党参 10g，再服 14 剂。

【四诊】中药调治 2 个月后脱发区毛发已大致长出，毛发逐渐变粗、变黑，患者精神愉悦，睡眠明显改善，月经量、色趋于正常。半年后随访症状未复发而告愈。

【按语】

斑秃为一种局部性脱发的皮肤病，常突然起病。本病属中医学"油风"范畴，《医宗金鉴》载"此证毛发干焦，成片脱落，皮红光亮，疮如虫行，俗名鬼剃头"，描述了本病的症状。斑秃好发于青年，病程缓慢，有自愈倾向，易复发，可持续数月或数年。目前，本病病因尚不明确，可能与精神、内分泌、应激、自身免疫、过度劳累及遗传等有关。

中医学认为肝藏血，发为血之余，肾藏精，其华在发。精血同源，肝肾不足，精不化血，血液生化不足，血虚不能濡养肌肤，以致腠理不固，风邪乘虚而入，风盛血燥，发失所养而脱落，可见毛发的生长和润泽不仅靠肾中精气的充养，还有赖于血液的濡养。《外科正宗》载："油风乃血虚不能随气荣养肌肤，故毛发根空，脱落成片，皮肤光亮，痒如虫行，此皆风热乘虚攻注而然。"《诸病源候论》载："若血盛则荣于须发，故须发美；若血气衰弱，经脉虚竭，不能荣润，故须发秃落。"此皆表明肝肾精血不足、阴阳失和、气血失调为斑秃的病机，治疗上应重视补肝肾、调气血。

本案患者精神压力大、用脑过度、情志不舒，因肝肾不足，气血亏虚而出现脱发，治宜滋养肝肾，养血生发。神应养真丹出自陈实功的《外科正宗》，原方由当归、川芎、白芍、熟地黄、天麻、羌活、木瓜、菟丝子等药物组成，《外科正宗》称"血脉不能荣运肌肤，虚痒发生，眉发脱落，皮肤光亮者服之"。此方由四物汤加味而成，其中熟地黄主补血滋阴，《本草纲目》言其"填骨髓、长肌肉、生精血、黑须发"，四物相合，滋养阴血兼能活血；天麻可通经活络，配伍辛温之羌活，祛风通络，引诸药上行颠顶；木瓜祛风除湿；菟丝子补肾固精。诸药合用，功在活血祛风，养血生发。翁氏改良版神应养真丹在原方基础上去木瓜，加入何首乌、黑芝麻、牡丹皮、珍珠母等药，何首乌、黑芝麻养血生发，以黑补黑；牡丹皮凉血活血，配合补血药可养血生发而不滋腻；珍珠母重镇安神。诸药共用，达到滋养肝肾、养血生发的作用。

《丹溪心法》中曾提到"有诸内必形诸外"的观点。翁老经过多年临床实践总结，发现内外同治、针药合用可提高本病的临床疗效。因此，临床上除了内服中药以外，还常配合毫针围刺法或梅花针叩刺法等外治手段。《素问·皮部论》载："凡十二经络脉者，皮之部也，是故百病之始生也，必先于皮毛。"围刺法可直接作用于病变部位，防止病邪向外周组织扩散，能汇聚血气，通达此处脉络，加强脱发区组织的修复与重生。阿是穴为斑秃的病变反应区，刺激此处可以疏通头皮经络气血运行，改善毛囊活性，促进毛囊干细胞再生。梅花针叩刺具有通达经络，舒张患处毛细血管，增加局部血流量，调节免疫及神经应激反应的作用，并能刺激人体的自我修复功能，改善秃发区毛乳头的营养和代谢，通过局部皮肤刺激，恢复神经调节，促进血液循环，促使毛囊生长，达到较好的治疗效果。

七、多发性疖肿

患者，男，35岁。初诊日期：2020年9月18日。

主诉：左大腿外侧红肿热痛5天，创口破溃3天。

现病史：患者5天前发现左大腿外侧有多个散在红色结节，最大的直径约2.5cm，周边灼热疼痛。3天前硬节变软，遂用棉签挤压致其破溃，自行挤出少量淡黄色脓液，随后出现局部红肿范围扩大，直径约3.5cm，疼痛症状加剧，局部仍有脓液渗出，口服阿莫西林胶囊及外涂红霉素软膏等治疗，症状无明显改善，遂前来就诊。刻下症见病变局部红肿明显，疮面有淡黄色脓液渗出，灼热疼痛症状明显；纳可，寐一般，大便软，小便色黄。

舌脉：舌质红，苔薄白，脉弦数。

体格检查：体温36.2℃，左侧大腿外侧局部红肿明显，疮面见淡黄色脓液渗出。

【西医诊断】多发性疖肿。

【中医诊断】疖病。

【中医辨证】湿热蕴结。

【治法】清利湿热，排脓止痛。

【处方】三仁汤加减。

杏仁 10g　　薏苡仁 30g　黄芩 10g　　白蔻仁 10g（后下）

蒲公英 15g　皂角刺 10g　土茯苓 15g　白芷 10g

水煎服，每日 1 剂，连服 7 剂。

外治法：双氧水消毒，生理盐水冲洗，消炎三黄膏、拔毒散外敷，每日换药 1 次。

嘱患者忌进食发物、甜品，宜清淡饮食。

【二诊】服药 7 剂后复诊，左大腿外侧灼热疼痛感减轻，红肿范围缩小，直径约 3cm，破溃处未再有脓液渗出，有少许渗出，肉芽色鲜红，右臀部又新发红色结节，轻微疼痛；纳寐可，大便软，小便正常；舌质红，苔薄，脉弦。诊断同前，治疗上，守上方，加苍术 10g，黄柏 6g，牡丹皮 10g，丹参 10g，黄芪 10g。服药 14 剂后，创面愈合，疖肿消退，局部换药同前。

【按语】疖病，好发于夏秋季节，为感受暑热湿毒而生，好发于头颈、发际、臀部，局部色红，灼热疼痛，突起根浅，肿势局限，范围多小于 3cm，脓溃即愈。《诸病源候论》曰："肿结长一寸至二寸，名为之疖，亦如痈热痛，久则脓溃，捻脓血尽便瘥。"治疗上多采用清热解毒为主，夏秋发病者兼以清暑化湿。翁老在选方用药上极具特色，以本案患者为例，初诊时采用杏仁、白蔻仁、薏苡仁，三仁合用，分消三焦，使湿热之邪有出路；又予以清热解毒的黄芩、蒲公英、土茯苓；该患者脓已破溃，配以皂角刺、白芷消肿排脓，共奏清利湿热，消肿止痛之功效。复诊时又在前方基础上加用二妙散清理湿热，引热下行，牡丹皮凉血解毒，丹参活血通络，黄芪益气补血，解毒排脓，前后共服药 20 余剂根治，未再复发。翁老指出，患者由于自行挤压排脓不当，造成病情加重，故临床治疗上，也不可轻视，若处理不当也可造成不良后果。

八、硬皮病

患者，女，70 岁。初诊日期：2020 年 11 月 9 日。

主诉：右下肢皮肤变硬 1 年。

现病史：患者近 1 年来无明显诱因出现右下肢皮肤变硬，伴有灼热、痒痛，皮肤弹性差，皮肤呈浅褐色，病变范围及程度日渐加重，曾就诊于厦门市中医院皮肤科，诊断为"硬皮病"，予以中药内服及外洗治疗，症状无明显改善，现右下肢出现浮肿，左足麻木，遂来就诊。刻下症见右下肢皮肤变硬肿胀，局部痒痛、有灼热感，肤色呈暗褐色，易疲乏，纳可，寐差，入睡困难，易醒，二便调。

舌脉：舌质淡红，苔薄白，脉沉细。

体格检查：神清，精神倦怠，形体略胖，右下肢皮肤变硬，轻度浮肿，呈暗褐色，皮肤干燥，触之如皮革样硬度，皮肤弹性消失。

【西医诊断】局限性硬皮病。

【中医诊断】皮痹。

【中医辨证】湿热内蕴，气血瘀阻。

【治法】清利湿热，益气活血通络。

【处方】自拟方。

黄芪 10g	怀牛膝 10g	萆薢 10g	薏苡仁 30g
丹参 10g	毛冬青 30g	黄芩 10g	苍耳子 10g
白蒺藜 10g	白鲜皮 10g	乳香 10g	没药 10g
甘草 3g			

水煎服，每日1剂，连服7剂。

外治法：活血定痛膏（自拟方）局部外敷，每日1次。

【二诊】患者诉右下肢皮肤硬度明显变软，灼热疼痛麻木症状基本缓解，腰膝酸软乏力，纳寐可，二便正常；舌质淡红，苔薄白，脉沉细。西医诊断同前，中医诊断为皮痹（肝肾不足、气血瘀阻证）。采取滋补肝肾，行气活血之法。

【处方】

山茱萸 10g	熟地黄 10g	牡丹皮 10g	生姜 3 片（自备）
茯苓 10g	山药 10g	泽泻 10g	砂仁 10g（后入）
党参 10g	丹参 10g	怀牛膝 10g	制附子 6g（先煎）
当归 10g	川芎 6g	白芍 10g	珍珠母 30g（先煎）
木香 10g	威灵仙 10g	桂枝 10g	盐杜仲 10g

水煎服，每日1剂，连服7剂。

【三诊】患者右下肢皮肤明显松软，无紧绷感。后期辨证为脾肾阳虚，气血瘀阻证，治疗以温肾健脾为主，佐以行气活血通络等药物随症加减，治疗1个月后，患者右下肢皮肤硬、紧绷感明显改善，达到临床治愈标准。

【按语】

硬皮病属于中医"痹症"的范畴。《内经博议》记载，"故痹也者，风寒湿杂至，犯其经络之阴，合而为痹。痹者，闭也。三气杂至，壅闭经络，血气不行，故名为痹……诸痹不已，亦益入内而伤脏气"，指出了该病的病因与外邪有关，其中与风、寒、湿三者关系尤为密切。外邪侵入，经络壅塞闭阻，营卫气血失于畅达，荣养失职而发病，久则入内而伤脏气。《诸病源候论》记载，"风湿痹病之状，或皮肤顽厚，或肌肉酸痛……血气虚，则受风湿，而成此病，久病不瘥，入于经络，搏于阳经，亦变令身体手足不随"，认为本病的病机为气血不足，卫外不固，外邪侵袭所致。

硬皮病是以局限性或弥漫性皮肤及内脏器官结缔组织的纤维化或硬化，最后发生萎缩为特点的疾病，好发于儿童和女性。本病的病因及防病机制尚不明确，根据其累及范围可分为局限性硬皮病和系统性硬皮病。局限性硬皮病主要表现为皮肤损害，内脏器官一般不受累及。由于其发病率低、诊断困难，目前临床尚缺乏特效疗法。

翁老认为本病的发生与气血、脾肾关系密切，病机根源在于"虚"，正气不足则外邪入侵，经络闭阻，营卫气血失于通畅而瘀阻，皮肤失于荣养而致病。本案患者为本虚标实之证，患者初期整体状态表现为湿热内蕴，局部皮损表现为瘀血内阻，血虚失养，故治疗上选用萆薢、薏苡仁、怀牛膝清利湿热；黄芪、丹参、乳香、没药等益气活血通络之法。后期临床表现出局部皮肤硬，腰膝酸软乏力，考虑为肝肾不足，气血瘀阻，治疗以六味地黄丸加减补益肝脾肾为主，佐以行气活血温阳通络之品，治疗过程中配合应用自制的活血定痛药膏外涂，疗效显著。

本病的临床常见分型有以下几种。

1. 寒凝血瘀证

证候特点：肢端皮肤发硬、呈暗褐色，指、趾端青紫，口唇色沉，遇寒尤重，伴有关节疼痛，肤表少汗，毛发脱落；舌质淡红，苔薄白，脉弦细涩。

治法：温阳散寒，活血通络。

方药：阳和汤合桃红四物汤加减。

2. 湿热瘀阻证

证候特点：局部皮肤变厚或紧张，手指皮肤浮肿，皮纹消失，甚至指端皮肤溃疡、坏死，伴发热，关节肿痛；舌质红或暗红，苔黄腻，脉滑数。

治法：清热利湿，化瘀通络。

方药：宣痹汤合四妙勇安汤加减。

3. 痰瘀痹阻证

证候特点：皮肤发硬变厚，感觉减退，关节肿胀，伴面部表情呆滞，头晕头重，四肢酸痛重着，面色黧黑，肌肤甲错，甚至指端溃疡，脘腹胀满；舌质暗红或淡暗，苔白腻，脉沉涩或沉缓。

治法：化痰祛瘀通络。

方药：温胆汤合桃红四物汤加减。

4. 气滞血瘀证

证候特点：皮肤局限性或全身性发硬，甚至萎缩，情绪波动或遇冷是手指变白变紫，伴性急易怒或情绪低落，女子月经不调或经行腹痛或乳房胀痛，纳差胁胀，大便溏薄或干燥；舌质暗红，苔薄白，脉弦。

治法：疏肝解郁，养血活血通络。

方药：丹栀逍遥散合四物汤加减。

5. 阳虚血瘀证

证候特点：周身皮肤肿胀硬化，有雷诺现象，吞咽困难，开口受限，伴关节痛，畏寒肢冷，声音嘶哑，咳嗽，脱发；舌质暗或紫暗，苔薄白，脉沉涩。

治法：温阳化瘀，活血通痹。

方药：阳和汤合桂附八味丸加减。

6.气血两虚证

证候特点：皮肤变硬变薄，唇薄鼻尖，面部表情丧失，伴毛发干枯或脱落，面色少华，心悸气短，乏力倦怠；舌质淡，苔薄，脉沉细或沉缓无力。

治法：益气补血，活血通络。

方药：八珍汤合归脾汤加减。

九、多形性红斑

患者，男，65岁。初诊日期：2021年3月1日。

主诉：全身多发红色斑疹1年。

现病史：患者1年前无明显诱因出现眼周皮肤红色斑疹，约指甲盖大小，轻微瘙痒，未予重视，之后红斑融合成片，且病变范围逐渐扩大，躯干、四肢均有红斑，四肢尤其明显，伴瘙痒，曾在外院皮肤科就诊，予以口服及外用药物治疗（具体用药不详），患者红斑、瘙痒症状改善不明显，抓挠后可见局部皮肤呈淡褐色斑片，晨起口干明显，余无明显不适。

舌脉：舌质淡，舌尖红，苔白腻，脉滑缓。

既往病史：有慢性胆囊炎、胆囊结石及十二指肠溃疡病史。

【西医诊断】多形性红斑。

【中医诊断】猫眼疮。

【中医辨证】湿热内蕴。

【治法】清利湿热。

【处方】二陈汤加减。

陈皮 10g　法半夏 10g　茯苓 10g　甘草 3g

黄芩 10g　佛手 10g　白蒺藜 10g　白鲜皮 10g

麦冬 10g　石斛 10g　首乌藤 15g　合欢皮 10g

水煎服，每日 1 剂，连服 7 剂。

外治法：消炎止痒凝胶和精华油外擦，每日 3 次。

【二诊】随症加减 21 剂后，患者四肢、躯干红斑色变浅，瘙痒症状明显减轻，患者自行停药，停药 2 个月后，患者四肢又有新发红色斑疹，再次前来就诊，诊断同前。前方去佛手、麦冬、石斛，加牡丹皮 10g，赤芍 10g，槐花 10g，生地黄 10g，土茯苓 10g，苍耳子 10g。

【三诊】再服 14 剂后，患者全身多发红斑基本消退，瘙痒症状消失，局部皮肤有少许色沉，已达到临床治愈标准，继服 1 周巩固疗效，随访患者病情稳定，未再反复。

【按语】多形性红斑，重症称史－约综合征，是一种原因尚不明确的急性炎症性皮肤病，临床特点为多形性皮疹，对称性发于手足背、前臂及小腿等部位，多见于春秋季节。本病与中医文献中记载的"雁疮""猫眼疮"相类似，如《诸病源候论》记载"雁疮者，其状生于体上，如湿癣疿疡，多著四肢及遍身，其疮大而热疼痛，得此疮者，常在春秋二月八月雁来时，则发；雁去时便瘥，故以为名"；又如《医宗金鉴》记载"初起形如猫眼，光彩闪烁，无脓无血，但疼痒不常，久则近胫"。中医学认为，本病系因血热或脾虚湿盛，复感风热或风寒之邪以致营卫不和，气血凝滞，郁于肌肤；或因饮食失节，食入禁忌而诱发。

翁老辨证后认为本案患者属于湿热内蕴，予以清利湿热之法，服药 3 周后患者症状明显改善，因患者自行停药未复诊，遂病情反复再次就诊，继续予以清利湿热，佐以凉血解毒之品，服药 2 周后，患者症状改善，病情稳定，达到临床治愈标准。

十、带状疱疹

李某，女，65 岁。初诊日期：2020 年 6 月 9 日。

主诉：胸部刺痛 1 周。

现病史：患者 1 周前突发左侧胸部刺痛，肤色如常，可放射至后背，就诊于外院，考虑"冠心病"，经系统检查后排除该诊断，随后患者胸部皮肤出现点状红斑，其上可见点状小水疱，个别有破溃渗出，诊断为"带状疱疹"，给予抗病毒药物口服及外涂，患者胸部刺痛症状稍减轻，但服药后出现头痛、失眠、心烦易怒等不良反应，遂转诊我院要求予以中药治疗。刻下症见胸部刺痛明显，口干，口苦，纳一般，寐差，大便干结。

舌脉：舌质红，苔薄黄，边有齿痕，脉缓滑。

体格检查：面容痛苦，左侧前胸沿肋间分布有散在红斑，并出现约绿豆大小的小水疱，个别已破溃，局部有黄色液体渗出。

【西医诊断】带状疱疹。

【中医诊断】蛇串疮病。

【中医辨证】湿热毒蕴。

【治法】清热解毒利湿，行气通络止痛。

【处方】自拟方。

| 萆薢 15g | 薏苡仁 30g | 茯苓 15g | 甘草 3g |
| 柴胡 10g | 白芍 10g | 延胡索 10g | 川楝子 10g |

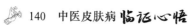

全蝎 3g　　醋乳香 10g　醋没药 10g　板蓝根 10g

黄芩 10g　　远志 10g　　　珍珠母 30g（先煎）

水煎服，每日 1 剂，连服 7 剂。

外治法：自制肤炎宁Ⅲ号水局部外敷，每日 2 次。

【二诊】服药 1 周后复诊，患者胸部刺痛明显减轻，未出现新发水疱，破溃处已干燥结痂，头痛及失眠症状改善。随症加减继续服药 2 周，患者胸部刺痛轻微，皮肤红斑明显消退，无新发水疱，未出现头痛，睡眠状态良好，改用六君子汤为主，配伍当归、柴胡、赤芍、首乌藤、珍珠母。用药 1 周后，患者临床症状基本消失，无明显不适，达到临床治愈标准。

【按语】本例患者急性起病，左胸壁部皮肤刺痛，随后出现红斑，水疱渗出。证属湿热火毒，外窜肌肤，治当以清热解毒利湿为主，故方用萆薢、薏苡仁、板蓝根、黄芩、茯苓清热解毒利湿，柴胡理气疏肝，白芍、延胡索、川楝子、全蝎、乳香、没药活血通络止痛，珍珠母、远志安神助眠。二诊，病情明显得到控制，守方续服。三诊，患者病情转好，皮损收敛，故不再与苦寒之剂清热解毒，而改用六君子汤加减以健脾和胃，顾护脾胃之气，又加当归、柴胡、赤芍活血通络止痛，以防止带状疱疹后遗神经痛，珍珠母、首乌藤安神助眠。

带状疱疹是急性疱疹性皮肤病，主要由水痘 – 带状疱疹病毒引起，初次感染此病毒表现为水痘或隐性感染，此后病毒潜伏于脊髓后根神经节中，在患者精神紧张、劳累、饮酒等诱因下，病毒再次活动，引起该疾病发生。临床表现为皮肤红斑上出现簇集性水疱，沿身体一侧周围神经呈带状分布，并伴有显著的神经疼痛及局部淋巴结肿大。根据其临床表现，属于中医"蛇串疮""缠腰火丹"等病的范畴，多见于免疫力低下者或老年人，春秋季发病率较高。目前，西医没有特效药物来治疗本病，多采用止痛、消炎、抗病毒等对症治疗，其疗效一般，且医疗成本高，存在一定的不良反应。翁老多采用中西医结合的方式治疗带状疱疹，疗效显著，现将其辨证治疗经验介绍如下。

本病多由情志内伤，肝郁气滞，郁而化热；或形劳伤脾，脾失健运，水湿内停，蕴久化热，湿热困阻；又外感毒邪，内外之邪相合，外发肌肤而发病。根据本病的典型皮损表现，如红斑、丘疹、丘疱疹、水疱等，以及最主要的自觉症状——疼痛，分析导致本病的病邪为湿、热、火、毒、瘀，病机为邪毒阻滞，脉络不通。若年高体虚者，气血亏虚，无力行血，与病邪相持不下，往往可致疼痛持续不解。

感受风寒、湿、热、毒邪及气血凝滞是带状疱疹发病的两大致病因素。翁老认为"凝滞"更为关键，它基本贯穿了疾病始终，而且在老年体弱患者后遗神经痛中体现得更为充分，如《临证指南医案》所言"虚实寒热，稍有留邪，皆能致痛"。《素问·皮部论》言"凡十二经脉者，皮之部也"，说明皮肤是十二经脉功能活动反应于体表的部位。因毒邪侵犯肌肤导致络脉气血运行不畅，"不通则痛，通则不痛"，治疗应以活血化瘀，行气通络止痛为法则，常用桃仁、红花、乳香、没药、当归、丹参等活血化瘀；延胡索、川楝子、全蝎等行气搜风，通络止痛。

在临证治疗带状疱疹后遗神经痛时，根据患者病症的不同辅以不同的扶正祛邪药物，根据发病部位不同采用不同的引经药，如年老体弱者，考虑到"因虚致瘀""寒凝血瘀"等病机的不同，采用补气、温经等法则，或用党参、黄芪、太子参、枳壳、白术、甘草等补中益气，经脉气血旺盛则脉络充盈流畅；或用细辛、桂枝等温通经络，气血得温则往来流畅；发于头面部则采用白芷、升麻等，发于四肢用桂枝、姜黄，发于腰腹部的用柴胡、白芍、川楝子等。患者除了口服中药治疗外，还应该积极的配合针灸、理疗等方法，以大大缩短病程，减轻患者痛苦。

本病常见的证型如下。

1. 肝经郁热证

辨证要点：皮损好发于腰、胁肋部及头面部，基底色鲜红，上布密集的丘疹、丘疱疹，疱壁紧张，灼热疼痛，口苦咽干，心烦易怒，大便干，小便黄；舌质红，苔薄黄或黄腻，脉弦滑数。

代表方：龙胆泻肝汤加减。

2. 湿热内蕴证

辨证要点：皮损好发于腰部以下，基底色淡红，上布有水疱、丘疱疹，疱壁松弛，破后糜烂渗出，口干口不渴，纳差或食少腹胀，大便时溏；舌淡苔白或白腻，脉沉缓或滑。

代表方：萆薢渗湿汤加减。

3. 气滞血瘀证

辨证要点：皮损大部分已消退，但仍疼痛不止，多为刺痛，痛处不移，口干口苦，胸闷不舒，夜寐不宁；舌质暗，苔白或白腻，脉弦细。

代表方：桃红四物汤加减。

十一、掌跖脓疱病

吴某，男，55岁。初诊日期：2020年9月28日。

主诉：双手掌、双足底反复起水疱半个月。

现病史：患者半个月前无明显诱因出现双手掌、双足底起红色丘疹，瘙痒剧烈，运动后症状加剧，后逐渐形成水疱，曾外院就诊，以药膏外涂治疗，效果不明显，仍反复发作，遂来我院就诊。现双手掌及双足底见大小不一的水疱，内含淡黄色透明液体。纳可，眠安，二便正常。

舌脉：舌红，苔黄腻，脉沉细。

体格检查：双手掌部、双足底部见大小不一的水疱，内含淡黄色透明液体，未见破溃、化脓、结痂。

【西医诊断】掌跖脓疱病。

【中医诊断】病疮。

【中医辨证】湿热毒蕴。

【治法】清热利湿解毒。

【处方】龙胆泻肝汤合二妙散加减。

龙胆草 6g　　黄芩 10g　　泽泻 10g　　车前子 10g（布包）

栀子 6g　　　柴胡 10g　　白芍 10g　　甘草 3g

黄连 6g　　　萆薢 10g　　薏苡仁 30g　黄柏 10g

苍术 10g

水煎服，每日 1 剂，连服 7 剂。

同时口服西药强的松片 10mg，每日 3 次，连服 4 日；并嘱患者使用生理盐水清洗患处，再予自制中草药药膏"湿疹膏"外涂患处，不能蛮力搓洗，勿挤破水疱，以防水疱破裂引发感染；注意监测体温，如有发热不适，或皮肤破溃流水等情况，应及时回院就诊。建议至三甲医院查免疫抗体、血常规等项目。

【二诊】服药后手部症状好转，足部水疱同前，纳可，二便正常，夜寐尚可，偶眠浅易醒；舌红苔薄黄腻，脉沉细。守上方加蒲公英 15g，继服 7 剂。继续口服强的松片 10mg，7 天。外洗方：地肤子 30g，甘草 30g，冰片 6g（后下），明矾 30g（后下），水煎，每日 1 次浸泡手脚；并予莫匹罗星软膏调和皮炎平软膏混合调敷患处，交替外涂湿疹膏。

【三诊】患者停药 5 天，足底部水疱已破溃结痂，周身皮肤瘙痒，可见多处抓痕，程度较剧，影响睡眠，感口干，纳食一般，食后易腹胀，反酸，二便正常；舌红苔稍黄腻，脉沉细。辨证仍属湿热证，调整中药如下：金银花 10g，连翘 10g，土茯苓 15g，生地黄 15g，蒲公英 15g，海螵蛸 30g，陈皮 10g，法半夏 6g，神曲 30g，白术 10g，白蒺藜 10g，白鲜皮 10g，山药 10g，茯苓 10g，甘草 3g，7 剂，服法同前。改强的松剂量为 5mg，日 3 次。继续予二诊外洗方泡洗手足及外涂湿疹膏。

【四诊】药后平顺，瘙痒症状较前明显缓解，近期解不成形稀便，纳增，胃胀、反酸症状减轻，结痂处偶有瘙痒，夜寐安；舌淡红，苔薄黄腻，脉沉细。辨证为脾虚夹湿证，予四神汤加减，方药如下：

茯苓 10g	山药 10g	芡实 10g	莲子 10g
藕节 30g	百合 15g	白蒺藜 10g	白鲜皮 10g
杏仁 10g	桔梗 10g	金银花 10g	木香 10g
黄芩 10g	陈皮 10g	白术 10g	

10 剂，服法同前。

继续口服强的松 5mg，改为每日 2 次，余治疗同前。

【五诊】患者手足水疱已基本消退，结痂脱落，诉周身皮肤瘙痒，以手足部皮肤明显，可影响睡眠，搔抓后可见少许皮疹，纳可，口干明显，时口苦，大便时溏；舌暗红苔薄白，脉沉细。辨证仍考虑脾虚夹湿证，予改方如下：

萆薢 15g	薏苡仁 30g	陈皮 10g	法半夏 10g
茯苓 10g	甘草 3g	白蒺藜 10g	白鲜皮 10g
皂角刺 10g	夜交藤 15g	合欢皮 15g	黄芩 10g
槐花 10g	土茯苓 20g	珍珠母 30g（先煎）	

10 剂，服法同前。

停用强的松，续予湿疹膏外涂，加用止痒液涂擦皮肤。

【六诊】药后平顺，瘙痒症状明显减轻，现仅手指端瘙痒，入夜后痒甚，周身皮肤干燥，可见脱屑，纳寐可，大便已成形，时口干口苦；舌红少苔，可见苔裂纹，脉沉细。辨证为阴虚血燥，予六味地黄丸加减：

山茱萸 10g	熟地黄 10g	茯苓 10g	牡丹皮 10g
泽泻 10g	女贞子 10g	墨旱莲 10g	珍珠母 30g（先煎）
白蒺藜 10g	白鲜皮 10g	土茯苓 20g	砂仁 10g（后下）
麦冬 10g	五味子 10g	蒲公英 15g	

14 剂，服法同前。

建议患者外购胸腺五肽口服片，每日 3 次，1 次 2 片，连服 1 个月。2 周后患者来电感谢，并告知皮肤已无瘙痒，症状已完全消失。

【按语】掌跖脓疱病是指出现在手掌和足部的一种慢性易复发的脓疱型疾病，属于中医"病疮"范畴，是一种慢性复发性疾病，好发年龄在 30～60 岁，女性多于男性。临床观察发现，近年来本病有增长趋势。本病的皮损局限于掌跖，以红斑基础上周期性发生皮内无菌性小脓疱、伴角化、脱屑、中度或严重瘙痒为特征，部分伴有甲损害。中医学认为，掌跖脓疱病是由素体内蕴湿热导致的，湿热流窜到掌跖部位，壅滞不前，熏蒸肌凑而成。湿热性黏，加之掌跖部位经络细小，黏滞的湿热很容易就瘀堵在经络里面，郁久之后，就化成痰火，火炼液为痰，痰郁化火，这样一直循环不休，令掌跖脓疱病的病程缓慢，反复发作，迁延日久。《医宗金鉴》云："此证生于指掌之中，形如茱萸，两手相对而生；亦有起黄色白脓疱，痒痛无时，破津黄汁水，时好时发，极其疲顽，由风湿客于肌腠而成。"

本案患者出现手足部水疱，内可见透明液体，伴瘙痒剧烈，舌红，苔黄腻，脉沉细，起病时表现为一派湿热之象，翁老在治疗上主要以清利湿热为主，方取龙胆泻肝汤合二妙散加减，以清利下焦肝胆湿热，并配合调制药膏外治；随着病情发展，在疾病中期阶段，患者逐渐表现为脾虚之证，出现便溏，故治疗上予顾护脾胃为主，方取四神汤为基本方进行加减；疾病后期患者皮肤干燥瘙痒，口干口苦，考虑阴虚血燥，予六味地黄丸加减。在西医学看来，此患者属于掌跖脓疱病，是一种罕见、慢性、复发性炎症性疾病，累及手掌和或足底，主要特征为无菌性脓疱，可视为银屑病的一种亚型或另一种独立的疾病，相关研究表明这是一种与免疫相关性的疾病，治疗难度大，目前还没有标准的治疗方案，也没有根治的药物。本案尝试使用强的松进行短期激素抗炎治疗，并全病程使用中药内服及外治治疗，历经近2个月，患者症状得到完全控制，病情控制稳定，临床效果满意。

十二、玫瑰痤疮

范某，男，68岁。初诊日期：2022年6月15日。

主诉：面颊、鼻部红斑、丘疹 5 月余。

现病史：患者于 5 月余前不明显诱因出现面颊、鼻部红斑、丘疹，无痛痒等不适，经外院治疗无明显改善，遂来我院就诊。刻下症见纳可，易胃胀，寐欠安（需药物辅助睡眠），大便调，小便频。

舌脉：舌淡红，苔薄黄腻，脉沉细。

体格检查：面颊、鼻部皮肤红斑、丘疹、毛细血管扩张。

既往病史：前列腺增生、高血压病、胃炎。

【西医诊断】玫瑰痤疮。

【中医诊断】酒皶鼻。

【中医辨证】脾胃湿热。

【治法】健脾化痰散结，清热解毒。

【处方】二陈汤合平胃散加减。

陈皮 10g	半夏 10g	茯苓 15g	厚朴 10g
苍术 10g	蒲公英 15g	黄芩 10g	金银花 10g
苍耳子 10g	合欢皮 15g	丹参 10g	炒白术 10g
浙贝母 10g	枳实 10g	甘草 3g	

水煎服，每日 1 剂，连服 7 剂。

服药期间忌食辛辣发物，保持生活规律。

外治法：外洗，每日 2 次。中药外洗后局部皮损予复方冰黄膏外涂，每日 2 次。

【二诊】药后面颊、鼻部红斑面积缩小，丘疹减少，纳可，偶胃胀，寐欠安，大便调，小便频；舌质红，苔薄白，脉沉细。予二陈汤合凉血五花汤、土槐饮加减：陈皮 10g，半夏 10g，茯苓 10g，蒲公英 15g，黄芩 10g，玫瑰花 10g，鸡冠花 10g，槐花 10g，凌霄花 10g，金银花 10g，地肤子 10g，土茯苓 15g，苍耳子 10g，甘草 3g，7 剂，水煎服；外用药同上。

【三诊】红斑稍退，新发丘疹减少，纳可寐差，二便调；舌质红，苔白腻，脉沉细。予上方加砂仁 10g（后下），丹参 10g，山楂 10g，7 剂，水煎服；外用药同上。

【四诊】红斑基本消退，无新发丘疹，纳可，偶胃胀，寐可，大便溏；舌淡红，苔白腻，脉沉细。予上方加苍术 10g，炒白术 10g，7 剂，水煎服。守方续治 2 周后停药，随访 3 个月几无再发。

【按语】玫瑰痤疮，又称酒皶鼻，是一种好发于面中部，主要累及面部血管及毛囊皮脂腺的慢性炎症性疾病。本病可能与压力、辛辣食物、热饮、酗酒、高温、日晒、胃肠道微生物、面部蠕形螨、内分泌、遗传因素等相关，属中医"酒皶鼻"的范畴。

《素问·刺热》中指出"脾热病者，鼻先赤"，《明医指掌》载"鼻齄，赤鼻也，由饮酒血热熏肺，外遇风寒，血凝不散而赤色，亦有不饮自赤者，肺风血热故也"，临床辨治多从肺、脾、肝三脏入手。翁老认为，酒皶鼻多为痰、瘀、毒为患，痰、瘀、毒可相互转化、相互促生，三者可单独为患，也可互结为患，治宜祛痰、化瘀、解毒、散结，常用二陈汤化痰、土槐饮凉血解毒、凉血五花汤凉血活血。凉血五花汤出自《赵炳南临床经验集》，吴鞠通的《温病条辨》曰："治上焦如羽，非轻不举。"凉血五花汤所用中药皆为花，花性轻清上浮，适用于热蕴肌表，偏于上焦的红斑类、风团类皮肤病，尤以头面部为宜，翁老临床常化裁应用于皮炎、痤疮、黄褐斑等面部血热血瘀类皮肤病的治疗。

本案患者病机以脾虚为本，肺热、血热、胃肠湿热为标，痰、瘀、毒三者互结为患，治疗始终均不忘顾护脾胃，健脾化痰，清热解毒，凉血祛瘀合用，标本兼治，短期即获良效。

十三、人工荨麻疹

谢某，女，35岁。初诊日期：2018年3月15日。

主诉：皮肤瘙痒，搔抓后见条索状风团2年。

现病史：患者2年前，四肢、颈部皮肤无明显诱因出现瘙痒、红斑，搔抓后即起成片或条索状风团，遇热易发，平素情绪焦虑，睡眠质量不佳；口渴，纳可，寐晚，大便日行1～2次，黏滞，情绪焦虑。末次月经：2月24日，量可，血块（+），痛经（-），经前头痛。

舌脉：舌淡红，苔白，脉滑缓。

体格检查：手背、腋下、颈部皮肤见散在红斑，皮肤划痕实验（+）。

既往病史：甲状腺功能亢进。

【西医诊断】人工荨麻疹。

【中医诊断】瘾疹。

【中医辨证】心脾两虚。

【治法】养血安神，健脾除湿，润燥止痒。

【处方】酸枣仁汤加减。

酸枣仁 10g	白芍 10g	川芎 10g	熟地黄 10g
生地黄 10g	夜交藤 15g	合欢皮 15g	珍珠母 30g（先煎）
黄精 15g	茯苓 15g	陈皮 10g	白术 20g
甘草 3g			

水煎服，每日1剂，连服7剂。

【二诊】患者瘙痒减轻，风团减少，口渴，纳寐可，二便调，月经第二天，头痛减轻；舌淡红，苔薄白，脉沉细。前方加太子参15g，麦谷芽30g，水煎服。

【三诊】风团减至1次，范围局限，半小时消退；舌质偏红，苔薄白，脉沉细。前方加麦冬10g，五味子10g，白蒺藜20g，玫瑰花6g，水煎服。

【四诊】诸症未发，纳寐可，眼睑稍肿，偶感漏尿；舌淡红，苔薄白，脉沉细。前方加车前子10g，泽泻10g，天冬10g，水煎服。后随访，风团不复再起。

【按语】人工荨麻疹，又称皮肤划痕症，属中医"瘾疹"范畴。现代研究表明，人工荨麻疹的发病与精神心理因素有关，应激事件及精神因素，如忧郁、紧张、焦虑等，对人工荨麻疹的发病和发展起着重要作用。本案患者有甲亢病史，平素情绪焦虑，睡眠质量不佳。翁老认为，本病与情志因素息息相关，主要责之心与肝，发病初期为情志所伤，肝失疏泄条达，气机失调，气分郁结或化火夹痰，心失所养；病久则由气及血，引起心肝俱亏、阴虚火旺、火郁伤神、心神失养，转为虚证。本案患者身形肥胖，舌苔白，见脾虚湿盛之象；心肝阴虚血燥，与脾虚之湿相搏结于肌肤，则易发瘙痒与风团，故辨证投药应紧抓心肝脾三脏。

方中酸枣仁补肝益血，养血宁神，为主药；肝血不足，其条达之性不遂，故以川芎疏达肝气、白芍养血柔肝为辅；二地、黄精养阴润燥；合欢皮、夜交藤、珍珠母进一步加强安神之功效；茯苓、陈皮、白术健脾利湿；甘草调和诸药兼补虚。

本例病程长，顽固难愈，翁老紧扣病机，辨证投药精准，全方未用任何"瘾疹"常用之疏风药，却能效如桴鼓，也启发我们临床中辨病辨证不能产生思维定式，须细细揣摩病症特点及成因，做到辨证明确、按证投药，则病虽顽固，也能迎刃而解，短期获愈。

十四、神经性皮炎

刘某，女，56岁。初诊日期：2022年5月11日。

主诉：颈部皮疹伴瘙痒反复发作5年。

现病史：患者5年前无明显诱因出现颈部散在红斑、苔藓样变，伴瘙痒，曾外院就诊，予中药内服、外涂激素药膏（具体不详），症状改善，但易反复发作。刻下症见纳可，急躁，入睡困难，偶多梦，易醒，难复入睡，大便时干结，日1～2行，夜尿1～2次。

舌脉：舌淡红，苔薄白，脉沉细。

体格检查：颈部皮肤散在片状红斑、苔藓样变，伴少量脱屑，抓痕。

【西医诊断】神经性皮炎。

【中医诊断】摄领疮。

【中医辨证】血虚风燥。

【治法】养血润燥，安神止痒。

【处方】生脉散加减。

太子参30g	麦冬10g	五味子10g	茯苓15g
陈皮10g	炒白术10g	枸杞10g	砂仁6g（后下）
桑椹10g	厚朴10g	夜交藤10g	合欢皮15g
酸枣仁12g	白芍10g		

水煎服，每日1剂，连服7剂。

服药期间忌食辛辣发物，保持生活规律。

外治法：针刺内关、合谷、曲池、三阴交、足三里等穴位。局部皮损外涂消炎止痒膏，每日2次。

【二诊】药后皮疹变暗、面积缩小，瘙痒明显减轻，无新发皮疹，纳寐可，大便正常，日1～2行，夜尿1～2次；舌淡红，苔薄白，脉沉细。中药内服同上加荷叶10g、青皮10g；针刺穴位同上，曲池、曲泽、少海、大椎、肺俞、脾俞、膈俞刮痧；苦参15g，地肤子15g，乌梅15g，黄柏15g，蛇床子15g，冰片5g，甘草15g，水煎外洗，每日1次。

【三诊】皮疹基本消退，无瘙痒及新发皮疹，纳可，入睡困难，多梦，大便干结，日1～2行，夜尿1～2次；舌淡红，苔薄白，脉沉细。本次就诊患者皮损基本消退，予酸枣仁汤加玉竹15g，火麻仁30g，郁李仁15g，合欢皮15g，地肤子10g，苍耳子10g。针刺、刮痧同二诊。

【四诊】本次皮损全部消退，单行针灸同上，随访半年几无再发。

【按语】神经性皮炎是一种局限性皮肤神经功能障碍性皮肤病，又名慢性单纯性苔藓，属中医"牛皮癣""摄领疮"或"顽癣"范畴，是一种常见的慢性皮肤病，以皮肤苔藓样变及剧烈瘙痒为特征，病程缓慢，反复发作，常数年不愈。中医学认为，由于精神紧张、情绪抑郁、性情急躁，以致肝气不舒，郁而化热，热伏营血，经脉失疏，血热生风，风盛则痒。若日久阴伤血耗，营血亏虚，血虚生风，风盛则燥，燥甚则痒，如风邪外袭又常使症状加重，导致久病不愈。衣物摩擦和反复的搔抓亦可造成营血不和而生风生燥，均可见局部痒剧且脱少量皮屑。总之，情志内伤、衣物摩擦是本病的主要病因，营血失和、经脉失疏、生风生燥为本病病机所在。

翁老认为，本案患者病程久且缠绵不愈，除血虚外还需从调护脾胃入手，益气养阴，且着重养心安神，缓解情志因素对本病发生发展的影响。《黄帝内经》云："诸痛痒疮，皆属于心。"心藏神，为神之舍，主管机体的精神意识思维活动。情志波动失其常度，首先伤及心神，心神功能失调，进而出现精神思维活动障碍，出现失眠、多梦、梦魇、神志不宁等症状。针灸及刮痧在疏通经络，调和气血的同时，也具有养心安神的效果。本案患者皮损干燥，脱屑，苔藓样变，性情急躁，睡眠不佳，大便时干结，辨证为血虚风燥证，初诊以生脉散为基础方益气养阴，辅以炒白术、茯苓、陈皮、砂仁、厚朴健脾益气，酸枣仁养心安神，枸杞、桑椹、白芍、夜交藤、合欢皮等加强养阴安神之效，配合针灸、刮痧等疗法调和气血，疏通经络，二诊、三诊加疏肝理气、化湿、通便、疏风止痒药以巩固，辨证精准，效如浮鼓。

十五、荨麻疹（月经疹）

郭某，女，27岁。初诊日期：2021年11月3日。

主诉：经期前后全身丘疹伴瘙痒反复发作5年。

现病史：患者于5年前无明显诱因出现经期前后全身丘疹，皮疹遇热加重，曾自服开瑞坦，外涂激素药膏等无明显改善。刻下症见口干，纳可，时感乏力，寐晚，大便时干时溏，1～2日一行。

舌脉：舌红，苔少，脉沉细。

既往病史：乳腺结节。

【**西医诊断**】荨麻疹。

【**中医诊断**】月经疹（瘾疹）。

【**中医辨证**】肝郁血热。

【**治法**】疏肝解郁，凉血疏风。

【**处方**】丹栀逍遥散加减。

柴胡 10g	白芍 10g	牡丹皮 10g	栀子 6g
茯苓 15g	甘草 3g	防风 10g	白蒺藜 10g
白鲜皮 10g	苍耳子 10g	合欢皮 15g	山药 10g

水煎服，每日 1 剂，连服 7 剂。

服药期间忌食辛辣发物，保持生活规律。

【**二诊**】皮疹未发，口干，纳寐可，大便正常；舌质红，苔薄白，脉沉细。已至月经前期，无新发皮疹，续予前方，加当归 10g，桑椹 10g，熟地黄 10g，以养血柔肝。

【**三诊**】月经 11 月 14 日来潮，皮疹未再发作，口干缓解，纳寐可，大便正常；舌淡红，苔薄白，脉沉细。本次就诊患者已无明显热象，予逍遥散加白蒺藜 10g，白鲜皮 10g，桑椹 10g，荆芥 6g，防风 6g，地肤子 10g 疏肝解郁，养血疏风。续治 1 个月后停药，随访半年几无再发。

【**按语**】月经疹是指月经前后或行经期间排除过敏反应，无明显诱因全身或局部皮肤瘙痒，出现大小不一、散在分布、融合成片、高凸于皮肤的红色疹块，常于月经周期发病，经净后自愈，呈规律性发作的一种皮肤疾病，属中医"经行风疹块""经行瘾疹"范畴。

《杂病广要》中提道："妇人血气，或通身痒，或头面痒，如虫行皮中，缘月水来时，为风所吹。"《哈荔田妇科医案医话选》认为经行瘾疹周期发作的原因是"经血下脱，肤腠空虚，风邪外袭，郁于肌肤之故"。可知，经行瘾疹的发生与"风""血"关系密切，故临床上治疗本病多以治血祛风为则，可分为风寒、风热、血虚、血瘀、血热等证型。

肝与"风""血"二者息息相关，叶天士早在《临证指南医案》中就明确提出"女子以肝为先天"之说。肝为风木之脏，主藏血，体阴而用阳，妇人先天以血为本，故妇人病多责肝。肝肾同源，肝木赖水以养，水足则木旺，水亏木缺滋荣，阴伤于内，阳发于外，此内火招风，风火相煽，营虚血燥，辗转相生，内热外疹皆起于此。《诸病源候论》云："人皮肤虚，为风邪所折，则起瘾疹。"风为百病之长，肝为百病之贼，风有内风、外风之分，内风多因肝而起，正如《黄帝内经》所云"诸风掉眩，皆属于肝"。血虚生风是肝风证的另一证型，血液亏虚，肝失所藏，肝血不充，肌腠不受血养，易生风化燥成疹。

综上，翁老认为本病的核心病机为肝失疏泄。肝藏血而司血海，又主疏泄，经行之前血海盈满，气足血旺。若肝失疏泄，肝气怫逆日久，相火内炽，郁热与气血相搏结，则蕴滞于肌肤而成本病。通过各种不同手段与治法来疏肝理气，养血柔肝，养血疏风，达到"气血同调"之目的，对月经相关皮肤病均有较好疗效，常用方为逍遥散加减。

本案患者皮疹遇热加重，口干，舌红，苔少，脉沉细，辨证为肝郁血热证，初诊以丹栀逍遥散为基础方疏肝清热，辅以防风、白蒺藜、白鲜皮、苍耳子等疏风止痒，后加以滋阴养血，热退后改为逍遥散加养血疏风巩固。全程以调肝为核心，气血兼顾，共获良效。

十六、脂溢性皮炎

陈某，男，21 岁。初诊日期：2021 年 7 月 30 日。

主诉：头部红斑、脱屑伴瘙痒 2 个月。

现病史：患者 2 个月前无明显诱因出现头部红斑、脱屑、局部渗液，伴脱发、皮脂溢出、瘙痒，曾外用二硫化硒洗剂、卤米松 / 三氯生乳膏，渗液减少，瘙痒减轻，余无明显改善。刻下症见纳可，寐晚，大便软，日 2～3 行。

舌脉：舌质红，苔薄白，脉沉细。

体格检查：头部皮肤片状红斑、脱屑，少量渗液、黄痂，皮脂溢出。

既往病史：特应性皮炎。

过敏史：粉尘螨。

【西医诊断】脂溢性皮炎。

【中医诊断】白屑风。

【中医辨证】脾虚湿蕴。

【治法】健脾化湿止痒。

【处方】四神汤加减。

茯苓 10g	山药 10g	芡实 10g	莲子 10g
黄芩 10g	蒲公英 15g	黄连 6g	白蒺藜 10g
白鲜皮 10g	地肤子 10g	合欢皮 15g	甘草 3g

水煎服，每日 1 剂，连服 7 剂。

服药期间忌食辛辣发物，保持生活规律。

外治法：中药（侧柏叶 15g，马齿苋 15g，乌梅 30g，黄柏 15g，甘草 30g，地肤子 30g，冰片 10g）7 剂，每日 1 剂，水煎外洗。外用消炎止痒膏外涂，每日2次。

【二诊】药后头皮红斑面积缩小，瘙痒减轻，少量渗液、黄痂，纳寐可，二便调；舌质红，苔薄白，脉沉细。予枇杷清肺饮加减：桑叶10g，枇杷叶10g，黄芩10g，蒲公英15g，陈皮10g，车前草15g，地肤子10g，苍耳子10g，丹参10g，炒蒺藜10g，侧柏叶10g，茯苓15g。

【三诊】红斑消退，无瘙痒，少量脱屑，纳寐可，大便溏；舌淡红，苔薄白，脉沉细。本次就诊患者皮损基本消退，予二陈汤合枇杷清肺饮加减：陈皮10g，半夏10g，茯苓15g，桑叶10g，枇杷叶10g，厚朴10g，黄芩10g，苍耳子10g，炒蒺藜10g，丹参10g，藿香10g，佩兰10g，甘草3g，7剂水煎服；枫子仁30g，炒蒺藜15g，地肤子30g，乌梅15g，甘草15g，冰片10g，黄柏15g，7剂水煎外洗。守方续治2周后停药，随访3个月几无再发。

【按语】脂溢性皮炎是发生于皮脂溢出部位的慢性炎症性皮肤病，好发于头、面、胸及背部等皮脂腺分布丰富的部位，往往局限或开始于头部，渐蔓延至颜面、胸背等其他皮脂溢出部位，严重者可以泛发全身，属中医"白屑风""面游风"的范畴。

《外科真诠》有言"面游风生于面上，初发面目浮肿，痒若虫行，肌肤干燥，时起白屑，次后极痒抓破，热湿盛者流黄水，风燥盛者流血，痛楚难堪。由平素血燥，过食辛辣厚味，以致阳明胃经湿热，受风而成。"唐代王焘的《外台秘要》记载："头风白屑，不问冬夏，令人瘙痒；此本于肺热也……肺热则熏蒸而多白屑；复以风热鼓作，故痒而喜搔。"故临床中辨证多从湿热内蕴和风热血燥等方面入手。

翁老认为，现代人多饮食不节、损伤脾胃，且湿邪缠绵日久亦伤脾胃，本案患者病机以脾虚为本，肺热、胃肠湿热为标，治疗始终均不忘健脾，合枇杷清肺饮、二陈汤之清肺热、化湿热，辅以疏风止痒药，方能标本兼治，短期见效，且脾胃得健，可有效降低复发率。

十七、脂溢性脱发

林某，男，33 岁。初诊日期：2022 年 4 月 13 日。

主诉：脱发，伴头皮油腻 5 年。

现病史：患者 5 年前无明显诱因出现脱发，伴头部皮脂溢出，曾外院内服中药治疗（具体不详），无明显改善。刻下症见口干，口苦，纳寐可，二便调。

舌脉：舌质红，苔薄白，脉沉细。

体格检查：头顶、颞部头发稀疏，皮脂溢出。

【**西医诊断**】脂溢性脱发。

【**中医诊断**】发蛀脱发。

【**中医辨证**】湿热内蕴。

【**治法**】清热化湿。

【**处方**】枇杷清肺饮加减。

桑叶 10g　枇杷叶 10g　侧柏叶 10g　甘草 3g

黄芩 10g　金银花 10g　蒲公英 15g　荷叶 15g

茯苓 30g

水煎服，每日 1 剂，连服 7 剂。

服药期间忌食辛辣发物，保持生活规律。

【**二诊**】药后头皮油腻较前减轻，脱发减少，晨起口干，纳寐可，大便稍溏；舌淡红，苔薄白，脉沉细。予上方加柴胡10g，白芍10g，枳实10g，山药10g，陈皮10g，去金银花。

【三诊】头皮油腻已较前明显减轻，脱发减少，晨起口干，口苦，口臭，纳寐可，大便稍溏；舌淡红，苔薄白，脉沉细。予上方加制首乌10g，桑椹15g，白芷10g。

【四诊】症状同前，口干口苦减，纳寐可，二便调；舌淡红，苔薄白，脉沉细。予茯苓15g，山药10g，陈皮10g，桑叶10g，枇杷叶10g，荷叶10g，制首乌10g，桑椹15g，蒲公英15g，天花粉15g，侧柏叶10g，车前草15g。

【五诊】症状同前，头发脱落减少，头皮出油减少，口干口苦减，纳寐可，二便调；舌淡红，苔薄白，脉沉细。予上方加杜仲15g，黑豆30g，白扁豆30g。

【六诊】症状同前，口苦，纳寐可，二便调；舌红，苔薄白，脉沉细。予上方加黄芩10g，板蓝根15g，瓜蒌10g。

【七诊】症状同前，纳寐可，二便调；舌红，苔薄白，脉沉细。予山茱萸10g，熟地黄10g，生地黄10g，茯苓15g，山药10g，牡丹皮10g，陈皮10g，砂仁10g（后下），蒲公英15g，黄芩10g，桑叶10g，侧柏叶10g，荷叶10g，制首乌10g。

【八诊】症状同前，纳寐可，二便调；舌红，苔薄白，脉沉细。患者头部皮脂溢出及脱发均已明显改善，可见较多新生头发，予上方加桑椹10g，西洋参10g，守方续治。

【按语】

脂溢性脱发是一种毛发进行性减少性疾病，通常在青春期及青春期后多发，常可见头皮油腻，现多称雄激素性脱发，属中医"发蛀脱发""蛀发癣"等范畴。

翁老治疗此病常分为三期。初期治疗当以减少油脂分泌为目标，常用健脾利湿，清肺热等方法，常用枇杷清肺饮、四神汤等。肺主皮毛，毛发有赖肺气宣发润泽而生长，脾为"气血生化之源"，脾土健运，则水谷精微化生充足，气血充盈，输布周身，而使毛发茂密。脾与肺共主一身之气的生成，故健脾、清肺可减少油脂分泌，恢复肌肤滋润，苗壮毛发。生发当以调补肝肾为首，《素问·五脏生成》云，"肾之合骨也，其荣发也"，发为肾之华，为血之余。《素问·六节藏象论》曰："肾者，主蛰，封藏之本，精之处也，其华在发……肝者，罢极之本，魂之居也……以生血气。"肾藏精，若肾气衰弱，可见面色憔悴，发落齿槁。肝藏血，主疏泄，气郁则气血不调。乙癸同源，治当肝肾同调，则气血精津充盛，上荣头面，助毛生发。待治疗中期油脂分泌及脱发减少，即可开始加入补益肝肾之品，如杜仲、桑椹、巴戟天、制首乌、黑豆等。后期则主要运用补益肝肾之六味地黄丸加减，健脾需贯穿始终，因随着现代食品工业化的发展，喜食甜腻厚味者明显增多，故补益肝肾必以调畅脾土为重要辅助，否则补益难以见效，反增滋腻。同时，还应注意调畅肝气，《灵枢·经脉》曰："脉不通则血不流，血不流则色不泽。"肝喜条达，司职疏泄，推动血行津布，调畅情志活动，现脂溢性脱发发病多较前一辈更早，与工作生活压力大、睡眠不足、思虑过度有关，故疏肝解郁之法也应随症加减。

本案患者初期予枇杷清肺饮合健脾化湿之品，1个月余后见出油及脱发明显减少，开始加入制首乌补肝肾、益精血、助生发，桑椹滋肾乌发，白芷芳香透达上行，同时加四逆散调和肝脾，砂仁、陈皮、白扁豆等加强健脾化湿之力，过渡至后期以六味地黄丸为主方补益肝肾，可见新生毛发渐多，且头皮清爽，不易复脱。西洋参可养阴益气提神、调节免疫、改善血供，为翁老慢性病中后期常用药。

翁老针对脂溢性脱发的三期治疗法，辨证思路清晰，可随症灵活加减，肝、脾、肾兼顾，使周身气血流畅，发有所养，根基牢固。

第四章

师承心悟

一、粉刺跟师心得

粉刺是一种以颜面、胸、背等处生丘疹如刺，可挤出白色碎米样粉汁为主要临床表现的常见皮肤病，多发于青春期，男女均可发病。粉刺的特点是颜面及胸背散在出现针尖或米粒大小的丘疹，或见黑头，能挤出粉渣样物；重者出现脓疱、结节或囊肿等皮损。粉刺易反复发作，常在食用刺激性、多脂、甘甜等食物后加重，部分女性患者可在月经前后加重。西医称之为痤疮，分为丘疹型、脓疱型、聚合型。

翁丽丽教授自幼耳濡目染中医外科疾病的诊治，后就读于福建中医学院，潜心研读中医四大经典，以及《景岳全书》《医宗金鉴》《外科准绳》《疡医大全》等经典著作，从医数十年来长期从事中医皮肤病及中医美容疾病的研究，对痤疮、黄褐斑等中医皮肤美容疾病的诊治有着丰富的临床实践经验。翁教授在治疗粉刺方面积累了丰富的临床经验，患者往往能取得较好的临床疗效。笔者在跟师过程中受益匪浅，总结如下。

翁教授认为，粉刺多发于年轻人，其病因主要包括血热偏盛、肺胃积热、外感风热、气血凝滞、血瘀痰结等。素体血热偏盛是粉刺发病的根本，饮食不节、外邪侵袭是致病的条件。因闽南地区地处湿热，所以粉刺发病以热证表现居多，日久气血凝滞，经脉失畅，或肺胃积热，久蕴不解，化湿生痰，痰血瘀结，导致病情复杂，日久不愈。

翁教授认为，皮肤诸病均是内在脏腑、气血津液等的外在表现形式。因此在诊治皮肤病时，要从整体出发，进行辨证论治。翁教授强调，辨证论治是中医学精华之所在，是中医临床诊治的依据，临证中辨病与辨证应该互相结合，但论治的依据应以辨证的结果为主，只有辨明病机，辨证论治，面对临床复杂多变的病证才能做到迎刃而解。

粉刺的治疗分为内治法和外治法。内治法主要根据中医辨证分型来治疗，常见分型有：①肺经风热型，治以疏风清肺，方用枇杷清肺饮加减；②肺热血热型，治以清肺凉血泄热，方用五味消毒饮加减；③胃肠湿热型，治以清热除湿解毒，方用茵陈蒿汤加减；④痰湿瘀滞型，治以除湿化痰、活血散结，方用二陈汤合桃红四物汤加减。

翁老在长期临床实践中发现，闽南地区地处湿热，皮肤疾病常见火热之证，粉刺发病亦以热证表现居多，故临床常用清热、解毒、凉血、泻火等方法来治疗，但应注意根据不同的病机选择不同的清热方法。血热偏盛、肺胃积热及外感风热是粉刺最常见的几种病机，翁老常用清热解毒凉血法治之。但病机不同，所选用的治法和方药就不同。粉刺轻症，见丘疹色稍红或有痒痛，或有少许脓疱，证属肺热血热者用五味消毒饮清热解毒，或用枇杷清肺饮疏风清肺，酌加蒲公英、马齿苋等清热解毒；若见脓疱多发、皮疹色红、面积大等热毒表现较重者，则以黄连解毒汤加强清热解毒之功；若兼见身热、心烦不寐、口干等，可加用丹皮、赤芍凉血；兼见头痛、鼻衄等火性炎上的表现者，则应清泻肝火，可用龙胆泻肝汤加减治疗。

在粉刺的治疗中，常需应用大量的清热解毒药物。翁老在治疗粉刺的过程中特别强调要注意顾护脾胃，在辨证论治的同时运用《脾胃论》思想指导临床用药，往往能取得较好的疗效。《脾胃论》中提及："脾胃之气既伤而元气亦不能充，而诸病之所由生也。"强调"脾胃为滋养元气的本源，脾胃损伤必然导致元气不足而产生各种病变"。翁老对此理论极为推崇，她指出，苦寒伤胃，苦寒药亦伤阳气，如果苦寒药的应用不当，损伤胃气，将会导致正气耗伤，不利于疾病的转归，甚至诱发其他疾病。所以，翁老在临证时强调，应注意掌握清热解毒药的用法和用量，并注意观察病情变化，观察患者服药后有无胃脘部不适、纳食不佳等表现。对于热毒表现较明显且无明显脾胃虚弱的粉刺患者，治疗以清热解毒为主；若经过治疗后热毒消退，脓疱减少或消失，红肿热痛缓解，或患者有胃脘不适等表现，就应减少苦寒药的用量或停用苦寒药，也就是中病则止，防止耗伤胃气。如在治疗过程中过用寒凉药物，损伤脾胃，而邪气未除，可导致脾虚湿热证，此时治疗应健脾与清热利湿并用，翁老常用二陈汤加减来治疗此类患者，在清热利湿解毒的同时注意健运脾胃，而不是单用苦寒之品。对于脾胃素虚的粉刺患者，在应用清热解毒药物的同时往往需酌情加用健运脾胃的药物，如陈皮、半夏、茯苓等，或用四神汤加黄精、益母草、白术等调补脾胃。

另外，翁老认为瘀血是多种皮肤科常见病的重要致病因素之一，在粉刺的治疗中也需重视活血化瘀法的应用。"瘀"是痤疮久治不愈的病因之一，对于一些久治不愈的患者，即使没有明显的血瘀症候，仍然可以根据"久病入络致瘀"的理论，加用活血化瘀的药物来治疗。翁老在治疗痤疮时喜用丹参一药，功能祛瘀止痛，活血通经，往往能收到较好的疗效。

需要注意的是，瘀血致病，有气虚血瘀、气滞血瘀及夹痰夹热等多种表现，临证时需注意明辨病因、病机、病位，合理处方用药。在治疗过程中还要注意活血与清热、补虚、理气等之间的关系，灵活甄选具体方案。

粉刺的外治法应根据其临床特点来酌情选择相应的药物，如皮疹较多者，可用颠倒散茶调涂患处，每日2次；脓肿、囊肿、结节较甚者，可外敷金黄膏，每日2次；另外，可使用中药面膜治疗；对于囊肿、瘢痕较明显者，可采用局部注射法。

粉刺以热证为多，所以临床治疗粉刺一般先清热，正虚不显者待痘消后再调补正气，并酌情选用疏肝、安神、活血化瘀等方法。翁老治疗粉刺常用的药物有浙贝、射干、马齿苋、桑叶、枇杷叶、侧柏叶、丹参等。患者若有脾虚表现，可酌加健脾之品，如陈皮、半夏、茯苓等，一般不用党参等补益类中药及参苓白术散等中成药来健脾，因其容易导致上火，会加剧粉刺。如见舌苔黄腻，湿热重可重用清热利湿之品，如黄连解毒汤。清热时如无明显阴虚表现，一般不用麦冬等养阴药物。患者平时要注意多吃水果蔬菜，如西红柿、猕猴桃、橙子等，少吃大枣、党参、枸杞、黑米等。

以下是翁老治疗粉刺的几个常用经验方：

方1：清肺枇杷饮加味，具有清肺凉血之功效。

方2：蒲公英15g，紫花地丁10g，野菊花10g，金银花10g，甘草3g，浙贝母10g，马齿苋30g，具有清热解毒，消肿散结之功效。

方 3：生地黄 10g，龙胆草 6g，泽泻 10g，车前子 10g，黄芩 10g，甘草 3g，柴胡 10g，栀子 6g，具有清肝胆，利湿热的功效。

粉刺经积极治疗后，可改善症状，使皮肤损害消退。临床治愈为皮肤损害消退，自觉症状消失；美容治愈则不仅皮损消退，且未留印痕及瘢痕，面部皮肤光洁。若失治误治，则可能留下永久性瘢痕。

二、黄褐斑跟师心得

黄褐斑是一种发于面部的浅褐色或深褐色的色素沉着性皮肤病，以皮损对称分布、形态大小不定、摸之不碍手、无自觉症状的黄褐色斑片为临床特征，属于中医"肝斑""黧黑斑""蝴蝶斑"等范畴，好发于中青年女性，尤其多见于育龄期女性，是临床常见的损美性皮肤病。

翁老经过长期的临床实践，对黄褐斑的病因病机有着深刻的认识，并独创了治疗黄褐斑的系列经验方，取得了很好的临床疗效。翁老认为黄褐斑是全身性疾病的一种反映，黄褐斑虽发于皮肤，但其根源在于脏腑的功能失调。黄褐斑的病因病机比较复杂，但归纳起来与肝、脾、肾三脏关系密切，多种原因造成肝脾肾三脏的功能失调，气血不足，或气滞血瘀，导致面部肌肤失养，皮肤失其润泽，而发生黄褐斑。所以在黄褐斑的治疗方面，翁老认为，首先当补益祛斑，不离肝脾肾，其次应化瘀消斑，不离脏腑，再次当解毒化斑，标本兼顾。

1. 肝气郁结

女子以肝为先天，肝主疏泄，体阴而用阳，性喜条达而恶

抑郁，一旦情志失调，或怒，或悲，或惊恐，均可影响肝的疏
泄功能，致使气机紊乱，郁结不畅。现代育龄期妇女在生活、
工作双重压力之下，情绪波动较大，情志失调加之胎产哺乳伤
及气血，容易导致肝之藏血与疏泄功能紊乱，肝郁气滞，郁而
化热，熏蒸于面，灼伤阴血，面部肌肤失于濡养而成黄褐斑。
此型患者的皮损主要分布于眼周及口周，斑片呈浅褐至深褐
色，大小不一，可呈地图状或蝴蝶状，伴见胸胁、小腹痞满，
乳房胀痛，心烦易怒，纳差。患者多为中青年女性，月经前面
部色素沉着及伴随症状多加重，月经后可减轻，治疗以疏肝理
气、活血祛斑为法，方用逍遥散加减。本型患者治疗重在调肝
解郁，因肝气郁结与情绪因素密切相关，故药物治疗的同时应
嘱患者注意调畅情志，保持心情愉快。

2. 脾土亏虚

脾主运化，为后天之本。由于饮食不节，劳倦过度，使脾
失健运；或脾胃素弱，运化失健；或情志郁结，肝郁克土，致
脾胃虚弱，运化不健，气血亏虚，不足以濡养面部肌肤，肌肤
失养而致面生褐斑；或素体肾阳亏虚，火不暖土；或过食生
冷，致脾阳虚衰，阴寒内盛，水湿失于运化，痰饮内停，脉道
阻塞，气血不畅，不能荣于面，发为褐斑。此型患者除了可见
面部黄褐色斑片以外，多伴有倦怠乏力，面色无华，纳差，大
便溏泄；或可见全身困重，头部昏蒙，胸闷脘痞；或下肢浮
肿，带下色白量多，舌质多淡胖，边有齿痕，舌苔白腻，脉濡
缓，治疗以健脾益气为法，方用归脾汤合二陈汤加减以健脾益
气化湿。若伴有晨起下肢浮肿、面浮萎黄等脾肾阳虚表现者，
可酌加杜仲、仙茅、肉苁蓉等温补肾阳以助脾阳。

3. 肾精不足

肾藏精，肾精源于先天，养于后天，故女子二七，先天之精得后天水谷精微之养而天癸至，月事下，之后乃有经、孕、产、乳。人到中年，肾元匮乏或房事不节、肝血不足、情志内伤、久病失调等，均可导致肾精亏虚。若肾阴不足，精血不能上荣，或相火偏旺而致阴虚生热，日久郁蒸血液，虚火煎灼，面部肌肤失于濡润而发面部色斑。正如《外科正宗》所述："黧黑斑者，水亏不能制火……火燥结成黑斑。"若素体肾虚，或年迈肾亏，或久病伤肾，或房劳过度等导致肾阳亏虚，温煦、推动血行之力减弱，可致寒凝血滞，脉络瘀阻，颜面肌肤失养而发面色黧黑。此型患者常见于产后及更年期妇女，属于肾阴不足者色斑常对称分布于颜面部，以鼻为中心，斑色褐或灰暗，边界不清，伴见面色不华或萎黄、肌肤干燥、神疲乏力、五心烦热、盗汗、妇女经少或闭经等，舌红苔少，脉沉细，治疗以滋养肾阴为法，方用六味地黄丸加减；属于肾阳不足者常见斑色暗褐或灰暗，可伴有头晕目眩、精神萎靡、形寒肢冷、腰膝酸软、月经量少色淡等，舌淡胖，苔白，脉沉弱，治疗以温补肾阳为法，方用金匮肾气丸加减。在临证中，治疗肾精不足的患者需注意根据阴阳互根互长的规律，对肾阴不足伴有肾阳虚的患者，可在滋养肾阴的同时酌加补阳之品；对于肾阳不足兼有肾阴虚的患者，可在温补肾阳的同时酌加养阴之品，正如《景岳全书》所云"阴根于阳，阳根于阴""善补阳者，必于阴中求阳，则阳得阴助而生化无穷；善补阴者，必于阳中求阴，则阴得阳生而泉源不绝"。而对于肾阴肾阳皆有不足的患者，翁老常以阴阳双补为治疗大法，以自拟补肾祛斑汤（牡丹皮、泽泻、熟地黄、山茱萸、丹参、何首乌、杜仲、菟丝子等）为主方治疗。方中牡丹皮、泽泻、熟地黄、山茱萸、何首乌补益肝肾；杜仲、菟丝子温补肾阳；丹参活血化瘀。诸药合用，共达补益元阳，滋养精血，化瘀消斑之效。

在黄褐斑的治疗过程中，翁老经常强调瘀血是黄褐斑的重要病理因素，气血瘀滞，不能上荣于面是黄褐斑的关键病机，正所谓"有斑必有瘀，无瘀不成斑"。中医学认为，"久病成瘀"，多种病因引起气血运行不畅，脉络瘀阻，气血不能上荣于面，可发为黄褐斑或使原有色素加深。血瘀的形成可以有多种原因，如肝气郁结日久，气滞而致血瘀；或脾虚气弱，血液失于推动而致瘀；或肝肾阴虚，血热熏蒸脉络，脉络不畅，滞而成瘀；或肾阳虚衰，寒凝血滞而成瘀。无论是何种原因，最终都表现为"气滞血瘀"这一基本特点。此型患者多见颜面部灰褐或黑褐色斑片，或急躁易怒，胸胁胀痛，或伴有慢性肝病，或月经色暗有血块，或有痛经，舌质暗红有瘀斑，脉沉弦或细涩。治疗以活血祛瘀为法，翁老常用自拟活血祛斑汤（桃仁、红花、熟地黄、白芍、当归、川芎、赤芍、丹参、柴胡、枳壳、白蒺藜、白鲜皮）治疗，另可根据瘀血形成的原因酌情加减，如肝郁者酌加疏肝解郁之品，脾虚者酌加健脾益气之品，肝肾阴虚者酌加滋养肝肾之品，肾阳不足者酌加温补肾阳之品，往往收效甚佳。值得注意的是，临床上黄褐斑患者常见多种病机共存，故临证应注意审明病机，分清主次，才能更好地对证用药。

在重视内因的同时，翁老还特别重视对外因的治疗，注重内外并治。翁老在长期的临床实践中发现，黄褐斑的发病除了与肝脾肾三脏的功能失调、肌肤失养有关以外，还与外邪中的火邪、毒邪密切相关。与黄褐斑的发病密切相关的外邪如日光中的紫外线，可归于中医学的"火热之邪"和"光毒"范畴。绝大部分黄褐斑患者都有夏季加重、冬季减轻的特征，也说明日光照射是诱发黄褐斑的重要原因之一。另外，长期口服避孕药物，以及使用劣质化妆品也是诱发黄褐斑的另一个重要原因。上述药物以及化妆品中所含的有机化学产物、香料、色素、重金属等可归于中医学"药毒"的范畴。此类患者多因禀赋不耐，邪毒侵犯机体，或禀血热之体，受药毒侵扰，火毒炽盛，燔灼营血，外发皮肤；或禀湿热之体，受药毒侵扰，体内湿热蕴蒸，郁于肌肤，皮肤腠理疏松，气血失调，颜面失养而生褐斑。面部斑片多表现为色泽鲜明，位置较表浅，或伴有皮肤发红、瘙痒、脱屑等，另可见口苦、便秘、尿赤、舌红、脉数等热象，一般病程较短，夏季症状较明显。治疗以清热疏风、活血解毒为法，并嘱患者防晒，忌用含铅汞的化妆品。翁老常以自拟解毒化斑汤治疗此类患者，药用菊花、黄芩、夏枯草、天葵子、白芷、防风、僵蚕、白蒺藜、白鲜皮等，但需注意与临床辨证相结合，如兼有肝郁、脾虚、肾虚、气滞血瘀者，需视其轻重缓急处方用药，标本兼顾，方能收到良效。

　　黄褐斑的病位在皮肤，且病情常受到许多外界理化因素的影响，因此翁老认为，对黄褐斑的治疗除了内服中药辨证论治以外，还可配合使用外治法，使药物直接作用于病变局部，治疗更有针对性。翁老临床常用中药面膜外敷，选取白芷、白及、白茯苓、白附子、白僵蚕、益母草、防风、藁本等研细末，调蜜外敷于面部。其中，白芷外用为美容要药，《本草纲目》谓其"长肌肤，润泽颜色，可作面脂"；白及具有美白祛斑、收敛止血、消肿生肌的功效，自古以来就是美容良药，被誉为"美白仙子"，《药性论》谓其"治面上疮，令人肌滑"，

《本草纲目》谓其"洗面黑，祛斑"；白茯苓能祛斑增白，润泽皮肤，《本草品汇精要》记载"白茯苓为末，和蜜，敷面上疗面疮及产妇黑疱如雀卵"；白附子具有消除面部黑色素的作用，《本草经疏》载，白附子"性燥而升，风药中阳草也，风性升腾，辛湿善散，故能主面上百病而行药势也"；白僵蚕含有氨基酸和活性丝光素，有营养皮肤和美容作用，《神农本草经》记载其"灭黑斑，令人面色好"，皆为中医美白消斑的常用外用药，配合益母草活血养颜，防风、藁本祛风解表止痒。诸药合用，可调和气血、祛风活血消斑。在外敷面膜的同时，还可配合点、揉、按印堂、攒竹、四白、颊车、迎香等面部穴位以活血通络，促进药物吸收。一般每周1次，12周为一个疗程，常可收到较好的疗效。另外，在外治方面，也可配合现代科技，如配合超声波导入仪进行临床治疗，通过超声波的机械影响与致热作用促进药物的透皮吸收。

黄褐斑的发病常为内外因共同作用的结果。因此，临床治疗黄褐斑除了审证求因、辨证施治以外，日常的护理调摄、消除致病因素也至关重要。不少黄褐斑患者都存在着不同程度的不良情绪如焦虑、抑郁、烦躁易怒等，需嘱其注意调畅情志，保持心情愉快；饮食方面宜清淡而有营养，忌肥甘厚腻、生冷、辛辣煎炸食品及饮酒等；注意休息，尽量保持充足的睡眠，忌房劳过度。另外，要注意避免黄褐斑的诱发因素，如夏季外出或受到日光照射时应使用遮光剂或撑伞，尽量避免口服避孕药物，避免使用重金属含量较高的劣质化妆品等。

三、清热解毒法治疗皮肤病跟师心得

翁老十分重视皮肤病的辨证施治，强调三因制宜，比如因闽南地区地处湿热，皮肤疾病患者中属湿热证者居多，在治疗时就要着重应用清热利湿药。同时，翁老还指出皮肤诸病均是内在脏腑、气血津液等的外在表现形式。《古书医言》云："邪气者，毒也。"外感内伤皆可生毒，若风、寒、暑、湿、燥、火六气太过或侵袭人体久留不去，往往郁而化热，积热成毒。热毒之邪在很多皮肤病的发生发展过程中常起着非常重要的作用，故而清热解毒法主要就是针对热毒而设，是根据《素问·至真要大论》中"热者寒之"和"治热以寒"的理论，使用具有清解热毒作用的药物达到清热毒之邪的目的，是中医皮肤病学中的重要治法之一。翁老根据多年临床经验认为，热毒之邪由于其来源不同、成因各异，患者的病情轻重表现亦有不同，在治疗上又分为疏风清热解毒、清热燥湿解毒、清热泻火解毒、清热凉血解毒及清热养阴解毒等，各种清热解毒药物的使用也要根据辨证不同而有所偏重。笔者有幸跟师学习，现将翁老临床中运用清热解毒法治疗皮肤病的经验介绍如下。

【病案 1】

患者，女，23 岁。

主诉：右上肢及躯干皮肤泛发性红疹，伴瘙痒 1 天。

现病史：患者 1 天前经过龙眼树下时有毛毛虫掉落在右肩处，随后局部出现红疹、瘙痒，外涂花露水后症状无减轻，晨起后发现红疹范围扩大，成风团状，瘙痒加重，遂前来就诊。刻下症见神疲倦怠，夜寐不安，右上肢及躯干泛发红色丘疹，瘙痒剧烈，局部可见抓痕；舌尖红，苔薄黄，脉浮数。

诊断：毒虫咬伤（风湿热毒）。

治法：疏风清热解毒。

处方1：金银花10g，连翘10g，黄芩10g，苍耳子10g，白蒺藜10g，地肤子10g，土茯苓15g，甘草3g。3剂，水煎内服，每日1剂。

处方2：蛇床子30g，蜂房15g，薄荷10g（后入），冰片6g（烊化），明矾30g（烊化）。3剂，水煎外洗，每日1剂。

3日后随访患者，皮肤红疹已消退，瘙痒症状基本消失，寐安。

此类疾病多由于盛夏之时，湿热蕴蒸，皮毛腠理开泄，外邪易于入侵，复被毒虫叮咬，使湿热毒邪蕴阻肌肤所致。翁老临床多选用金银花、连翘、黄芩、苍耳子等清热解毒且药性轻清上行于表之药，并佐以利湿、疏风止痒之品，疗效显著。

【病案2】

患者，男，23岁。

主诉：面部反复出现红色丘疹、结节脓疱5年。

现病史：患者5年来面部反复出现红色丘疹，伴见结节、脓疱，可挤出黄白色粉刺样分泌物，时轻时重，未予重视及诊治。患者平素偏嗜辛辣刺激之品，近期前额部开始出现红色丘疹，伴有痒痛感，且渐及后发际处、颈项部多处，症状逐渐加重，伴明显口干，无口苦，纳食可，大便黏腻，小便黄，夜寐安；舌体胖大，舌红苔薄黄，脉沉细。

诊断：粉刺病（湿热内蕴）。

治法：清热利湿解毒。

处方1：蒲公英15g，黄芩10g，桑叶10g，枇杷叶10g，浙贝母 10g，牡丹皮 10g，马齿苋 15g，茯苓 15g，栀子 5g。水煎内服，日 1 剂。

药后皮疹明显改善，上方随症加减巩固治疗 2 月余，患者面部未再出现红色丘疹，结节消退，留有暗红色斑。

此例痤疮患者，形体偏胖，血热阳热偏盛，火热上炎于头面部；加之平素饮食不节，偏嗜辛辣刺激之品，脾胃湿热，溢于肌肤，故头面部皮肤可见丘疹、结节、脓疱；脾胃湿热，则排便不爽，大便黏腻；热移膀胱则小便黄；舌脉为湿热之象。方药治以清热利湿解毒，方中桑叶、枇杷叶、浙贝母、黄芩清肺热，蒲公英、马齿苋清热解毒，牡丹皮、栀子清利湿热，凉血解毒，茯苓健脾利湿，全方共奏清热利湿，凉血解毒之效。

【病案 3】

患者，女，70 岁。

主诉：全身多发红色丘疹半年余。

现病史：患者半年余前无明显诱因出现双下肢红色丘疹，瘙痒症状明显，随后开始全身泛发，丘疹表面伴有鳞屑，外涂止痒药膏（具体用药不详），瘙痒症状可减轻，但红色丘疹不能控制，伴有口干口苦；舌体胖大晦暗，苔薄黄，脉沉细。

诊断：白疕病（血热）。

治法：清热凉血解毒。

处方 1：生地黄 30g，水牛角 15g，牡丹皮 10g，黄芩 10g，黄连 6g，土茯苓 15g，槐花 10g，甘草 3g，白蒺藜 10g，制陈皮 10g，佛手 10g，首乌藤 15g，合欢皮 10g，炒酸枣仁 12g。水煎内服，每日 1 剂。

处方 2：黄柏 30g，乌梅 30g，桃仁 30g，甘草 30g，苦参 30g，冰片 6g（烊化），金银花 15g，地肤子 30g。水煎外洗，

2日1剂。

上方随症加减2月余，患者下肢皮肤未再新发丘疹，皮肤光滑无明显脱屑，瘙痒症状基本消失，达到临床治愈标准。

银屑病俗称牛皮癣，是一种常见的具有特征性皮损的慢性复发性炎症性皮肤病。中医称之为"白疕"，又有"松皮癣""干癣""白壳疮""蛇虱"等病名，以"肤如疹疥，色白而痒，搔起白皮"而得名。目前，西医学对于银屑病的发病机制尚不清楚，仍以局部对症治疗及物理治疗为主。历代医家对银屑病的中医病因病机研究分析认为其有多种不同的致病因素，并认为银屑病治疗成功的关键在于辨证论治的准确性。翁老认为在银屑病患者的治疗上应牢牢抓住"血"的本质，以清热凉血、活血化瘀、养血润燥为治疗银屑病的主要方法，分不同的时期从血的不同方面辨证论治。银屑病的成因多为血分热毒炽盛，生风生燥，肌肤失养，《素问·调经论》言"血气不和，百病乃变化而生"。《素问·五脏生成》有"血凝于肤者为痹"之论，而气血运行失常则主要表现为血热、血虚、血瘀等。银屑病的病机核心为血热，病理过程是血热到血燥到血瘀，以及这三种证型相互转换。经四诊合参辨证分析此患者属血热证，考虑为热毒入里聚于血分发于肌肤所致红色皮疹，治疗上常用生地黄、水牛角、牡丹皮、赤芍、黄芩、黄连、槐花等清热凉血解毒消斑之品，获效明显。

四、从湿论治痤疮跟师心得

痤疮是一种以颜面、胸、背等处出现丘疹如刺，可挤出白色粉汁样物，重则出现脓疱、结节、肿等多形性损害，毛囊与皮脂腺的慢性炎症性皮肤病，皮损好发部位多在皮脂溢出部位，如面部、胸、背皮肤等。痤疮是临床常见多发病，顽固难治，容易复发，甚者迁延10余年，好发于青少年，是困扰患者身心健康的损容性疾病。

翁老通过长期的临床实践，认为痤疮的发病与湿邪关系密切，余随其身边伺诊抄方十余载，现将翁老多年来运用中药从湿论治痤疮的经验整理小结如下。

1. 痤疮与湿邪的关系

（1）湿邪的定义

湿在正常情况下，为自然界六气之一，称为湿气，具有滋润万物之功，但如果湿气太过或非其时而有其气则为湿邪，由此致病则为湿病。湿邪有外湿、内湿之分。外湿多由气候潮湿，或涉水淋雨、居处潮湿等外在湿邪侵袭人体所致；内湿则多由嗜酒成癖或过食生冷，以致脾阳失运，湿自内生。外湿和内湿虽有不同，但在发病过程中又常相互影响。伤于外湿，湿邪困脾，健运失职则易形成湿浊内生；而脾阳虚损，水湿不化，亦易招致外湿的侵袭。翁老认为，福建地处我国东南沿海，气候环境温暖多湿，加之居民多食海鲜生冷，易损脾阳，致湿邪内生，故福建地区病患以痰湿或湿热体质为多见。

（2）湿邪致病特点

湿为阴邪，重浊有质，随寒热变化：湿邪为患，常随人体阴阳之盛衰，或从阳化热，或从阴化寒，若久郁之湿邪更易从热而化，湿热内蕴是发生痤疮疾病的主要因素之一，多因素体阳热偏盛，或过食辛辣肥甘厚味之品而发，湿热是痤疮发病的致病因子，有研究显示，痤疮患者饮食偏好辛辣、油炸、肥腻者居多，可酿生湿热而致病。

湿性黏滞，致病郁滞：痤疮患者由于湿邪阻滞，气机不畅，郁聚肌肤，皮肤油腻，秽垢，大便黏腻，舌苔垢腻，湿邪黏腻重浊，易壅滞郁阻，气机不畅，气化不利，胶着难解，故痤疮患者病程较长，反复发作，或缠绵难愈，少则数月，多则数年。

湿与脾相应：脾主运化水湿，喜燥恶湿，湿邪侵犯人体，最易伤害脾阳，脾阳虚衰，不仅可引起湿浊内困，还易引起外湿侵袭。各种因素引起的脾胃损伤，也都会影响脾气运化水湿，使水湿停滞、气机升降失常。因此，翁老在临证治疗痤疮患者时，非常重视健脾固脾，如《脾胃论》云"脾胃之气既伤而元气亦不能充，而诸病之所由生也""欲实元气，当调脾胃"，故在治疗脾虚有湿的病证时，宜用燥湿化湿之品，治疗一方面要健脾，一方面要行气、利湿等以恢复脾胃功能。

2. 湿邪导致痤疮的病因病机

痤疮主要发生于青少年，阳气旺盛，属于阳热有余之体，且面部暴露易受外邪，尤其是湿邪的侵袭，一旦入于体内，极易化热或与内热相结合，形成湿热，加之过食辛辣油腻之品，致脾胃积湿生热，湿热内蕴，既可影响脏腑功能，亦可熏蒸颜面等处肌肤，使毛窍壅闭，皮脂排泄不畅而成痤疮。而现代年轻人的生活方式又存在诸多利于湿邪滋生的因素，故从湿论治痤疮湿热证确有临床指导意义。翁老认为，湿热蕴结，"郁乃痤"，湿热郁结不解，则易生毒；湿热阻遏气机，易致血瘀，生痰，于是脓疱、结节、囊肿相继丛生为患。故而，痤疮的病机是湿热为本，毒瘀痰结为标。

3. 从湿论治痤疮的特点

翁老临证时，首先分清湿热的偏重，以治湿为本，同时紧抓痤疮病机中的肺热、血热、痰瘀等因素，根据患者的临床症状和体征，结合患者体质，分清虚实，权衡主次，抓住痤疮以湿热体质为本，毒瘀痰结为标的病机要点，治以清热利湿为主，结合解毒祛瘀、化痰散结立法。健脾理肺治本，清热利湿治标，肺脾同治，子母兼顾，断绝湿热产生之源。

临床上翁老强调，使用清热解毒药应注意中病即止，因其大多为苦寒之品，苦寒伤胃，亦伤阳气，古人云"保护一分胃气，便有一分生机"，如果用药不当损伤胃气，将会耗伤正气，不利于疾病的转归。同时，脾胃虚弱则湿邪缠绵，甚至变生他病，故清热解毒药的使用要掌握适度，动态观察病情变化，脓疱、红肿热痛缓解，就应停用或少用苦寒药。

4. 痤疮外治运用特点

中药溻渍是中医外治法中比较独特有效的治疗方法，吴师机曰："外治之理即内治之理，外治之药亦内治之药，所异者法耳"。中药外治同内治法一样，是辨证论治指导思想下进行的。溻渍法可使药物经皮肤腠理，贯通经络，直达病所，从而达到清热利湿，消炎止痛，软坚散结的作用。翁老在数十年的工作经验基础上，自研复方马齿苋洗剂，将饮片浸泡煎液冷却，而后用 6 ～ 8 层纱布浸透药液，轻拧至不滴水，湿敷于患处，每次 15 分钟，每日 2 次。若有创面，患者要采用无菌操作，避免继发性皮肤损害。

5. 临床应用

（1）肝经湿热型（热重于湿）

临床表现为颜面皮疹暗红，以丘疹、脓疱、结节为主，局部疼痛，伴有心烦易怒、胸胁胀痛、口干口苦、便秘等症状；舌质红，苔黄腻，脉弦滑。病机为素体肝火偏旺，加之偏嗜辛辣油腻之品日久，致脾胃积湿生热，湿热之邪蕴结于肝，循肝经上壅于面部而致。治以清肝除湿为法，方选龙胆泻肝汤加减，龙胆草10g，栀子10g，黄芩10g，柴胡10g，生地黄15g，车前子10g，泽泻10g，当归9g，木通9g，甘草3g。

（2）湿热内蕴型（湿热并重）

临床表现为面部皮肤红色丘疹、脓疱，局部疼痛，口臭，溲赤；舌质红，苔黄腻，脉滑数。病机为环境湿热或饮食不节致外感、内生湿热，熏蒸颜面等处肌肤，使毛窍壅闭，皮脂排泄不畅而成。治以清热利湿为法，方选甘露消毒丹加减，绵茵陈15g，黄芩10g，石菖蒲6g，滑石15g，川贝母6g，木通6g，藿香6g，连翘9g，白豆蔻6g，薄荷6g，射干6g。

（3）脾虚湿蕴型（湿重于热）

临床表现为面部白色丘疹或红色丘疹，少许脓疱或结节，形体肥胖，倦怠乏力，面色萎黄，大便稀溏；舌淡红，苔白腻，脉沉细。病机为脾虚水湿运化失常，湿郁化热，湿重于热，溢于肌肤致病。治以健脾清湿热为法，方选三仁汤加减，杏仁10g，薏苡仁30g，半夏10g，竹叶6g，白通草6g，滑石18g，白豆蔻6g，厚朴6g。大便秘结，加大黄、决明子、火麻仁；瘀血者，加丹参、凌霄花、桃仁、红花、泽兰；结节囊肿，加三棱、莪术、浙贝母、穿山甲（代）；脓疱较多者，加蒲公英、黄芩、马齿苋等；大便稀溏，加白术、神曲、茯苓等。

6.病案举隅

【病案1】

患者，女，27岁。

主诉：面部散在红色丘疹，多个结节、脓疱，伴疼痛3个月。

现病史：患者 3 个月前无明显诱因出现面部面部散在红色丘疹，多个结节、脓疱，伴疼痛，于当地医生经治未见效，遂来就诊。刻下症见皮脂溢出，烦躁，口苦，心烦，不寐，大便干结；舌质红，苔黄腻，脉弦偏数。

诊断：面疱（肝胆湿热，郁结肌肤）。

治法：清肝除湿。

处方：龙胆泻肝汤加减。龙胆草 10g，栀子 10g，黄芩 10g，柴胡 10g，白芍 10g，车前子 10g，泽泻 15g，大黄 6g（后下），当归 6g，穿山甲 10g（先煎），夜交藤 15g，合欢皮 10g。

外治法：马齿苋洗剂湿敷，每日 2 次，每次 15 分钟。

服药 2 周后结节、脓疱消退，后续以清热祛湿为法，予甘露消毒丹加减治疗痊愈。

按语：辛辣之品属阳、属热，因患者偏嗜日久，助阳化热，湿热内蕴，循经上熏，血随热行，上壅于面部故面生丘疹、脓疱、结节；热扰神明故心烦、不寐；舌质红、苔黄腻、脉弦偏数皆为肝经湿热之象。故拟用龙胆泻肝汤加减，清利肝经湿热，服药 2 周后脓疱结节消退而后续以清热利湿之品治疗痊愈。

翁老喜用生大黄，用釜底抽薪之法以达到祛除病邪的目的，常用量为 6～9g，根据患者的体质而定。大黄不仅能够通下，而且有清热解毒之功。

【病案 2】

患者，男性，32 岁。

主诉：面部红色丘疹、结节反复发作半年。

现病史：患者半年前无明显诱因出现面部红色丘疹、结节，自用外用药涂擦未奏效，病情反复发作。刻下症见纳差，疲乏，时腹胀，大便稀溏，日行 2 次。查肝功转氨酶升高。

诊断：粉刺（脾虚湿热，阻于肌肤，湿重于热）。

治法：健脾清热利湿。

处方：三仁汤加减。杏仁 10g，薏苡仁 30g，白豆蔻 12g，半夏 10g，竹叶 6g，通草 6g，滑石 18g，厚朴 10g，马齿苋 15g，蒲公英 15g，绵茵陈 30g，白术 10g。

外治法：马齿苋洗剂湿敷，每日 2 次，每次 15 分钟。

服药 1 个月后，皮疹消退，查肝功转氨酶正常。

按语：患者由于脾虚水湿运化失常，湿郁化热，湿重于热，湿热溢于肌肤致病，治疗以健脾祛湿为主，清热为辅而奏效，皮疹消退后以健脾益气收功。

7. 小结

翁老认为湿热病邪导致痤疮的发生在临床上要首辨病因，次辨病位，后辨湿热轻重，审查病邪再行施治。可分为湿重于热、热重于湿、湿热并重等，在治疗上宜权衡轻重缓急予以治疗，例如肝经湿热证属实热证，宜清除病邪以攻法治之；而湿重于热患者兼有脾虚，宜攻补兼施，既能除病邪而又不伤正；湿热并重者用清利法治之。与此同时，中医外治法在痤疮的治疗中有非常重要的作用。痤疮患者根据辨证论治采用内服药物之外，必须要配合外治法，以提高疗效，缩短病程，同时禁用化妆品，若有创面，护理要采用无菌操作，避免继发性皮肤损害。

痤疮病程较长，易反复发作，翁老认为对于痤疮患者采用食疗的方法将能取得事半功倍的成效，不仅可以减轻病情，而且可以防止本病的复发。在临床上，由于饮食不节导致疾病发生或加重是主要发病原因之一，通过对患者进行食疗指导，如不宜进食辛辣发物之品（虾、蟹、煎炸、咖啡、浓茶、甜食）等，多食薏苡仁粥、怀山粥、黄花菜、黑木耳等，可以降低本病的复发率并减轻症状。

五、银屑病跟师心得

银屑病是一种皮肤红斑且反复出现多层银白色干燥鳞屑的慢性复发性皮肤病，又称为牛皮癣。其基本皮损特征为初起为表面附有白色鳞屑，基底呈红色的丘疹或斑丘疹，之后逐渐扩大融合成片、成块，边缘明显，红斑上覆以多层干燥银白鳞屑，将鳞屑刮去后有发亮薄膜，即"薄膜现象"，再刮去薄膜则有筛状出血现象，临床称作"露滴现象"，皮损形态有点滴状、钱币状、盘状和地图状。目前，西医对于本病的发病机制尚不明确，多数学者认为与感染、遗传、机体代谢、免疫异常等因素有关，根据患者临床表现可分为寻常型、脓疱型、关节病型和红皮病型。其中以寻常型最常见，占全部患者的97%以上，寻常型银屑病又分为进行期、静止期和退行期三期。本病属中医"白疕"范畴。"白疕"作为病名始载于清代《外科大成》："白疕，肤如疹疥，色白而痒、搔起白屑，俗呼蛇虱，由风邪客于皮肤，血燥不能荣养所致。"至清代，《外科证治全书》中描述"白疕（一名疕风）皮肤燥痒，起如疹疥而色白，搔之屑起，渐至肢体枯燥坼裂，血出痛楚，十指间皮厚而莫能搔痒；因岁金大过，至秋深燥金用事，易得此证，多患于血虚体瘦之人"，说明本病有一定的季节性，秋冬好发。

本病的发生多于营血亏虚，生风生燥，肌肤失养以及血分热盛有关，初起多为内有蕴热，复感风寒或风热之邪，阻于肌肤；或机体蕴热偏盛，或性情急躁，或外邪入里化热，或恣食辛辣肥甘及荤腥发物，伤及脾胃，郁而化热，内外之邪相合，蕴于血分，血热生风而发。病久耗伤营血，阴血亏虚，生风化燥，肌肤失养，或加之素体虚弱，病程日久，气血运行不畅，以致经脉阻塞，气血瘀结，肌肤失养而反复不愈；或热蕴日久，生风化燥，肌肤失养，或流窜关节，闭阻经络，或热毒炽盛，气血两燔而发。

1. 辨证思路

翁老临证惯以中医整体思维、藏象理论和辨证论治为大法，本着"内治求本""外治之外最重外治""久病调神"的宗旨，在治疗与调护上，提倡"内外同治""身心共养"，逐渐形成深具个人学术特色的一整套中医皮肤科疾病诊治经验。翁老在运用中医治疗银屑病方面具有丰富的临床经验，根据患者银屑病皮损特征及病程变化，并结合患者体质、伴随症状及舌脉，辨证选用适宜的治疗方法。翁老特别重视从血分论治，针对发病的不同的时期从血的不同方面采用清热凉血、活血化瘀、养血润燥等方法。银屑病的成因多为血分热毒炽盛，生风生燥，肌肤失养，《素问·调经论》言"血气不和，百病乃变化而生"，《素问·五脏生成》有"血凝于肤者为痹"之论，而气血运行失常则主要表现为血热、血虚、血瘀等，银屑病的病机核心为血热，病理过程是血热到血燥到血瘀，以及这三种证型相互转换。同时，对一些病程较长，且皮损散在、肥厚的皮肤病，还应重视祛湿。

2. 辨证分型

（1）血热证

本病初期多为血热，如血分蕴热不能及时祛除，久之耗伤阴血，易致阴血亏虚，生风化燥，肌肤失养而为血燥证，故初期及进展期多见血热证，症见皮损新出，色鲜红，上覆银白色鳞屑，鳞屑多且易于脱落，伴皮肤瘙痒，心烦易怒，口干，大便秘结，小便黄赤；舌红苔薄黄，脉数或弦或滑。治疗上多选犀角地黄汤加减，以清热解毒，凉血化斑。近代医家赵炳南、朱仁康等多数医家也认为"血热"是银屑病发病的根本原因及关键所在。

（2）血瘀证

本病后期热毒耗伤阴血，气血运行不畅，以致经脉阻塞，气血瘀结，而成血瘀证。临床表现为肌肤甲错，关节活动不利，点状出血；舌质偏紫或有瘀斑瘀点。全血黏稠度升高，皮肤病理活检见皮损处及甲皱襞毛细血管扩张及扭曲等。本证型多见于静止期，经年不愈，皮损色暗红或色素沉着，鳞屑较厚，或呈蚌壳状，或伴关节活动不利；舌紫暗或暗红，见瘀斑瘀点，苔薄白，脉弦涩。治疗多选用桃红四物汤加减，以活血化瘀，养血润燥。

（3）血虚证

初期风热或风寒之外邪袭表，气血运行不畅，营血失和，阻于肌表而致肌肤失养；病久气血耗伤，血虚风燥之征象更显。该证型多出现于静止期或退行期，表现为皮疹不扩大或出现少量新疹，皮损干燥、肥厚或苔藓样变，可伴瘙痒，头晕眼花，面色白，咽干，大便秘结；舌淡，苔薄白少，脉沉或细缓。治疗上多选当归饮子加减，以养血滋阴润燥。

翁老指出，银屑病也是一种心身性疾病，心理因素在银屑病的发生、发展及治疗中具有重要作用，多数银屑病患者常表现为焦虑、紧张、抑郁、自卑等心理，银屑病反复、迁延的特点导致部分患者对治疗失去信心，进而中断治疗，致使焦虑烦躁等心理进一步加重病情。心理治疗可以减轻或消除患者身体症状，改善其心理精神状态，以适应家庭、社会和工作环境。

银屑病是疑难杂病中的难病之一，病程长，缠绵难愈，甚至可伴随患者终身。目前，中西医尚无特效根治手法。本病可发生于全身任何部位，但多对称发生于四肢伸侧和头皮，早期可有明显的季节性，常冬发夏愈，或冬重夏轻，以后逐渐失去此规律性。本病病因多而病机变化复杂，基本病因总归是内有血热，外感风邪；"血分有热""脉络有瘀"，则是其发病过程中的主要病机本质。翁老在临床实践中观察到本病的中医证型以血热证多见，根据中医辨证施治，配合外搽中药膏剂，取得较好疗效，治疗方法主要立足于凉血解毒、祛风止痒、活血化瘀、养血润燥。根据中医辨证施治，运用中药改善局部皮肤血液循环，促进新陈代谢，激活组织新生，修复皮肤表层及深层的受损组织，增强机体免疫力，从而恢复其正常生理功能。同时，在临床治愈后，继续用药 1～2 个疗程以巩固疗效。严格控制饮食，忌食辛辣刺激食物，保持良好的生活作息习惯和愉悦的心情，才能远离疾病的困扰。

3. 临床应用

【病案 1】

患者，男，95 岁。

主诉：周身皮肤瘙痒 1 年余。

现病史：患者近 1 年余前无明显诱因出现周身皮肤瘙痒，伴有干燥、脱屑，抓挠后有局部皮肤破损，就诊外院皮肤科，诊断为"皮肤瘙痒症"，予以口服依巴斯汀片，外用激素软膏等治疗，患者皮肤瘙痒、干燥、脱屑症状无明显减轻，纳可，寐差，需借助安眠药物入睡，每日大便 2～3 次，量少时溏，小便可，经他人介绍求诊翁主任门诊。刻下症见神清，语速缓慢，面色黧黑，躯干及四肢皮肤红斑，并覆有鳞屑，局部可见抓痕；舌质红少苔，脉滑缓。直肠肿瘤切除手术后 20 余年，小肠坏死切除手术后 8 年余，半年前患过"湿疹"，已治愈。

诊断：白疕病（气阴两虚）。

治法：益气养阴。

处方：太子参 10g，麦冬 10g，五味子 6g，制陈皮 6g，厚朴 6g，茯苓 10g，莲子 10g，芡实 10g，山药 10g，白蒺藜 10g，白鲜皮 10g。

外用（自制药）：复方冰黄膏和精华油涂擦，每日 3 次。

随症加减治疗用药 14 剂后，患者皮肤瘙痒症状改善不明显，考虑患者久病阴虚，阴不制阳，而出现燥、热等阴虚内热表现，遂调整处方如下。

内服方：玄参 10g，麦冬 10g，生地黄 15g，蒲公英 15g，黄芩 10g，土茯苓 15g，槐花 10g，白蒺藜 10g，白鲜皮 10g，茯苓 15g，白术 10g，甘草 3g。

外洗方：蛇床子 30g，桃仁 15g，甘草 30g，苦参 30g，黄柏 30g，冰片 3g（烊化）。

外用经验方：消银膏涂擦，每日 3 次。

患者经上法治疗 1 月余，治疗过程中患者皮肤状态有日渐好转，随后出现病情反复，手足皮肤皲裂，红斑加重，呈紫红色，皮肤干燥瘙痒症状明显，翁老结合患者个体情况在上述中药方中加入水牛角 15g，牡丹皮 10g，同时给予口服强的松 30mg，每日 3 次（随病情改善逐渐减量）治疗，患者皮肤红斑范围缩小，颜色变浅，瘙痒症状基本缓解，患者对治疗效果满意，继续守方巩固治疗。

【病案 2】

患者，女，70 岁。

主诉：全身多发红色丘疹半年余。

现病史：患者半年余前无明显诱因双下肢开始出现红色丘疹，瘙痒症状明显，随后开始全身泛发，丘疹表面伴有鳞屑，外涂止痒药膏（具体用药不详），瘙痒症状可减轻，但红色丘疹不能控制，伴有口干口苦，纳可，寐差，二便调；舌体胖大晦暗，苔薄黄，脉沉细。

诊断：白疕病（血热）。

治则：凉血解毒。

处方：蒲公英 15g，黄芩 10g，黄连 6g，土茯苓 15g，槐花 10g，甘草 3g，白蒺藜 10g，生地黄 30g，制陈皮 10g，佛手 10g，首乌藤 15g，合欢皮 10g，炒酸枣仁 12g，7 剂，水煎内服，每日 1 剂。

外治法：黄柏 30g，乌梅 30g，桃仁 30g，甘草 30g，苦参 30g，冰片 6g（烊化），金银花 15g，地肤子 30g。4 剂，水煎外洗，2 日 1 剂。消炎止痒药膏涂擦，每日 3 次。

患者坚持服用中药治疗近 2 个月，皮肤未出现红斑、丘疹，皮肤瘙痒症状消失，治疗效果满意，又巩固治疗 1 个月，未复发。

六、经方论治皮肤病跟师心得

医圣张仲景所著的《伤寒杂病论》指导着中医学的理论研

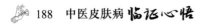

究和临床实践，其中所载经方为中医临床各科提供了辨证论治的方法以及丰富的诊疗手段，现将翁老运用经方论治皮肤病的经验总结如下。

1. 中医整体观

医圣张仲景提出整体观的辨证法，对皮肤病的治疗具有现实的指导意义。《伤寒论》创立的六经辨证理论体系，系统阐述了外感热病的诊治规律，融理、法、方、药为一体，进一步确立了脉证并重的诊断法则与辨证论治的纲领，为中医临床各科提供了辨证论治的基本法则。《金匮要略》以整体观为指导思想、脏腑经络为理论依据，运用四诊八纲，建立了以病为纲、病证结合、辨证论治的杂病诊疗体系。因此，重视整体，注重脏腑经络变化，把脏腑经络作为辨证的核心是其基本论点之一。

六经辨证和杂病诊疗，都离不开人体自身的整体性和人与自然、社会环境的统一性这一中医整体观的辨证法指导。损容性疾病的发生虽然在局部，但是与整体脏腑之间的功能失衡有密切的关系。临床上运用整体观辨证法一定要明确脏腑与经络、脏与腑、脏与脏之间的关系，通过调整脏腑的功能达到药到病除之功效。同时，要采用因时制宜、因地制宜、因人制宜的治疗原则，从而提高疗效。

2. 辨病与辨证的关系

辨证和辨病理论体系的确立，均得益于张仲景的《伤寒杂病论》。在《伤寒论》中，张仲景开创了中医学六经辨证的先河；在《金匮要略》中，张仲景以辨病与脏腑辨证相结合的方式辨治杂病，完善了辨病论治理论体系。

症是指症状和体征，即在疾病过程中患者自我感觉不适的主诉和医者通过诊察而获取的客观体征；证是指在疾病的发生发展过程中，以一组相关的脉症表现出来的，能不同程度地揭示病位、病性、病因、病机，为治疗提供依据，指明方向的证候；病是指在病因的作用下，机体邪正交争、阴阳失调而出现的具有一定发展规律的演变过程，具体表现出若干特定的症状和各阶段的相应证候。

辨病，是从总体上把握疾病的基本矛盾，是对疾病全过程的纵向认识；辨证，则可掌握疾病某一阶段的主要矛盾，是对疾病发展过程中某一阶段的横断面认识。辨证和辨病是相互关联的一个整体，辨病是认识和解决疾病的基本矛盾，而辨证则是认识和解决疾病过程中的主要矛盾，辨证和辨病是相辅相成的。

张仲景的临床辨病辨证轨迹，是从症到病，然后再由病到证，病是纲，证是目，症是辨病辨证的基本要素。注重辨证的同时亦巧妙地将辨病的思维融入其中，真正做到了证中有病、病中有证的辨证辨病相结合，《伤寒杂病论》实为辨证辨病论治的典范。

临床实践中，辨证论治是中医临床普遍应用的诊疗规律，包含着丰富的经验。中医辨证包括的审证求因，一是病因，一是主证，二者不可分割，只有辨证准确才能为施治提供可靠的依据。

3. 临床应用

（1）茵陈蒿汤治疗痤疮

【方证分析】

茵陈蒿汤方

茵陈蒿六两　栀子十四枚（擘）　大黄二两（去皮）

上三味，以水一斗二升，先煮茵陈，减六升，内二味，煮取三升，去滓，分三服，小便当利，尿如皂荚汁状，色正赤，一宿腹减，黄从小便去也。

方中茵陈蒿味苦微寒，功效清利湿热、利胆退黄，为君药。栀子味苦性寒，清热利湿、凉血解毒、消肿止痛，为臣药。大黄味苦性寒，泻下攻积、清热泻火、解毒祛瘀，为佐药。纵观全方，配伍法度严谨，用药精当。

茵陈蒿汤为《伤寒论》中的名方，原用于治疗瘀热发黄病，《金匮要略》以其治疗谷疸。病因皆由于邪热入里，与脾湿相结合，湿热壅滞中焦所致，该方具有清热利湿的作用。但因方中茵陈、栀子、大黄作用部位具有不确定性，所以运用茵陈蒿汤辨治病证不能局限于湿热黄疸，临证只要辨清病机是湿热，均可选用茵陈蒿汤为基础方。

【临床应用】

痤疮的病因病机为饮食不节或过食辛辣之品酿生湿热，湿热阻于肌肤而成。

临床表现：面部红色丘疹、脓疱、结节，口臭，便秘，溲赤；舌红，苔黄腻，脉滑数。

治法：清热化湿，解毒通腑。

方药：茵陈蒿汤合五味消毒饮加减。绵茵陈30g，栀子10g，黄芩10g，大黄6g（后下），蒲公英15g，金银花10g，紫花地丁10g，天葵子10g，野菊花10g。

加减应用：瘀血者，可加丹参、泽兰；结节明显或囊肿者，可加穿山甲、射干、浙贝母；腹胀不适者，可加枳实、厚朴。

（2）四逆散治疗黄褐斑

【方证分析】

四逆散方

甘草（炙）　枳实（破，水渍，炙干）　柴胡　芍药

上四味，各十分，捣筛，白饮和，服方寸匕，日三服。咳者，加五味子、干姜各五分，并主下痢；悸者，加桂枝五分；小便不利者，加茯苓五分；腹中痛者，加附子一枚，炮令坼；泄利下重者，先以水五升，煮薤白三升，煮取三升，去滓，以散三方寸匕，内汤中，煮取一升半，分温再服。

方中取柴胡入肝胆经，升发阳气，疏肝解郁，透邪外出，为君药。白芍敛阴养血柔肝为臣，与柴胡合用，以补养肝血，条达肝气，可使柴胡升散而无耗伤阴血之弊。佐以枳实理气解郁，泄热破结，与白芍相配，又能理气和血，使气血调和。使以甘草，调和诸药，益脾和中。共奏调畅气机，透达郁阳之功。

四逆散原用于治疗热郁于内而四肢反凉的郁热症，临床切中肝郁气滞，气机不畅的病机，可用于治疗黄褐斑。

【临床应用】

黄褐斑的病因病机为情志失调，肝气郁结，肝郁化热灼伤阴血所致。

临床表现：面部黄褐色斑片，面色无华，急躁易怒，胸胁胀痛，月经不调，经期皮损更明显；舌红，苔薄白，脉弦细。

治法：疏肝解郁，清热消斑。

方药：四逆散合一贯煎加减。柴胡10g，白芍10g，枳实10g，甘草3g，麦冬10g，当归9g，生地黄15g，枸杞子15g，川楝子6g。

加减应用：寐少者，可加酸枣仁、合欢皮；烦躁易怒者，可加玫瑰花、郁金；痛经者，可加丹参、泽兰。

（3）防己黄芪汤治疗单纯性肥胖症

【方证分析】

防己黄芪汤方

防己一两　甘草半两（炒）　白术七钱半　黄芪一两一分（去芦）

上剉麻豆大，每抄五钱匕，生姜四片，大枣一枚，水盏半，煎八分，去滓温服，良久再服。喘者，加麻黄半两；胃中不和者，加芍药三分；气上冲者，加桂枝三分；下有陈寒者，加细辛三分。服后当如虫行皮中，从腰下如冰，后坐被上，又以一被绕腰下，温令微汗，差。

方中以防己、黄芪共为君药，防己祛风行水，黄芪益气固表，兼可利水，两者相合，祛风除湿而不伤正，益气固表而不恋邪，使风湿俱去，表虚得固。臣以白术补气健脾祛湿，既助防己祛湿行水之功，又增黄芪益气固表之力。甘草和中，兼可调和诸药，是为佐使之用。祛风与除湿健脾并用，扶正与祛邪兼顾，使风湿俱去，诸症自除。

防己黄芪汤是益气利水的代表方，原文中一为风湿，一为风水，病虽异，但病机均为气虚不胜湿所致，益气祛湿从而达到利水控制体重目的，体现了中医异病同治的原则，临床谨守此病机，可应用于单纯性肥胖等。

【临床应用】

单纯性肥胖的病因病机为思虑伤脾或饮食不节，脾失健运，脾虚水湿运化失司，化为痰湿浊脂所致。

临床表现：形体肥胖，面色萎黄无华，神疲乏力，餐后饱胀感，或四肢浮肿，便溏泄泻；舌淡，苔白，脉濡缓。

治法：健脾益气，利水除湿。

方药：防己黄芪汤合参苓白术散加减。防己10g，党参15g，黄芪15g，白术20g，茯苓15g，砂仁3g，陈皮10g，白扁豆10g，薏苡仁30g，泽泻10g。

加减应用：脘腹胀满可加厚朴、枳壳；浮肿明显可加玉米须、猪苓；形寒怕冷可加肉桂、附子。

（4）小结

损容性疾病虽多发生于体表，但其发病多与脏腑、气血功能失调有关，因此经方也可广泛应用于皮肤病的治疗。近年来，经方在皮肤病中的应用越来越多，同时也积累了值得借鉴的经验。因此，学习《伤寒论》《金匮要略》等中医经典著作，挖掘、探讨有效的治疗方法十分有必要，临床中掌握《伤寒论》与《金匮要略》的辨证方法与治则，谨守病机，深究方规，善于使用经方的主要思维方法——"有是证用是方"，抓住主方，追求"方证相应"的契合关系。同时，要把握住经方的辨证要点，化裁经方，扩大运用，从而更好地推广经方的临床运用，使之发挥更大的作用。

张仲景于《伤寒杂病论》序中曰："勤求古训，博采众方，撰用《素问》《九卷》……并《平脉辨证》，为《伤寒杂病论》，合十六卷。""勤求古训"就是全面继承传统医学的精粹，"博采众方"就是学习一切有利于人类健康的知识成果，扎根临床实践，提出理论性的创新，撰为《伤寒杂病论》。从中可以看出，经方疗效备受推崇，正因它是"博采众方"的产物。事实上，后世各家各派皆可理解为对《伤寒杂病论》的继承和发展。

经方组方严谨，药少而精，煎服有法，针对性强，其组方严谨，方证相对，主治明确，疗效卓著；时方有轻灵多变和照顾面广的特点。刘渡舟教授认为，如把经方比做母亲，是方之源，时方则如同子孙，乃是方之流也。有源才能有流，有流才能取之不尽，用之不竭。

疾病谱随着社会的发展而变化，难免出现"古（经）方"不能尽治今病的现象，即令时方，亦是如此。经方与时方的应用，应当兼收并蓄，使其古今相互补充，互相借鉴，不能相互排斥、相互对立、厚古而薄今，更不能抱有门户之见，倡新而非古。我们要用辩证的眼光看待经方与时方，从临床实际出发，取长补短，灵活应用，对病机复杂者，发扬经方本身蕴含的"包容"精神，经方与时方联合应用，以经方解决主证或主要矛盾，时方解决次证、兼夹证或次要矛盾，用经方补时方之纤弱，用时方弥经方之不全，则可收桴鼓之效。

将经方、时方兼融一炉，互制其短而各展其长，不仅能扩大经方和时方的治疗范围，而且还能扩大疾病的治疗途径，提高疾病的治疗效果。二者结合其优越性显而易见，既是提高临床疗效的重要途径，也是临床实际所必需。

七、运用参苓白术散治疗皮肤病跟师心得

翁老认为，多种损美性疾病或衰老的发生发展，与人体脾胃功能失常密切相关；肝、胆、心、小肠、肺、大肠、肾、膀胱等脏腑病变也会直接或间接地导致脾胃功能失常，从而引发或促使与脾胃有关的损美性疾病产生或加重。人体病变过程所消耗的营养物质有赖脾胃之气生化，所施之药物也需脾胃纳化

以发挥疗效，所以顾护脾胃应贯穿于疾病治疗的始终。

1. 脾胃的生理作用

李杲在《脾胃论》中提出"脾胃为人身之本"，脾胃的生理作用有以下三个方面。

一是脾胃为滋养元气之源。元气之说首见于《难经》，如《难经·三十六难》所言"命门者……元气之所系也"，明确提出了元气根之于肾。李杲在前人的基础上进一步提出"真气又名元气，乃先身生之精气也，非胃气不能滋之"，从而确立了元气与胃气相互滋生的关系，把脾胃与肾的关系密切联系起来。他进一步提出"元气之充足，皆由脾胃之气充盈，而后能滋养元气"，从而强调了后天脾胃之气对先天元气的充养作用，这就为"脾为后天之本"的论断奠定了基础，并强调"养生当实元气，欲实元气，当调脾胃"的学术论点，说明脾胃是元气之本，元气是健康之本，脾胃伤则元气衰，元气衰则疾病所由生。

二是脾胃为精气升降之枢纽。李杲认为"盖胃为水谷之海，饮食入胃，而精气先输脾归肺，上行春夏之令，以滋养周身，乃清气为天者也；升已而下输膀胱，行秋冬之令，为传化糟粕，转味而出，乃浊阴为地者也"，若"清气不升，浊气不降，清浊相干，乱于胸中，使周身气血逆行而乱"。脾气主升，为胃行其水谷精微及津液水湿之化，胃气主降，为脾行其受纳腐熟之功，胃气降则水谷下行而无停滞积聚之患。脾升胃降，共同完成腐熟水谷，化生气血和升清降浊，使人体气机生生不息。至于肝（胆）之升发、肺之肃降，心火下降、肾水上腾等，也无不配合脾胃以完成其升降运动，脾胃升降正常则周身升降皆顺。肝（胆）、肺、心、肾与脾胃协调失常派生出多种病机，如肝郁脾虚、胆胃不和、心火占土位、膀胱气化失司等，这些气机不畅导致水液代谢失常发为湿疹、荨麻疹等；气滞血瘀导致带状疱疹后遗神经痛等；气机不畅，清阳不升，皮肤毛发不荣导致皮肤干燥瘙痒、黄褐斑、脂溢性脱发或斑秃等。

三是脾主运化，为气血生化之源。脾主肌肉，所以脾的功能强健，就可不断化生水谷精微和气血，充养肌肤，有助于保持肌肤正常；相反，如果脾虚，运化失常，就会导致水谷精微化生不足，气血亏虚，肌肤失于濡养，导致肌肤自身的功能下降，抵抗外邪侵袭的能力下降，或因脾虚湿盛，为外邪的侵袭创造了条件而更易遭受病患。所以，"有诸内必行诸外"，脾胃虚弱可直接或间接导致损美性疾病的发生。

2. 脾胃损伤的病因

（1）饮食失节

饮食是人体摄入营养，维持机体生命活动的必要条件。若饮食失宜、饥饱失常、饮食偏嗜，就会引起损美性疾病。若过饥，以致气血生化之源不足，皮肤毛发失于滋养，则出现面色苍白，皮肤干涩、粗糙、弹性降低、无光泽，毛发干枯等。如陈自明《妇人大全良方》曰："饮食不充，荣卫凝涩，肌肤黄燥，面不光泽。"若过饱，《素问·痹论》曰："饮食自倍，肠胃乃伤。"脾胃消化、吸收、运输功能失职，使水湿潴留，溢于肌肤而为水肿；或湿热内生，壅滞肌肤，使人肥胖。若饮食偏嗜，《素问·五脏生成》曰："多食咸，则脉凝泣而变色；多食苦，则皮槁而毛拔；多食辛，则脉急而爪枯；多食酸，则肉胝䐃而唇揭；多食甘，则骨痛而发落。"而且，偏食辛辣或鱼腥油腻，面生粉刺、面游风、针眼、口吻疮、油风；过食肥甘，发蛀脱发、肥胖、体臭等。

（2）劳逸过度

李杲的《脾胃论》曰："形体劳役则脾病……脾既病，则其胃不能独行津液故亦从而病焉。"若过劳，《素问·举痛论》曰："劳则气耗。"劳力过度，则气少力衰，面色萎黄，四肢倦怠，皮肤皱纹，上胞下垂；劳心过度，阴血暗耗，则心脾两虚，面部憔悴，口唇淡白；房劳过度，肾精亏耗，则面色晦暗，毛发稀疏、脱落。若过度安逸，"久卧伤气""久坐伤肉"，脾胃功能减弱，气机不畅，血行迟缓，则肌肉衰萎，或水谷精微化为痰湿浊脂，蓄积体内而为肥胖。《杂病源流犀烛》曰："谷气胜元气，其人肥而不寿。"

（3）精神刺激

喜、怒、忧、思、悲、恐、惊七种情志的变化，在正常精神活动范围内并不致病。但是，突然、强烈或长期持久的精神刺激，就会导致人体脏腑功能失调，导致疾病发生。《素问·阴阳应象大论》中论述"怒伤肝""喜伤心""思伤脾""忧伤肺""恐伤肾"。李杲的《脾胃论》曰："因喜怒忧恐，损耗元气……此所以病也。"临床许多损美性疾病的产生或加重都与精神刺激密切相关，如黄褐斑、白驳风、雀斑、粉刺、油风、白发、摄领疮、肥胖等，且面部皮肤失去红润、光泽，荣华颓落、弹性减弱、干燥无泽，也因情志内伤，使脏腑气血失调所致。

（4）久病伤脾

皮肤病多为慢性病，病机虚实夹杂，久病致虚必将伤及脾胃，致元气无以滋养，病情缠绵不愈。脾虚则湿从中生，且阻滞气机，进一步形成痰、饮、瘀血等病理产物，湿又易与风、热、毒相兼为患，则皮肤或痒，或红，或肿，或痛，或流滋，或生结节、囊肿、色斑等，反复发作，迁延不愈。

3. 参苓白术散加减的临证应用

参苓白术散源自《太平惠民和剂局方》，为健脾渗湿之方剂，清代费伯雄《医方论》载："此健脾和胃之正药也"。方中人参、白术、茯苓为君药，具强大的健脾渗湿功效，《本草发挥》云："脾恶湿，甘先入脾，茯苓，白术之甘以益脾逐水"。山药、莲肉为臣药，助人参健脾益气，白扁豆、薏苡仁亦为臣，助白术、茯苓健脾渗湿，砂仁为佐药，《长沙药解》记载："白术性颇壅滞，宜辅之以疏利之品；加砂仁宣郁，令其旋补旋行。"因脾不健则湿不愈，以上诸药均具健脾之功，脾健则水谷精微物质转输得健，同时该方多味药具有渗湿之功，在健脾杜绝生痰之源基础上又化痰水。

近年来，"肠皮轴"理论的发展为肠道菌群紊乱参与皮肤病的慢性炎性反应提供了理论依据，现代研究发现该方可调控肠道菌群，也可降脂，还可增强皮肤屏障功能，这些研究从一定程度上阐释了参苓白术散治疗皮肤美容相关疾病的机理。

翁老临证常用参苓白术散加减治疗各类损美性皮肤病，均取得较好的疗效，应用时应首辨虚实偏重，如以痰湿为主，症见舌苔厚腻、大便黏滞等，则先以二陈汤或温胆汤等祛湿化痰佐以数味健脾渗湿药，痰湿解后再以参苓白术散加减；如以脾虚为主，症见舌淡齿痕、苔薄白、大便溏等，则直接用参苓白术散加减化裁，举隅如下。

【病案1】

患者，女，30岁。

主诉：面部密集红色丘疹、脓疱10年。

现病史：患者10年前无明显诱因出现面颊、鼻部红色丘疹，颜面、胸背部皮肤油腻，皮疹红肿疼痛，或有脓疱，于外院就诊，予米诺环素胶囊口服、夫西地酸乳膏外涂后，未见明显改善。患者平素喜辛辣肥甘厚味，食生冷寒凉易腹泻，纳差，寐一般，口臭，大便稀溏，溲黄，有慢性胃炎病史；舌红，苔黄腻，脉滑数。

诊断：痤疮（脾虚湿热，湿重于热）。

治法：健脾利湿，清热解毒。

方药：二陈汤加减。茵陈18g，薏苡仁9g，黄芩10g，陈皮6g，半夏6g，茯苓12g，甘草3g，皂角刺12g。

服药30剂后，患者面部皮疹消退，予参苓白术散加减续治1个月，随访1年无复发。

本案患者素体胃肠有热，因饮食不节，过食辛辣肥甘厚味，使胃肠积热，湿热内蕴，循经上攻于颜面，郁聚于毛孔则发本病。患者平素有慢性胃炎病史，食生冷寒凉易腹泻，虽有热象在外，本却为脾虚，属虚实夹杂。故权衡虚实寒热轻重，应以顾护脾胃为前提，不可单用苦寒之品。初期治疗先以清热利湿佐以健脾，二法并用，用二陈汤加减，一则湿去则热无以附，二则健脾有助运化水湿。症状改善，湿热已去，此时续以健脾利湿清除余邪。

【病案2】

患者，女，35岁。

主诉：面部淡褐色斑片6年。

现病史：患者6年前无明显诱因双侧面颊开始出现淡褐色斑片，边界不清，皮肤干燥，于外院就诊，予"维生素C、E"口服，并自行涂抹"祛斑产品"，未见明显改善。患者平素工作强度大，经常神疲乏力，喜热饮，食生冷寒凉易腹泻，饮食不佳，脘腹胀闷，时有带下清稀，大便稀溏，慢性胃炎病史；舌淡苔腻，脉弦滑。

诊断：黄褐斑（脾虚湿蕴）。

治法：健脾益气，化湿祛斑。

方药：参苓白术散合二陈汤加减。党参 6g，茯苓 10g，白术 9g，陈皮 6g，半夏 6g，甘草 3g，白豆蔻 12g。

服药 30 剂后，患者面部淡褐色斑片明显减淡。

本案患者平素劳倦过度，使脾失健运，气血不能上荣于面而变生褐斑，且脾虚与痰湿相兼，取参苓白术散之"意"，健运脾胃，使脾主升清功能健全，使得清阳上升，水谷精微能上荣头面，合二陈汤化痰湿，从而使褐斑消退。

【病案 3】

患者，女，37 岁。

主诉：面容憔悴 2 年。

现病史：患者 2 年前无明显诱因出现额上及眼睑出现细小皱纹，面容憔悴，皮肤粗糙、干燥，形体消瘦，面部出现淡褐色斑片，精神困乏，少气懒言，纳少，寐少健忘，腹胀，大便稀溏，溲畅；舌淡，苔白，脉缓无力。

诊断：衰老（脾气亏虚）。

治法：健脾益气。

方药：参苓白术散加减。党参 12g，茯苓 10g，白术 10g，陈皮 6g，半夏 9g，甘草 3g，何首乌 12g，黄精 10g，黄芪 6g，砂仁 6g（后下）。

服药 30 剂后，患者面部皮肤粗糙干燥改善，精神转佳，斑色转淡，纳佳寐可，记忆力增强，大便成形。

本案患者由于脾气亏虚，气血生化无源，无以滋养形容，故导致早衰的表现。故从健运脾胃入手，使水谷精微和气血不断化生，充养肌肤抗衰，疗效显著。

八、从湿论治皮肤病跟师心得

1. 湿邪的定义

正常情况下，湿为自然界六气之一，称为湿气，具有滋润万物之功，但如若湿气太过或非其时而有其气则为湿邪，由此致病则为湿病。湿邪为病，有外湿、内湿之分。外湿多由气候潮湿，或涉水淋雨、居处潮湿等外在湿邪侵袭人体所致；内湿则多由嗜酒成癖或过食生冷，以致脾阳失运，湿自内生。外湿和内湿虽有不同，但在发病过程中又常相互影响。伤于外湿，湿邪困脾，健运失职则易形成湿浊内生；而脾阳虚损，水湿不化，亦易招致外湿的侵袭。

2. 湿邪的性质和致病特点

（1）湿为阴邪，重浊有质，随寒热变化

湿为重浊有质之邪，与水同类，故属阴邪。阴邪侵入，机体阳气与之抗争，故湿邪侵入，常易困脾，致脾阳不振，运化无权，从而使水湿内生；湿邪为患，常随人体阴阳之盛衰、寒热之有无，或从阳化热，或从阴化寒，且久郁之湿邪，更易从热而化。寒化则为寒湿，热化则为湿热，寒湿为患，则其阴凝之性多不明显，热属阳，阳主动，转为变动不居，且易伤阴津。所以说，湿虽属阴，而其致病时之属性，又与人体阳气之盛衰，以及兼夹寒热之邪与否有密切关系。

（2）湿邪易感、隐匿，致病途径广泛

人体对湿邪有较强的易感性，致病途径广泛多样，如气候潮湿，居处卑湿，冒雨涉水，衣着湿冷，以及饮食所伤，脾湿内停。六淫邪气，唯湿有形，寒热之变，人易知而避之，而湿邪视之可见，触之可及，但世人往往熟视无睹，对其致病性亦多不予重视。湿邪浸渍，为害人体，以其为有形之物，且具重浊之性，故其致病多隐僻而缓慢，常于不知不觉中起病，《医原记略》有言"湿之为病最多，人多不觉湿来……因其为害最缓最隐，而难以觉察也"，而一旦被察觉或显露，则湿邪往往已久积矣。

（3）湿性黏滞，致病郁滞

"黏"，即黏腻；"滞"，即停滞。湿邪致病，黏腻停滞的特性主要表现在两个方面：一是症状的黏滞性，湿邪黏滞，阻滞气机及脏腑功能，遏阻正气推陈祛垢，郁滞久积则蕴腐化为秽浊，可表现为皮肤油腻秽垢、大便黏腻、带下秽浊、小便浑浊、口气熏人、舌苔垢腻等；二是病程的缠绵性，由于湿邪黏腻重浊，易壅滞郁遏闭阻，故致病之病机以"郁滞"为特征，而导致脏腑经络、气血阴阳、气机气化郁滞闭阻，胶着难解，故起病隐缓，病程较长，反复发作，或缠绵难愈。

（4）湿行趋下，亦能滞中、上泛，致病广泛多变

湿邪为重浊有质之邪，类水属阴而有趋下之势，然其亦能泛溢周身，《丹溪心法》曰"有湿郁而周身走痛，或关节间痛，遇阴寒即发，当作湿郁治"，说明湿邪变动不居，不独趋下。脾为湿土，湿邪致病易犯脾胃，湿滞中焦；还可蒙上，《素问·生气通天论》曰"因于湿，首如裹"，此由湿邪困阻，清阳之气不能上升，而浊气熏蒸于上所致。湿邪致病，广泛而多变，可内侵脏腑，外泛肌肤，上溃五官七窍，下浸前后二阴，并见于内、外、妇、儿各科多种病症，《医原记略》曰"湿邪

为病最多，不能尽述也"，强调了湿邪致病的广泛性，因其为害多端，故《医原》提出"燥湿为百病纲领"之论。

（5）湿与脾相应

脾主运化水湿，喜燥恶湿，湿邪侵犯人体，最易伤害脾阳，脾阳虚衰，不仅可引起湿浊内困，还易引起外湿侵袭。各种因素引起的脾胃损伤，也都会影响脾气运化水湿，使水湿停滞、气机升降失常，故在治疗脾虚有湿的病证时，宜用燥湿化湿之品，治疗一方面要健脾，一方面要行气、利湿等以恢复脾胃功能。

3. 皮肤病从湿论治理论源流

历代医家对湿邪致病相当重视，叶天士发出"湿邪害人最广"之叹；《诸病源候论》记载"疮者，由肤腠虚，风湿之气折于血气结聚所生"；《外科正宗》曰"纽扣风，皆原风湿凝聚生疮，久则瘙痒如癣不治则沿漫项背"；《疡科心得集·辨诸疮总论》曰"夫恶疮，诸痛痒疮，皆属于心，诸湿肿满，皆属于脾，心主血，脾主肉，血热而肉湿，湿热相合浸淫不休，溃败肌肤，而诸疮生矣"；近代医家赵炳南非常重视"湿"在皮肤病发生发展中的作用，创立了除湿六路方，即除湿解毒汤、清热除湿汤、健脾除湿汤、疏风除湿汤、搜风除湿汤、祛湿健发汤；王琦教授基于"体质可分""体病相关""体质可调"的理论，创建了中医体质学，并指出痤疮、银屑病、脂溢性脱发等皮肤的临床表现符合湿热体质的特征，治疗时应从湿热体质之本着眼，且重调体与治病同施，从调理体质角度来治疗疾病，符合中医治病求本的原理。

中医外科学中，许多疾病以湿命名，如湿毒疮、湿毒流注、浸淫疮等，无论从病因还是皮损方面都与湿邪密切相关，并且许多皮肤病病程迁延漫长，常因病而致湿邪的产生。皮肤病的发生发展在内与脏腑气血的功能调节息息相关，在外尤其与湿邪有密切关系，湿邪在皮肤病的发病过程中起着重要的作用，在诊治过程中要根据皮损、脉证仔细详辨，主要分清阴阳、虚实，同时兼顾人体正气的盛衰，力求治本。

4. 临床常用祛湿法

（1）清热利湿法

临床适用于湿热搏结，蕴结肌肤，剧烈瘙痒的皮肤病，如急性湿疹、接触性皮炎、药疹等急性红斑、皮炎类皮肤病，或如带状疱疹、痤疮等证属湿热内蕴者。

代表方：龙胆泻肝汤、甘露消毒丹、三仁汤、茵陈蒿汤等。

常用药物：龙胆草、黄芩、黄连、黄柏、栀子、土茯苓、苦参、白鲜皮、地肤子、薏苡仁、泽泻、车前子、滑石、茵陈、木通、车前草等。

（2）健脾燥湿法

临床适用于湿阻中焦，脾胃不和，脾虚湿盛于肌肤之证，如带状疱疹、慢性及亚急性湿疹、神经性皮炎、皮肤瘙痒症、银屑病以及其他疱疹性和渗出性皮肤病等证属脾虚湿盛者。

代表方：除湿胃苓汤、平胃散等。

常用药物：白术、苍术、陈皮、滑石、茯苓、猪苓、泽泻、薏苡仁、厚朴、黄柏等。

（3）健脾除湿法

临床适用于脾虚失运、水湿内停泛于肌肤而致的皮肤病，如亚急性及慢性湿疹、阴囊湿疹、下肢溃疡、荨麻疹、黄褐斑、脂溢性脱发等证属脾虚湿蕴者。

代表方：健脾除湿汤（赵炳南）、参苓白术散等。

常用药物：党参、白术、茯苓、薏苡仁、白扁豆、山药、芡实、枳壳、萆薢、黄柏、大豆黄卷等。

（4）温化寒湿法

临床适用于素体阳虚，复感寒湿者，或寒湿之邪侵绩肌肤，阻滞气血，络脉壅滞所致的皮肤病，如雷诺氏病、荨麻疹、湿疹、银屑病等证属寒湿者。

代表方：苓桂术甘汤、真武汤、五苓散、九味羌活汤等。

常用药物：茯苓、桂枝、白术、炙甘草、干姜、细辛、茯苓、泽泻、羌活等。

（5）芳香化湿法

临床适用于脾肺之气机升降失常，湿浊不化所致的皮肤病，如夏季皮炎、湿疹、特应性皮炎等证属外感风寒，内伤湿滞者。

代表方：藿香正气散、芳香化湿汤（朱仁康）等。

常用药物：藿香、紫苏、苦桔梗、白芷、厚朴、大腹皮、陈皮、白术、半夏曲、茯苓、佩兰等。

（6）除湿祛风法

临床适用于湿邪内蕴，外感于风，或风湿蕴阻肌肤不得发散，久治不愈的慢性顽固性瘙痒性皮肤病，如过敏性皮炎、荨麻疹、神经性皮炎、结节性痒疹、扁平苔藓、皮肤瘙痒症、慢性湿疹等证属内有蕴湿兼外感风邪者。

代表方：多皮饮、牛蒡解肌汤、消风散等。

常用药物：地骨皮、五加皮、桑白皮、干姜皮、大腹皮、白藓皮、丹皮、赤苓皮、冬瓜皮、扁豆皮、川槿皮、牛蒡子、荆芥、连翘、薄荷、防风、地肤子、苦参等。

（7）食疗除湿法

食疗具有简、便、验、廉的特点，可广泛应用于日常生活中，起到调节体质、治病防病的作用。

常用药物：薏苡仁、山药、茯苓、芡实、莲子、冬瓜（皮）、泽泻、白茅根、莲藕、赤小豆、白扁豆、绿豆、藿香、荷叶等。

常用食疗方如下。

①荷叶薏苡仁粥，取鲜嫩荷叶1张，剪碎；薏苡仁100g，洗净，加水适量，煮烂成粥，1顿食用，每日1次，连食1个月。具有清热除湿、消肿润肤之力，对聚合性痤疮有效。

②冬瓜粥，取冬瓜60g，粳米30～60g。冬瓜不去皮，洗净，切成小块，同粳米煮粥。空腹食用，每日1～2次。具有清利湿热之功，适用于湿热型湿疹、痤疮等皮肤病患者。

③薏苡仁山药芡实汤，取炒薏苡仁、山药、芡实、炒扁豆各15g，白术10g，猪排骨200g。将上述中药用冷水浸泡半小时，然后与洗净的猪排骨同时放进汤煲内，大火烧沸后，改用中火煲1个半小时，调味即可。方中的薏苡仁，性凉，味甘淡，含有蛋白质、脂肪、碳水化合物、氨基酸、薏苡素、三萜化合物及维生素B_1等成分，具有健脾利湿的功效，再配以其他健脾、益气、利湿的诸药，与滋阴润燥的猪排骨同炖，有健脾醒胃祛湿的作用，适用于脾虚湿重的各类皮肤病患者长期食用。

④茯苓山药肚，取猪肚1只，整理干净，将泡发的茯苓200g和山药200g洗净，装入肚内，淋上黄酒2匙，撒细盐半匙，扎紧口，入锅内加水慢炖4小时，至肚子酥烂离火，将熟肚剖开，倒出茯苓、山药，冷却后烘干，研末装瓶，每次

6～10g，日服 3 次，温开水送服。猪肚可切片蘸酱油食，猪肚，性温，味甘，微苦，补虚损，健脾胃；山药，健脾补肺，固肾益精，与茯苓共为膳，增强补肾益胃、健脾渗湿的作用。

5. 常见皮肤病从湿论治

（1）带状疱疹（蛇串疮）

本病常见成簇小疱沿身体一侧呈带状分布宛如蛇行，又因其常发于腰肋间，故又有腰缠火丹之称，相当于西医学的带状疱疹。

①肝经湿热证

临床表现：皮肤出现红赤疱疹，疱壁紧张，焮红灼热，针刺样痛，烦躁易怒，口苦咽干，喜冷饮，大便干结；舌质红，苔黄腻，脉弦滑。

病机：肝胆湿热蕴结，外感毒邪，循经外发。

治法：清肝除湿。

方药：龙胆泻肝汤加减。龙胆草 10g，栀子 10g，黄芩 10g，板蓝根 30g，生地黄 15g，车前子 12g，泽泻 10g，当归尾 6g，木通 6g，生甘草 3g。

加减：大便秘结，加生大黄 6～9g；皮肤血瘀，加丹皮 10g，赤芍 10g；皮疹发于面部，加菊花 10g，石决明 30g（先煎）；皮疹发于眼周，加谷精珠 10g，青葙子 10g；疼痛剧烈，加乳香 10g，没药 10g，元胡 10g，川楝子 10g。

②脾经湿热证

临床表现：皮肤出现黄白水疱，疱壁松弛易于穿破，渗水糜烂，或见化脓，重则坏死结黑痂，伴食纳不香，腹胀便溏；舌体胖，苔黄腻，脉濡缓滑。

病机：平素脾虚湿蕴，致气滞血瘀，经络阻隔，复感毒邪而发。

治法：健脾利湿佐以清热。

方药：除湿胃苓汤加减。厚朴 10g，苍术 10g，陈皮 10g，白术 10g，防风 10g，栀子 10g，猪苓 10g，木通 6g，泽泻 10g，甘草 3g。

加减法：疼痛剧烈，加乳香 10g，没药 10g，元胡 10g，川楝子 10g；失眠，加远志 10g，珍珠母 30g（先煎）。

外治法：自拟疱疹液外敷，每日 4 次。

注意事项：卧床休息，局部用生理盐水清洗。

（2）痤疮

痤疮是一种以颜面、胸、背等处出现丘疹如刺，可挤出白色粉汁样物，重则出现脓疱、结节、囊肿等多形性损害，是毛囊与皮脂腺的慢性炎症皮肤病，皮损好发部位多在皮脂溢出部位，如面部、胸、背皮肤等。

①肝经湿热型（热重于湿）

临床表现：颜面皮疹暗红，以丘疹、脓疱、结节为主，局部疼痛，伴有心烦易怒、胸胁胀痛、口干口苦、便秘等症状；舌质红，苔黄腻，脉弦滑。

病机：偏嗜辛辣油腻之品日久，致脾胃积湿生热，循经上壅于面部而致。

治法：清肝除湿。

方药：龙胆泻肝汤加减。龙胆草 10g，栀子 10g，黄芩 10g，柴胡 10g，生地黄 15g，车前子 10g，泽泻 10g，当归 9g，木通 9g，甘草 3g。

②湿热内蕴型（湿热并重）

临床表现：颜面可见红色丘疹、脓疱，局部疼痛，口臭，溲赤；舌质红，苔黄腻，脉滑数。

病机：环境湿热或饮食不节致外感、内生湿热，熏蒸颜面等处肌肤，使毛窍壅闭，皮脂排泄不畅而成。

治法：清热利湿。

方药：甘露消毒丹加减。绵茵陈 15g，黄芩 10g，石菖蒲 6g，滑石 15g，川贝母 6g，木通 6g，藿香 6g，连翘 9g，白豆蔻 6g，薄荷 6g，射干 6g。

③脾虚湿蕴型（湿重于热）

临床表现：面部白色丘疹或红色丘疹，少许脓疱或结节，形体肥胖，倦怠乏力，面色萎黄，大便稀溏；舌淡红，苔白腻，脉沉细。

病机：脾虚水湿运化失常，湿郁化热，湿重于热，溢于肌肤致病。

治法：健脾清热利湿。

方药：三仁汤加减。杏仁 10g，薏苡仁 30g，半夏 10g，竹叶 6g，白通草 6g，滑石 18g，白豆蔻 6g，厚朴 6g。

加减法：大便秘结，加大黄、决明子、火麻仁；瘀血者，加丹参、凌霄花、桃仁、红花、泽兰；结节囊肿，加三棱、莪术、浙贝母、穿山甲；脓疱较多者，加蒲公英、黄芩、马齿苋等；大便稀溏，加白术、神曲、茯苓等。

外治法：马齿苋洗剂湿敷，每日 2 次，每次 15 分钟。

注意事项：禁忌使用化妆品，若有创面，患者要采用无菌操作，避免继发性皮肤损害。

（3）浸淫疮（湿疹）

浸淫疮又称湿疮，是一种皮肤多形性损害，糜烂、渗液，呈对称性，瘙痒剧烈，男女老幼皆可发生，无明显季节性，但冬季常常复发，属西医学湿疹的范畴。

①湿热型

临床表现：皮损潮红，水疱，糜烂，渗液，剧烈瘙痒，伴胸闷纳呆，大便干结，溲赤；舌红，苔薄黄腻，脉滑数。

病机：饮食不节，酿生湿热，湿热之邪流溢肌肤。

治法：清热利湿。

方药：萆薢渗湿汤合二妙丸加减。金银花10g，连翘10g，苦参片10g，苍术10g，黄柏6g，萆薢10g，茯苓皮15g，茵陈30g，大黄6g，生甘草3g。

加减法：发于上部或弥漫全身者，加桑叶10g，菊花10g，苍耳子10g，净蝉衣6g，去黄柏、茯苓皮；发于中部或肝经体表循行部位者，加龙胆草10g，生山栀10g，黄芩10g；发于下部者湿邪为重者，加牛膝10g，车前子10g；瘙痒甚者，加徐长卿15g，白藓皮10g，地肤子10g；皮肤焮红灼热者，加生地黄10g，赤芍10g，丹皮10g。

②湿阻型

临床表现：皮损淡红或不红，色暗，水疱不多，但渗出明显，常伴有胃纳不香，饮食减少，面色萎黄，便溏溲少；舌淡，苔白腻，脉濡滑。

病机：脾失健运，湿邪内生，蕴积肌肤所致。

治法：健脾除湿。

方药：除湿胃苓汤加减。苍术10g，白术10g，猪苓10g，茯苓10g，山药15g，薏苡仁30g，车前草10g，泽泻10g，徐长卿10g，绵茵陈15g，陈皮6g。

加减法：胃纳不香者，宜芳香化湿，加藿香10g，佩兰10g；胸闷不适者，宜理气宽胸，加厚朴10g，枳壳10g；痒剧渗出明显者，宜利湿止痒，加滑石10g，苦参片10g；大便溏薄者，宜健脾燥湿，易白术为20g。

外治法：急性湿疹糜烂渗出多者用10%黄柏溶液或蒲公英60g，野菊花15g，水煎取汁冷后湿敷每天2次；红斑，丘疹，水疱，渗出不明显者，用三黄洗剂外搽，每日5～6次；糜烂、脓疱结痂后用黄连膏或青黛散调麻油外搽，每日3次。亚急性湿疹用三黄洗剂或青黛散调麻油外搽每日3次。慢性湿疹采用青黛膏加热烘疗法，每日1次；黄柏软膏外搽，每日2次。

注意事项：急性湿疹或慢性湿疹急性发作的患处忌用热水烫洗或肥皂、沐浴露等洗涤；不论急、慢性患者，不宜搔抓局部皮损，并忌食辛辣、鸡、鸭、牛肉、羊肉、虾蟹等发物；急性湿疹期间，暂缓预防注射和接种牛痘。

结语：湿邪从化随体质习性，常与他邪相兼为病。湿邪伤人，其病情的发展变化受地域、饮食习性等因素的影响，更随着人的体质差异而转化不同。《临证指南医案》华岫云论述"其人色苍赤而瘦，肌肉坚结者，其体属阳，此外感湿邪，必易于化热；若内生湿热，多因膏粱酒醴，必患湿热湿火之症"。在临床上，我们经常会见到湿邪致病的患者有湿热证、寒湿证、湿毒证、暑湿证，或因饮食不当，或用药不当，也可以出现寒从热化、热从寒化。所以，在治疗湿热证时要权衡湿邪、热邪、寒邪等相关的状况进行辨证论治，才能取得良好的治疗效果，以防变为他病。

清代著名医家徐大椿曾言"孙武子十三篇，治病之法尽之矣"。临床辨证论治时，用药如用兵，医者手如握虎，遣方用药要谨慎，即抓住疾病的病机，确定治则与治法的核心，把握好病势的变化规律，确定病情灵活辨证加减药物是关键，用药重在"行方知圆""正合奇胜""恰如治则中""补泻并用，攻补兼施，先祛邪后扶正"等，就能达到事半功倍的作用。

中医学重视"药食同源"，在患者的治疗过程中必须根据病情的寒热虚实、食物的性味功能、患者体质的分类及平时生活的喜恶和地理环境、气候的变化加以综合分析，对患者进行食疗指导及饮食宜忌的指导，如湿热证的患者不宜食膏粱厚味食物，忌食牛羊肉、鸡肉、鹅肉、蛇肉等发物；有便秘的患者要多进食寒凉的水果、蜂蜜等；大便稀溏的患者不宜进食寒冷的食物，如大白菜、火龙果、香蕉、绿豆等，取其利而防其害，促进病体的康复。

辨证论治是中医的精髓，是指导临床诊治疾病的基本法则。"异病同治"是指不同的疾病若病机相同采用同一种方法治疗，如痤疮、湿疹、带状疱疹病机属于湿热证型或寒湿证型的患者采用异病同治的方法取得了良好的效果。

九、从肝论治黄褐斑跟师心得

黄褐斑是一种常见的获得性色素增多性皮肤病，属中医学"肝斑""黧黑斑""蝴蝶斑"等范畴，好发于中青年女性，育龄期女性较为多见。本病的典型皮损为黄褐色或深褐色斑片，大小不一，对称发生于颜面颧部及颊部而呈蝴蝶形，亦可累及前额、鼻、口周，边缘清楚，无自觉症状，病程不定，可持续数月或数年。本病病因及发病机理复杂，目前普遍认为与紫外线照射、性激素水平异常和遗传易感性等因素相关，近年研究结果表明皮肤屏障的受损、炎症因素及血管因素在黄褐斑发病过程中也有重要意义。此外，长期暴露于日光中的短波可见光和人工光、热源也可诱发本病。中医学认为，"有诸内，必形诸外"，黄褐斑虽发于皮，然其根必源于内，肝、脾、肾三脏功能失司是导致本病发生的关键。若多种原因使肝脾肾亏虚，气血不足，气滞血瘀，则面部肌肤失养，皮肤失其润泽而发生色素沉着。中西医治疗本病的方法各异，但仍有患者难以收到满意疗效。翁老经过多年的临床实践发现，中医治疗本病疗效优于西医，且毒副作用小，从肝论治黄褐斑收效尤佳，现将翁老的经验浅述如下。

1. 从肝论治黄褐斑的理论基础

五色映五脏，黄褐斑的青、黄、黑，即与肝、脾、肾的功能失调有关，最为重要的是与肝的关系。黄褐斑与肝的关系密切早有论述，如《灵枢·经脉》中"肝足厥阴之脉……是动则病……面尘脱色"；《普济方》中"面尘脱色，是主肝，常责之于肝"。黄褐斑好发于眼眶周围及额头，正是肝经循行之部位。女子以肝为本，盖肝主疏泄，能调达气血，调畅情志，为多气多血之脏，体阴用阳。若肝气调达，肝血充和，则体健面润；若情志不畅，肝失疏泄，气血失和，或肝血不足，肝肾亏虚，不能上荣，则面生色斑。

《医宗金鉴》云："黧黑斑……由忧思抑郁，血弱不华，火燥结滞而生于面上，妇女多有之。"女子易忧易怒，伤于七情，致肝失疏泄，气机不畅。疏泄太过，易致气逆血菀，久之损伤面部血络，出现黄褐斑；疏泄不及，则肝气郁结，血行瘀滞；久郁化热化火，火热破血，血溢皮下成瘀而成斑；或气郁致津液输布代谢障碍，化生痰浊阻滞脉络，导致面部气血失和，失去气血滋养，痰瘀浊气停留，颜面肌肤失养而出现黄褐斑，故肝失疏泄是女性黄褐斑发病的主要病因。肝主藏血，有贮藏和调节全身血液的生理功能，面色白嫩荣润，有赖肝血储备充足，一旦肝之藏血功能失常，会导致血虚脉络空虚无法上荣头面而滋生黄褐斑。

《诸病源候论》云："五脏六腑，十二经血，皆上于面，夫血之行，俱荣表里，人或痰饮渍脏，或腠理受风，致气血不和，或涩或浊，不能荣于皮肤，故变生黑皯。"五脏六腑功能失调都会导致气血不荣于皮肤，变生黑斑，以肝、脾、肾三脏功能失司最为关键。脾、肾二脏最易受肝脏病变的影响而发此病。肝木克脾土，脾虚失运，痰湿凝聚，秽浊之气循经上熏于面，凝滞肌肤而发斑；肝肾同源，肝藏血，肾藏精，肝肾阴亏，气血失和不能上荣于面而发斑。正如《外科正宗》云："黧黑斑者，水亏不能制火，血弱不能华肉，以致火燥结成黑斑，色枯不泽。"

总之，以肝为中心的肝肾脾的脏腑功能失调为本病的发病之本，而气血瘀滞乃发病之标。所谓"无瘀不成斑，有斑必有瘀"，血瘀是本病的关键病机。《灵枢·经脉》云"血不流则髦色不泽，故其面黑如漆柴者"，《普济方》云"面上黯，此由凝血在脏"。瘀血的形成有多方面原因，首推肝气郁结，气滞致血瘀；肝藏血，血虚可致瘀；脾虚气弱，血失推动成瘀；肾虚火燥，血热滞结成瘀……均与肝脏功能失调相关。

周学海的《读书随笔》云："肝者，贯阴阳，统气血，握升降之枢。"肝的疏泄是维持脾胃升降、消化水谷精微、促进气血津液运行输布、调畅情志、调理冲任二脉的保证。肝失疏泄，或累及脾肾等脏腑，致使湿、热、痰、瘀凝滞经脉，郁于面部肌肤，或血弱不能华肉，而发为本病。所以，从肝论治黄褐斑，可使肝体柔和，气机调畅，血运通顺，爪甲荣润，从而缓解或消除由气机不畅所致的各种他脏继发性病变和有关症状，消除面部色斑，此疏调之核心所在。

2. 从肝论治黄褐斑的证治分型

（1）肝郁气滞

临床表现：皮损主要分布于眼周、口周，为浅褐至深褐色斑片，大小不定，弥漫分布，呈地图状或蝴蝶状，伴见胸痞胁胀，乳房胀痛，小腹胀满，烦躁易怒，纳谷不馨。患者以中青年女性为多，常由情志因素诱发，经前色素沉着及伴随症状加重，经后减轻，多兼月经不调病史；舌淡红，苔薄白，脉弦或涩。

病因病机：情志不遂、精神紧张而致情志失调，肝郁气滞，气机不畅，气血瘀滞不能上荣于面而生斑，或气郁化热，熏蒸于面，灼伤阴血而生。

治法：疏肝理气化斑。

方药：逍遥散加减。柴胡6g，白芍6g，当归6g，白术10g，茯苓10g，生姜3g，薄荷3g，甘草3g。

加减应用：情志不畅，月经量少者，可加玫瑰花6g，郁金10g；月经量少，月经不调者，可加香附10g，黄精15g，凌霄花10g，达到疏肝柔肝的功效。

（2）肝气犯脾

临床表现：面部灰褐斑片，对称分布于鼻翼、前额、口周，界限模糊，面色无华，倦怠乏力，大便溏泄或先干后溏，或体胖，全身困重，头眩，易怒，胸闷，胁痛，脘痞，厌食，带下量多色白；舌淡胖，两边有齿印，苔白腻，脉濡缓或弦。

病因病机：肝气不舒，克伐脾土，致脾胃虚弱，气血生化乏源，运化失调，清阳不升则不能上荣于面，浊阴不降则痰湿水饮上蒙于面而生褐斑。

治法：调肝理脾化斑。

方药：四逆散合香砂六君子丸化裁。柴胡 6g，白芍 10g，枳壳 6g，甘草 6g，党参 10g，茯苓 10g，白术 10g，陈皮 10g，半夏 6g，砂仁 6g（后下）。

加减应用：大便溏泄者，加炒白术 20～30g；苔厚腻者，加佩兰 10g，苍术 10g；胸胁闷痛者，加郁金 10g，川楝子 10g，元胡 10g。

（3）肝郁血瘀

临床表现：颜面褐紫色或黄褐色斑片明显，伴两胁胀痛，时有针刺感，口苦咽干，急躁易怒，月经色暗有血块，或痛经；舌质紫暗，或有瘀斑、瘀点，脉弦涩。此型患者多伴有子宫肌瘤、卵巢囊肿、附件炎及盆腔炎等。

病因病机：肝郁不畅，疏泄失常，气病及血，引起脉络瘀阻，面部肌肤失养，而发为黄褐斑。

治法：疏肝活血化斑。

方药：血府逐瘀汤加减。桃仁 10g，红花 6g，当归 10g，川芎 10g，生地黄 10g，牛膝 10g，桔梗 6g，赤芍 6g，枳壳 6g，甘草 6g，柴胡 3g。

加减应用：瘀血明显者，可用泽兰 10g，田三七 6g（研末冲服），益母草 15g；以白治白，可加入白蒺藜 15g，白鲜皮 15g，白芷 10g；经期停服活血药。

（4）肝血不足

临床表现：斑色浅褐，晦暗无光泽，肤色苍白，伴有头晕目眩，倦怠乏力，两目干涩，视物模糊，爪甲不荣，唇爪苍白无华，或见胁部作胀，伴以隐痛，绵绵不已，兼有失眠多梦，月经不调而量少或闭经；舌淡，苔薄白，脉细弱。

病因病机：肝之藏血功能失常，肝血不足，致血虚脉络空虚，不足以濡养颜面肌肤而生褐斑。

治法：柔肝养血。

方药：加味四物汤。当归10g，川芎10g，熟地黄10g，白芍10g，黄精15g，枸杞10g。

加减应用：口干舌燥者，加麦冬15g，五味子10g；大便干结者，加火麻仁15g，郁李仁15g，决明子30g；失眠者，加酸枣仁15g，茯苓15g，夜交藤15g，合欢皮15g。

（5）肝肾亏虚

临床表现：常见产后及更年期妇女，皮损特点为以鼻为中心，对称分布于面，色素沉着广泛，边界不清，色褐或灰暗，如蒙灰尘，伴面色不华或萎黄，肌肤干燥，手足心热，虚烦不得眠，目涩便干，神疲乏力，头目晕眩，腰膝酸软，妇女经少经闭，性功能减退；舌红，苔少，脉沉细或细弦。

病因病机：肝主藏血，肾主藏精，水木相生，精血同源。肝血不足，则肾精亏损，阴阳失调，气血失和致头面失荣，或虚火上炎，火燥结成色斑。

治法：滋补肝肾。

方药：六味地黄丸加减。山茱萸10g，熟地黄10g，山药10g，丹皮10g，泽泻10g，茯苓10g，西洋参10g，麦冬10g，白蒺藜15g，白鲜皮15g。

加减应用：本方重在补阴，由于肝肾阴虚，血滞于络，酌加活血药桃仁10g，红花6g，益母草15g，丹参10g，泽兰10g；阴损及阳者，同时加入补阳之品菟丝子、杜仲等，以达到阳生阴长的目的，进一步提高临床疗效；睡眠欠佳可加入灵芝 30g，酸枣仁 15g，达到安神的作用。

3. 小结

面部黄褐斑的发生与体内脏腑功能失调有密切关系，主要是与肝脾肾关系密切，黄褐斑的病因病机多为情志所伤导致肝气郁结，或肝气犯脾、肝肾阴虚、气滞血瘀等导致疾病发生，临床上紧扣病机遣方用药，才能达到预期的效果，在调理脏腑功能的同时采用外治法，方能达到标本兼治，提高疗效，预防再发的功效。

黄褐斑患者若有妇科肿瘤、肝脏疾患、甲亢等疾病，应积极治疗原发病，配合外治法进行治疗。

关于黄褐斑外治法采用激光治疗，应选择好适应证，否则适得其反，易造成继发性色素沉着。

黄褐斑的患者要养成良好的生活习惯，保持心情舒畅，自我减压，保证睡眠，结合辨证施膳、防晒防护等，提高疗效。

十、清热除湿消痤法治疗痤疮跟师心得

痤疮是一种以颜面、胸、背等处出现丘疹如刺，可挤出白色粉汁样物，重则出现脓疱、结节、囊肿等多形性损害，是毛囊与皮脂腺的慢性炎症皮肤病，皮损好发部位多在皮脂溢出部位，如面部、胸、背皮肤等。

翁老通过长期临床观察总结发现，湿热病邪导致发病的人群居多，采用清热利湿消痤法进行治疗，能降低疾病的复发率，并取得了良好的效果。

1. 痤疮与湿热病邪的关系

（1）湿邪致病特点

湿为阴邪，重浊有质，随寒热变化。湿邪为患，常随人体阴阳之盛衰，或从阳化热，或从阴化寒，若久郁之湿邪更易从热而化，湿热内蕴是发生痤疮疾病的主要因素之一，多因素体阳热偏盛，或过食辛辣肥甘厚味之品而发，湿热是痤疮发病的致病因子。

湿性黏滞，致病郁滞。痤疮患者由于湿邪阻滞，气机不畅，郁聚肌肤，皮肤油腻、秽垢，大便黏腻，舌苔垢腻，湿邪黏腻重浊，易壅滞郁阻，气机不畅，气化不利，胶着难解，故痤疮患者病程较长，反复发作，或缠绵难愈，少则数月，多则数年。

《素问·生气通天论》中指出："汗出则湿，乃生痤疮。"明确指出湿邪是痤疮发病的病因之一，在治疗中翁老将除湿法贯穿始终，可以收到良好的效果。

（2）痤疮（湿热证）的病因病机

痤疮主要发生于青少年，青少年阳气旺盛，属于阳热有余之体，且面部暴露易受外邪，尤其是湿邪的侵袭，一旦入于体内，极易化热或与内热相结合，形成湿热，加之过食辛辣油腻之品，致脾胃积湿生热，湿热内蕴，即可影响脏腑功能，亦可熏蒸颜面等处肌肤，使毛窍壅闭，皮脂排泄不畅而成痤疮。现代年轻人的生活方式又存在诸多利于湿邪滋生的因素，故将清热祛湿法运用于痤疮湿热证的治疗确有临床指导意义。

湿热蕴结，"郁乃痤"。湿热郁结不解，则易生毒；湿热阻遏气机，易致血瘀、生痰，于是脓疱、结节、囊肿相继丛生为患。痤疮的病机是湿热为本，毒瘀痰结为标。

（3）痤疮（湿热证）的治疗原则

痤疮治疗应当分清湿热的偏重，以治湿为本，同时紧抓痤疮病机中的肺热、血热、痰瘀等因素，根据临床症状和体征，结合患者体质，分清虚实，权衡主次，抓住主要矛盾，兼顾次要矛盾。

临床上还应注意使用清热解毒药物应中病即止，因其大多为苦寒之品，苦寒伤胃，亦伤阳气，古人云："保护一分胃气，便有一分生机"，如果用药不当损伤胃气，将会耗伤正气，不利于疾病的转归，同时脾胃虚弱则湿邪缠绵，甚至变生他病，故清热解毒药的使用要掌握适度，动态观察病情脓疱、红肿热痛缓解，就应停用或少用苦寒药，也就是说中病则止，以免耗伤胃气，从而获得良好的效果。

根据痤疮以湿热体质为本，毒瘀痰结为标的病机要点，治以清热利湿为主，结合解毒祛瘀、化痰散结立法。健脾理肺治本，清热利湿治标。肺脾同治，子母兼顾，断绝湿热产生之源。

2. 临床应用

（1）肝经湿热型（热重于湿）

临床表现：颜面皮疹暗红，以丘疹、脓疱、结节为主，局部疼痛，伴有心烦易怒、胸胁胀痛、口干口苦、便秘等症状；舌质红，苔黄腻，脉弦滑。

治法：清肝除湿。

方药：龙胆泻肝汤加减。龙胆草10g，栀子10g，黄芩10g，柴胡10g，生地黄15g，车前子10g，泽泻10g，当归9g，木通9g，甘草3g。

（2）湿热内蕴型（湿热并重）

临床表现：颜面红色丘疹、脓疱，局部疼痛，口臭，溲赤；舌质红，苔黄腻，脉滑数。

治法：清热利湿。

方药：甘露消毒丹加减。绵茵陈 15g，黄芩 10g，石菖蒲 6g，滑石 15g，川贝母 6g，木通 6g，藿香 6g，连翘 9g，白豆蔻 6g，薄荷 6g，射干 6g。

（3）脾虚湿蕴型（湿重于热）

临床表现：面部白色丘疹或红色丘疹，少许脓疱或结节，形体肥胖，倦怠乏力，面色萎黄，大便稀溏；舌淡红，苔白腻，脉沉细。

治法：健脾清湿热。

方药：三仁汤加减。杏仁 10g，薏苡仁 30g，半夏 10g，竹叶 6g，白通草 6g，滑石 18g，白豆蔻 6g，厚朴 6g。

加减应用：大便秘结者加大黄、决明子、火麻仁；瘀血者加丹参、凌霄花、桃仁、红花、泽兰；结节囊肿加三棱、莪术、浙贝母、穿山甲；脓疱较多者加蒲公英、黄芩、马齿苋等；大便稀溏加白术、神曲、茯苓等。

3. 病案举隅

【病案 1】

患者，女性，27 岁，未婚，职员，福建晋江人。面部散在红色丘疹，多个结节、脓疱伴疼痛 3 个月。面部皮脂溢出，烦躁，口苦，夜寐不安，大便干结，于当地医生经治未见效；舌质红，苔黄腻，脉弦偏数。

诊断：面疱（肝胆湿热，郁结肌肤）。

治法：清肝除湿。

方药：龙胆泻肝汤加减。龙胆草 10g，栀子 10g，黄芩 10g，柴胡 10g，白芍 10g，车前子 10g，泽泻 15g，当归 6g，穿山甲 10g（先煎），夜交藤 15g，合欢皮 10g，大黄 6g（后下）。

7 剂，水煎服。

外治法：马齿苋洗剂湿敷，每日 2 次，每次 15 分钟。

服药 2 周后结节、脓疱消退，后续以清热祛湿，予甘露消毒丹治疗痊愈。

按语：辛辣之品属阳、属热，因患者偏嗜日久，助阳化热，湿热内蕴，循经上熏，血随热行，上壅于面部故面生丘疹、脓疱、结节，热扰神明故心烦、不寐，舌质红、苔黄腻、脉弦偏数皆为肝经湿热之象。故拟用龙胆泻肝汤加减，清利肝经湿热，服药 2 周后脓疱结节消退而后续以清热利湿之品治疗痊愈。

【病案 2】

患者，男性，32 岁，已婚，职员。面部红色丘疹、结节半年，反复发作，自用外用药涂擦未奏效，纳差，疲乏，时腹胀，大便稀溏，日行 2 次，查肝功转氨酶升高。

诊断：粉刺（脾虚湿热，湿重于热，阻于肌肤）。

治法：健脾清热利湿。

方药：三仁汤加减。杏仁 10g，薏苡仁 30g，白豆蔻 12g，半夏 10g，竹叶 6g，通草 6g，滑石 18g，厚朴 10g，马齿苋 15g，蒲公英 15g，绵茵陈 30g，白术 10g。

7 剂，水煎服。

外治法：马齿苋洗剂湿敷，每日 2 次，每次 15 分钟。

服药 1 个月后，皮疹消退。

按语：患者由于脾虚水湿运化失常，湿郁化热，湿重于热，湿热溢于肌肤致病，治疗以健脾祛湿为主，清热为辅而奏效，皮疹消退后以健脾益气收功。

4. 小结

湿热病邪导致痤疮的发生在临床上要首辨病因，次辨病位，后辨湿热轻重，审查病邪再进行临床施治，可分为湿重于热、热重于湿、湿热并重。在治疗上宜权衡轻重缓急予以治疗，例如肝经湿热证属实热证，宜清除病邪以攻法治之；而湿重于热患者兼有脾虚，宜攻补兼施，既能除病邪而又不伤正；湿热并重者用清利法治之。

痤疮患者采用食疗的方法将取得事半功倍的成效，不仅可以减轻病情，而且可以防止本病的复发。临床上，由于饮食不节导致疾病发生或加重是主要发病原因之一，通过对患者进行食疗指导，如不宜进食辛辣发物之品，如虾、蟹、煎炸、咖啡、浓茶、甜食等，多食薏苡仁粥、淮山粥、黄花菜、黑木耳等，可以降低本病的复发率，减轻症状。

痤疮患者根据辨证论治采用内服药物之外，必须要配合外治法，可以提高疗效，缩短病程，禁忌使用化妆品，若有创面，患者要采用无菌操作，避免继发性皮肤损害。

第五章

常用方剂

一、五味消毒饮

【组成】

金银花 20g，野菊花 15g，蒲公英 15g，紫花地丁 15g，紫背天葵 15g。

【功效】

清热解毒，消散疔疮。

【主治】

用于疔疮初起，发热恶寒，疮形如粟，坚硬根深，状如铁钉，以及痈疡疖肿，红肿热痛；舌红苔黄，脉数。

【组方特色】

本方出自《医宗金鉴》，由金银花、野菊花、蒲公英、紫花地丁、紫背天葵等五味药物组成，具有清热解毒、消散疔疮之功效。主治火毒结聚的痈疮疖肿。方中金银花、野菊花，清热解毒散结，金银花入肺胃，可解中上焦之热毒，野菊花入肝经，专清肝胆之火，二药相配，善清气分热结；蒲公英、紫花地丁均具清热解毒之功，为痈疮疔毒之要药，蒲公英兼能利水通淋，泻下焦之湿热，与紫花地丁相配，善清血分之热结；紫背天葵能入三焦，善除三焦之火。诸药合用，共奏清热解毒，消散疔疮之效。

【方证要点】

本方对脏腑蕴热，火毒结聚所致痈疮疔毒最为相宜，不适用于阴疽肿痛者，具体方证要点如下：①疔疮初起，急性病程；②皮损色红，灼热肿痛；③伴发热恶寒、头痛等症；④舌红、苔黄，脉数。

【加减变化】

热毒炽盛者，可加黄连、栀子；大便秘结者，加生大黄；疖肿难化者，加僵蚕、浙贝母；发热较炽者，加黄芩、山栀；高热烦躁，加黄连、连翘；舌质红绛者，加水牛角、赤芍、牡丹皮；肿痛较剧者，加乳香、没药；脓成不溃者，加穿山甲、皂角刺；产后乳痈者，重用蒲公英，加全瓜蒌、浙贝母。

【使用禁忌】

脾胃虚弱、大便溏薄者慎用；阴疽肿痛者忌用。

二、黄连解毒汤

【组成】

黄连 9g，黄芩 6g，黄柏 6g，栀子 9g。

【功效】

泻火解毒。

【主治】

用于疔疮及一切火毒热毒、发热、汗出、口渴等实热证。

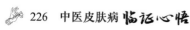

【组方特色】

黄连解毒汤最早见于《肘后备急方》，正式命名并记录于《外台秘要》中。药共四味，通彻三焦，清热泻火，除湿解毒，主治一切疮疡火毒。方中黄连为主药，味苦性寒，清热燥湿，泻火除烦，尤擅泻心经实火；黄芩味苦性凉，善清肺经气分之热；黄柏味苦微辛性寒，既能泻火解毒除骨蒸，又能祛下焦湿热，利小便；黄连、黄芩、黄柏三药合用，清泻三焦火热；栀子味苦性寒，味厚而气薄，气浮而味降，阴中有阳。气浮，可清心肺之火；味降，能泻肝、肾、膀胱之火。因其可升可降，故能统治三焦之气，清泻一身之火，清热泻火，凉血解毒，与三黄合用，泻火解毒之力更专。

【方证要点】

本方原为一切邪火热毒盛于三焦而设，但临床应用时，三焦热盛证不必悉具，只要为火毒之疾均可用之。皮肤科临床一般应用于一切火毒热毒为患所致的疔疮痈疽等，具体方证要点如下：①皮损色红，灼热肿痛；②热病吐血衄血，热甚发斑；③大热烦扰，口燥咽干；④身热下利，小便黄赤；⑤舌红、苔黄，脉数有力。

【加减变化】

便秘者，加大黄泻下焦实热；吐血、衄血、发斑者，加玄参、生地黄、丹皮以清热凉血；黄疸者，加大黄、茵陈清热祛湿退黄；疮疡肿毒者，加蒲公英、连翘以清热解毒。

【使用禁忌】

本方为大苦大寒之剂，久服或过量易伤脾胃，非火盛者不宜使用。脾胃虚弱、大便溏薄者慎用，阴疽肿痛者忌用。

三、犀角地黄汤

【组成】

水牛角 30g，生地黄 24g，牡丹皮 12g，赤芍 9g。

【功效】

清热解毒，凉血散瘀。

【主治】

用于一切疮疡热毒内攻，热在血分者。

【组方特色】

本方出自《外台秘要》，治证由营热不解、深陷血分所致。心主血，又主神明，热入血分，一则热扰心神，致躁扰昏狂；二则热邪迫血妄行，致使血不循经，上溢则见吐血、衄血，下出则见便血、尿血，外溢肌肤则见发斑；三则血分热毒耗伤血中津液，则舌紫绛而干，又与热互结，致蓄血瘀热，喜忘如狂，但因邪居阴分，热蒸阴液上潮，故漱水不欲咽。不清其热则血热不宁，不散其血则瘀血不去，不滋其阴则火热不息。正如叶天士所谓"入血就恐耗血动血，直须凉血散血"，治以清热解毒，凉血散瘀，方中犀角（现以水牛角代）咸寒，直入血分，清心、凉血、解毒，使热清血宁，为君药；生地黄清热凉血，养阴生津，既助君药清解血分热毒，又可复已伤之阴血，为臣药；赤芍、牡丹皮清热凉血，活血散瘀，既能增强凉血之力，又可防止留瘀之弊，共为佐药。本方四药相合，共奏清热解毒，凉血散瘀之用。

【方证要点】

本方主要适用于疗疮热毒、热入血分证，具体方证要点如下：①热扰心神，身热谵语，舌绛起刺，脉细数；②热伤血络，斑色紫黑、吐血、衄血、便血、尿血等；③蓄血瘀热，喜忘如狂，漱水不欲咽，大便色黑易解等。

【加减变化】

见蓄血、喜忘如狂者，系热入血分，邪热与瘀血互结，可加大黄、黄芩，以清热逐瘀、凉血散瘀；郁怒而夹肝火者，加柴胡、黄芩、栀子以清泻肝火；热迫血溢之出血者，可酌加白茅根、侧柏炭、小蓟等，以增强凉血止血之功。

【使用禁忌】

阴斑、虚斑者不宜使用。叶天士谓："淡红色，四肢清，口不渴，脉不洪数，非虚斑即阴斑。"阳虚失血者、脾胃虚弱者不宜使用。

四、龙胆泻肝汤

【组成】

龙胆草 6g，黄芩 9g，栀子 9g，柴胡 9g，泽泻 12g，木通 9g，车前子 9g，当归 9g，生地黄 15g，甘草 3g。

【功效】

清肝火，利湿热。

【主治】

用于肝胆经实火、湿热所致的带状疱疹、乳痈、乳发、丹毒、阴肿、囊痈等症。

【组方特色】

本方出自清代汪昂《医方集解》，其云"治肝经实火，湿热、胁痛、耳聋、胆溢口苦、筋痿、阴汗、阴肿阴痛、白浊溲血"。该方由龙胆草、栀子、当归、生地黄、黄芩、泽泻、木通、车前子、柴胡、生甘草组成，具有泻肝胆实火、清下焦湿热之功效，主治肝胆实火上炎证，或肝胆湿热下注证。方中龙胆草归肝、胆经，性味苦寒，清肝胆湿热为君药；黄芩归肺经、栀子归心经，性味苦寒，清热燥湿泻火，助龙胆草清热除湿、泻火解毒；柴胡归肝经、胆经，与黄芩相合，既泄肝胆之热，又增清上之力，又作为引经药，使药物直达病所；车前子、泽泻、木通，清热利湿，使湿热从小便而出，共为臣药。肝藏血，体阴而用阳，肝内必须储存一定的血量，以制约肝的阳气升腾，勿使肝阳过亢。生地黄凉血滋阴，当归养血补血，一方面因肝胆湿热，肝火旺盛耗伤肝脏阴血，使肝阴不足，用生地黄、当归滋阴补血；另一方面生地黄、当归滋补肝阴，以制约肝阳，使肝疏泄功能正常，冲和条达，共为佐药。甘草为使，调和诸药。整个处方组方严谨，清中有补，补中有清，驱邪不伤正，扶正不留寇；降中有升，使肝脏疏泄正常，气机条达，三焦同治，诸症皆除。

【方证要点】

本方对辨证为肝胆实热或肝胆湿热导致的皮肤病如带状疱疹、乳痈、乳发、丹毒、囊痈等最为相宜，具体方证要点如下：①皮损红肿热痛，或见脓疱，或有渗出，瘙痒明显；②伴头痛目赤、胁痛口苦、耳聋耳肿等肝胆实火上炎证；③伴阴肿、阴痒、筋痿、阴汗、小便淋浊，或妇女带下黄臭等肝经湿热下注证；④舌质红、苔黄或黄腻，脉弦滑或弦数。

【加减变化】

此方主要针对肝胆经实火或肝胆经湿热所致皮肤病，如带状疱疹、乳痈、乳发、丹毒、囊痈等。临床上不拘泥于某一疾病，凡是因肝胆实火或肝胆经湿热所致的疾病均能使用。若肝胆实火较盛，可去木通、车前子，加黄连以助泻火之力；若湿盛热轻者，可去黄芩、生地黄，加滑石、薏苡仁以增强利湿之功；若玉茎生疮，或便毒悬痈，以及阴囊肿痛，红热甚者，可去柴胡，加连翘、黄连、大黄以泻火解毒。

【使用禁忌】

本方中药物大多数属于苦寒泻火之品，苦寒易损伤胃气，因此需嘱咐患者饭后服药，且中病即止。服药期间，禁食荤腥海味、寒凉伤胃之品。

五、参苓白术散

【组成】

人参10g，白术12g，茯苓12g，甘草5g，生山药12g，白扁豆10g，薏苡仁20g，砂仁6g，莲子肉6g，桔梗6g，陈皮6g。

【功效】

益气健脾，渗湿止泻。

【主治】

用于脾虚湿盛证，饮食不化，胸脘痞闷，肠鸣泄泻，四肢乏力，形体消瘦，面色萎黄；舌淡，苔白腻，脉虚缓。

【组方特色】

本方出自《和剂局方》，是治疗脾虚湿盛证及体现"培土生金"治法的常用方剂。方中人参、白术、茯苓益气健脾渗湿为君；配伍山药、莲子肉助君药以健脾益气，兼能止泻；并用白扁豆、薏苡仁助白术、茯苓以健脾渗湿，均为臣药；更用砂仁、陈皮醒脾和胃，行气化滞，是为佐药；桔梗宣肺利气，通调水道，又能载药上行，培土生金；甘草健脾和中，调和诸药，共为佐使。综观全方，补中气，渗湿浊，行气滞，使脾气健运，湿邪得去，则诸症自除。

【方证要点】

本方证是由脾虚湿盛所致，脾胃虚弱，纳运乏力，故饮食不化；水谷不化，清浊不分，故见肠鸣泄泻；湿滞中焦，气机被阻，而见胸脘痞闷；脾失健运，则气血生化不足；肢体肌肤失于濡养，故四肢无力，形体消瘦，面色萎黄。舌淡，苔白腻，脉虚缓皆为脾虚湿盛之象。

六、五神汤

【组成】

茯苓 30g，金银花 90g，牛膝 15g，车前子 30g，紫花地丁 30g。

【功效】

清热利湿。

【主治】

用于委中毒、附骨疽等证属湿热凝结者。

【组方特色】

五神汤出自清朝陈士铎的《辨证录·卷十三》，本方主要用于治疗湿热蕴毒之证，清利湿热，兼益气血为其主要立方之意。《洞天奥旨》记载："五神汤，统治多骨痈。茯苓一两，车前子一两，金银花三两，牛膝五钱，紫花地丁一两，水煎服，六剂骨消，再服十剂愈。"《辨证录》对本方进行了简单解读："此方用茯苓、车前以利水，紫花地丁以清热，又用金银花、牛膝补中散毒。"《洞天奥旨·卷四·疮疡用金银花论》中对金银花的使用进行了特别论述:"其毒之至者,皆火热之极也。金银花最能消火热之毒,而又不耗气血,故消火毒之药,必用金银花也。"又云:"盖此药为纯补之味,而又善消火毒。"因为方中重用金银花为君药,金银花性寒味甘,能清热解毒、透散表邪;紫花地丁性寒味苦辛,清热解毒、凉血消肿为臣;茯苓性平味甘淡,利水渗湿、健脾益气,车前子性甘寒,利水清下焦湿热,二者共为佐使之药;牛膝苦甘酸平,归肝肾经,具有补肝肾、强筋骨及逐瘀通经之效,能增强全方补益之力,又性善下行,能导热下泄,引血下行,故为使药。全方补泻兼施,以泻为主,清透与渗下同施,共收热毒清、湿热去之效。五药合用,使湿热清,毒邪祛,经络通,痈肿退。

【方证要点】

本方所治病的病因是过食生冷寒凉之物损伤脾胃,导致脾胃运化失司,痰湿内生,日久蕴而化热,湿热熏蒸,蕴结成毒,毒火流窜,蕴脓腐骨,总为本虚标实之证,证属湿热蕴结,具体方证要点如下:①慢性病程,经久不愈;②疼痛剧烈,甚者彻骨;③局部胖肿,皮色不变;④皮肤灼热或微热;⑤舌红、苔黄,脉数。

【加减变化】

对于湿重于热者,临床多见自觉身体沉重乏力,伴纳谷不香或恶心呕吐,或小便不利者,则加用清热祛湿之品,如萆薢祛水湿,分清浊;泽兰走血分,治水肿,除痈毒;泽泻"渗湿热,行痰饮",与牛膝合用,又可泻相火,保真阴。对于热重于湿者,临床多见患处局部红赤肿胀,灼热疼痛,甚者可见水疱、紫斑者,则加用黄芩、黄柏之类直折火势以泻相火而除蒸，如牡丹皮、赤芍、虎杖之类善走血分以散疮疡而凉血。表证甚者，临床多见病起突然、恶寒发热、头痛频作，酌加牛蒡子、荆芥之品除风伤、解肿毒、消疮疡；肿胀甚者，临床多见下肢皮肤肿胀，兼及全身浮肿，甚则已成大脚风者，加用防己、猪苓之品苦以燥湿、寒以清热，以泄丹毒血分湿热。

【使用禁忌】

服用本方时应注意清淡饮食，忌食辛辣厚腻之品；孕妇慎用，儿童与老年人酌情减量。

七、萆薢渗湿汤

【组成】

萆薢 15g，薏苡仁 15g，黄柏 6g，赤茯苓 10g，牡丹皮 10g，泽泻 10g，滑石 10g，通草 10g。

【功效】

清利湿热。

【主治】

用于治疗湿热蕴结或湿热下注所致的脚湿气、下肢丹毒、湿疮、下肢瘀积性皮炎、肛周瘙痒症、外阴瘙痒症等。

【组方特色】

本方出自清代高秉钧的《疡科心得集》，为皮肤科临床常用方之一，主治湿热内蕴或湿热下注所导致的臁疮、漏蹄、脚湿气、外阴瘙痒症及湿疮等。全方渗湿化浊，清热解毒，性较平和，多无苦寒伤胃之忧。方中萆薢性平，味苦，入肝经、胃经、膀胱经，利湿去浊，祛风通痹。《本草纲目》有云"萆薢，足阳明、厥阴经药也。厥阴主筋属风，阳明主肉属湿，萆薢之功，长于祛风湿，所以能治缓弱顽痹、遗浊、恶疮诸病之属风湿者"。薏苡仁味甘淡，性微寒，归脾、胃、肺经，具有健脾渗湿、清热排脓、除痹、利水的功能；泽泻味甘、淡，性寒，归肾、膀胱经，利水渗湿，泄热通淋，《药性论》有云"主肾虚精自出，治五淋，利膀胱热，宣通水道"。《本草正义》有云"通草……此物无气无味，以淡用事，故能通行经络，清热利水，性与木通相似，但无其苦，则泄降之力缓而无峻厉之弊，虽能通利，不甚伤阴，湿热之不甚者宜之"。《本草经疏》有云"滑石，滑以利诸窍，通壅滞，下垢腻。甘以和胃气，寒以散积热，甘寒滑利，以合其用，是为祛暑热，利水除湿，消积滞，利下窍之要药"。《本草纲目》有云"赤茯苓，泻心小肠膀胱湿热，利窍行水"。《本草经疏》有云"牡丹皮，其味苦而微辛，其气寒而无毒，辛以散结聚，苦寒除血热，入血分，凉血热之要药也"。《长沙药解》有云"黄柏，泄己土之湿热，清乙木之郁蒸，调热利下重，理黄疸、腹满、伤寒"。萆薢、薏苡仁共为本方君药，泽泻、滑石、通草为臣药，助君药增强清热利湿之功效；赤茯苓、牡丹皮、黄柏为佐药，共奏清利湿热的功效。

【方证要点】

本方来源于《疡科心得集》，由萆薢、薏苡仁、黄柏、茯苓、牡丹皮、泽泻、滑石、通草组成，具有清热解毒，渗湿化浊之功。主治湿热内蕴或湿热下注所导致的臁疮、漏蹄、脚湿气、外阴瘙痒症及湿疮等，具体方证要点如下：①发病部位多位于下部或下肢；②病程反复，缠绵不愈；③皮损以丘疹、丘疱疹、水疱、糜烂为主；④患部红肿热痛，渗流滋水；⑤舌红、苔黄腻，脉滑数。

【加减变化】

临床见湿盛者，加黄芩、黄连、苍术；湿热均盛者，加龙胆草、栀子；热炽者，加生地黄、赤芍；剧痒者，加浮萍、白蒺藜、地肤子、白鲜皮；小便黄赤者，加车前子，木通；大便秘者，加生大黄。

【使用禁忌】

服用本方时，当注意清淡饮食，忌食辛辣厚腻之品；孕妇慎用，儿童与老年人酌情减量。

八、温胆汤

【组成】

半夏9g，竹茹6g，枳实6g，陈皮9g，甘草3g，茯苓12g。

【功效】

祛湿化痰，行气散结。

【主治】

用于痰、湿、瘀互结所致的痤疮、酒皶鼻、神经性皮炎等。

【组方特色】

本方出自南北朝《集验方》，由唐代孙思邈的《备急千金要方》率先记载，目前后世常用的温胆汤为南宋陈无择《三因极——病证方论》所记载，其主治为"心胆虚怯，触事易惊，梦寐不祥，或异像感惑，遂致心惊胆摄，气郁生涎，涎与气抟，变生诸证"。由此可知，温胆汤证主要为"胆郁痰扰"。

汪昂在《医方集解》中提到此方："此足少阳、阳明药也。橘、半、生姜之辛温，以之导痰止呕，即以之温胆；枳实破滞；茯苓渗湿；甘草和中；竹茹开胃土之郁，清肺金之燥，凉肺金即所以平肝木也。"方中半夏辛温，燥湿化痰，和胃止呕，为君药；臣以竹茹，取其甘而微寒，清热化痰，除烦止呕；半夏与竹茹相伍，一温一凉，化痰和胃，止呕除烦之功；陈皮辛苦温，理气行滞，燥湿化痰；枳实辛苦微寒，降气导滞，消痰除痞；陈皮与枳实相合，亦为一温一凉，而理气化痰之力增；佐以茯苓，健脾渗湿，以杜生痰之源；以甘草为使，调和诸药。

【方证要点】

皮肤科部分慢性疑难性疾病患者，因久病情志失调，胆气郁结，日久成痰，痰浊阻滞，胶着难解，因此从"胆郁痰扰"之病机着手，以温胆汤治之多获良效，具体方证要点如下：①皮损以结节、囊肿等为主；②患部皮色不变，红热不明显；③胆怯易惊，头眩心悸，心烦不眠；④呕恶呃逆，饮食不香；⑤舌淡、苔白腻，脉滑。

【加减变化】

合并瘀血者，加丹皮、赤芍活血化瘀；兼有虚烦失眠者，合用栀子豉汤，栀子、淡豆豉清热除烦；脾虚神疲乏力，大便溏泻者，加苍术、白术益气健脾；阴虚肝旺，情志抑郁者，加白芍柔肝养阴，香附疏肝理气；外感风邪痤疮痒痛者，加蜂房祛风止痛，或荆芥、防风增强祛风之力；皮损呈脓疱、脓点，结节质硬者，加浙贝母清热化痰散结；面部油腻者，加桑叶以清肺热。

【使用禁忌】

服用本方时注意清淡饮食，忌食辛辣厚腻之品；孕妇慎用，儿童与老年人酌情减量。

九、逍遥丸

【组成】

柴胡 10g，白芍 10g，当归 10g，白术 10g，茯苓 10g，炙甘草 6g，生姜 6g，薄荷 3g。

【功效】

疏肝解郁，调和气血。

【主治】

用于肝郁不舒所致的乳癖、瘰疬、失荣、黄褐斑等。

【组方特色】

本方出自《太平惠民和剂局方》，方中以柴胡疏肝解郁为君药；白芍酸苦微寒，养血敛阴，柔肝缓急；当归味甘辛温，养血和血，且气香行气，为血中之气药；归、芍与柴胡相合，养血柔肝调气，共为臣药。木郁则土衰，肝病易传脾，故以白术、茯苓、炙甘草健脾益气，非单实土以抑木，且使营血生化有源；薄荷疏散郁遏之气，透达肝经郁热；生姜温胃降逆和中，共为佐药；柴胡为肝经引经药，又兼使药用；炙甘草益气补中，调和诸药，为使药。诸药相合，共奏疏肝解郁，调和气血之功。

【方证要点】

逍遥丸为疏肝养血的代表方，又是妇科调经常用方，具有疏肝解郁，养血健脾之功，临床上常用于肝郁血虚所致诸证，如乳癖、瘰疬、失荣、黄褐斑等，具体方证要点如下：①神疲食少，嗳气叹息；②两胁作痛，乳房胀痛；③月经不调；④脉弦。

【加减变化】

肝郁气滞较甚者，加用香附、郁金、合欢皮、陈皮疏肝解郁；血虚甚者，加用熟地黄滋阴养血；肝郁化火者，加用牡丹皮、生栀子清热凉血；月经不调者，加用仙茅、淫羊藿、菟丝子等调理冲任；斑色深褐，面色晦暗者，加桃仁、红花；大便不畅者，加枳实、瓜蒌。

【使用禁忌】

服药期间忌食寒凉、生冷食物；孕妇禁用。

十、补肾化斑汤

【组成】

牡丹皮 12g，泽泻 12g，熟地黄 12g，山萸肉 12g，丹参 30g，何首乌 10g，杜仲 10g，菟丝子 10g。

【功效】

补肾益精，化瘀消斑。

【主治】

肝肾阴虚型黄褐斑。

【组方特色】

本方为翁老自拟经验方，用于治疗肝肾阴虚型黄褐斑。翁老认为妇人经、孕、产、乳均伤于肾，肾元匮乏，肾精亏虚，肾阴不足，相火偏旺致阴虚生热，日久郁蒸血液，煎灼而成面部生斑片。因肾属水，藏精；肝属木，藏血。水木相生，精血同源，故肝肾两脏密切相关。水生木，肾精充盈，肝体得养则疏泄正常，肝木赖肾水涵养才得生发条达。若肾水不足，水不涵木，可直接导致肝阴虚损，肝失所养，又因肝体阴而用阳，肝阴血不足则气机疏泄不利，是以郁而化热，热邪灼伤肾阴，肾阴更亏，日久则气血亏虚不能上华于面而变生褐斑或气滞血瘀于面而成斑。据此病机，故从补肾入手治疗该病，从肾调制以协调肝肾，在补肾益精的基础上协调阴阳。本方中牡丹皮、泽泻、熟地黄、山萸肉、何首乌补益肝肾；杜仲、菟丝子温补肾阳；丹参活血化瘀。肾精充足，肝阴得养，故本方治疗黄褐斑抓住肝肾阴虚为本，诸药合用，通过"滋水涵木"，共达补肾益精，化瘀消斑之效。

【方证要点】

本方对黄褐斑偏于肝肾阴虚型最为相宜，而对于肝郁气滞等因实证引起的黄褐斑不宜用，除非患者素来体虚，伴有肝脾肾三脏亏虚，气血不足等虚实夹杂证者，具体方证要点如下：①患者素体肝肾亏虚，面色晦暗；②斑色褐黑；③伴头晕耳鸣，腰膝酸软，失眠健忘，五心烦热等症；④舌红、苔少，脉细。

【加减变化】

本方主要针对肝肾阴虚所导致的黄褐斑。若心烦失眠，心悸不安，咽干口燥者，加黄芩、黄连、栀子、莲子心、淡竹叶等清降心火，交通心肾；目眩目干，神疲乏力，肢麻者，加白芍、当归、鸡血藤、枸杞子、桑寄生、续断等滋阴补血养肝；伴见干咳，或少痰，口渴咽干，咽痛音哑，盗汗者，加黄精、沙参、麦冬、玉竹等滋阴润肺；腹胀腹泻腹痛者，加广藿香、佩兰祛湿行气；月经不调者，加女贞子、香附疏肝调经；月经量少色淡者，加当归、鸡血藤养血活血；五心烦热者，加知母、黄柏滋阴除热；失眠多梦者，加生龙骨、生牡蛎、珍珠母等镇静安神；黄褐斑日久不退者，加丹参、白僵蚕、炮山甲活血通络。

服此方时禁食荤腥海味、寒凉伤脾的食物；孕妇慎用，儿童及老年人酌情减量。

十一、左归丸

【组成】

熟地黄 24g，炒山药 12g，枸杞 12g，山萸肉 12g，川牛膝（酒洗，蒸熟）9g，制菟丝子 12g，鹿角胶（敲碎，炒珠）12g，龟甲胶（切碎，炒珠）12g。

【功效】

滋阴补肾，填精益髓。

【主治】

用于由真阴不足所引起的面色暗沉、黄褐斑、慢性荨麻疹等慢性皮肤疾病。

【组方特色】

本方出自《景岳全书》，为治疗真阴不足之要方。方中重用熟地黄，滋肾益精，以填真阴，为君药；龟甲胶与鹿角胶峻补精髓，其中龟甲胶偏于补肝肾之阴，鹿角胶偏于益精养血补肾阳，两胶并用，益稍补髓，补阴中包含"阳中求阴"之义，共为臣药。山萸肉养肝滋肾，涩精敛汗；枸杞补肾养精，清肝明目；菟丝子助阳益阴，补肾固精；山药补脾益阴，滋肾固精；牛膝益肝肾，强腰膝，健筋骨，共为佐药。诸药配伍，有滋阴补肾，填精益髓之效。

【方证要点】

本方治证为真阴不足，精髓亏损所致，具体方证要点如下：①素体肾阴亏虚或发病日久致肾阴不足者；②伴见腰膝酸软、头晕目眩、视物昏花、耳鸣耳聋、盗汗、遗精、消渴、骨蒸潮热、手足心热等肾阴不足症状；③舌红、少苔、脉沉细。

【加减变化】

纳呆，加砂仁、陈皮；气虚，加人参、黄芪；遗精，加芡实、金樱子；阴虚火盛，去鹿角胶，加麦冬、女贞子；夜热骨蒸，加地骨皮、鳖甲；小便不清，加茯苓、泽泻；大便干结，加肉苁蓉、麻子仁；血虚，加首乌、当归；相火旺，加知母、黄柏；阳衰，加肉桂、锁阳；湿重，加厚朴、苍术等。

【使用禁忌】

服此方时禁食荤腥海味以及寒凉伤脾的食物；肾阳虚者慎用，孕妇慎用，儿童及老年人酌情减量。

十二、六味地黄丸

【组成】

熟地黄 24g，山茱萸 12g，山药 12g，牡丹皮 9g，白茯苓 9g，泽泻 9g。

【功效】

补肾水，降虚火。

【主治】

用于由肾阴虚引起的黄褐斑、瘙痒症、慢性荨麻疹等皮肤疾病，或皮肤衰老、面色暗沉等。

【组方特色】

六味地黄丸由宋朝钱乙创立，记载于《小儿药证直诀》。方中重用熟地黄补肾滋阴，属君药，《张元素医学全书》谓其"活血气，封填骨髓，滋肾水，补益真阴";《本草纲目》云"填骨髓，长肌肉，生精血。补五脏内伤不足，通血脉，利耳目，黑须发"。辅以山茱萸酸温，主入肝经滋补肝肾，并能涩精、养肝血，血足可以转化为精，取"肝肾同源""精血同源"之意，《医学衷中参西录》谓其"能收敛元气，振作精神，固涩滑脱"。山药甘平，主入脾经，补益脾阴亦能固精，补脾以助后天生化之源，脾运化水谷精微以养五脏，故用山药健脾益肾，使肾精有来源。三药配合补后天以充先天，肾肝脾三阴并补称为"三补"。因此，六味地黄丸为三阴并补之方，但熟地黄用量是山茱萸与山药之和，故仍以补肾阴为主，补其不足以治本，体现了"壮水之主，以制阳光"之法。凡补阴精之法必当泻其"浊"，方可存其"清"，使阴精得补。肾为水脏，肾虚则水泛，常导致虚火上炎、水浊内停，故佐以泽泻以泄肾湿浊，并防熟地黄滋腻恋邪之弊。阴虚则阳失所制，故以牡丹皮清泄相火，清肝中虚火，消肾中瘀血，兼制山茱萸之温涩酸收，《本草纲目》谓其"和血、生血、凉血，治手足少阴、厥阴四经血分伏火"。茯苓淡渗脾湿，既助泽泻以泄肾浊，又助山药健运以充养后天之本。泽泻、茯苓二药合用引浊邪下行，起"推陈致新"之用。泽泻、牡丹皮、茯苓三药称为"三泻"，泻上炎之虚火，渗下趋之湿浊，平其偏胜以治标，均为佐药。六药合用，三补治本，针对肾肝脾之阴补其不足；三泻治标，针对标证泻其有余。"有熟地黄之腻补肾水，即有泽泻之宣泄肾浊以济之；有萸肉之温涩肝经，即有丹皮之清泻肝火以佐之；有山药之收摄脾经，即有茯苓之淡渗脾湿以和之"。三补三泻，补泻结合，标本兼顾，补中有泻，寓泻于补，相辅相成，其中补药用量重于"泻药"，以补为主；而肝、脾、肾三阴并补，以补肾阴为主。因此，六味地黄丸为通补开合之剂，组方科学合理，其显著特点是"三补三泄，补中有泻，寓泻于补"。

【方证要点】

本方对于慢性皮肤疾病偏于肾阴虚者最为相宜，而对于肾阳虚或实证患者不宜用，具体方证要点如下：①素体肾阴亏虚或发病日久致肾阴不足者；②伴见腰膝酸软、头晕目眩、视物昏花、耳鸣耳聋、盗汗、遗精、消渴、骨蒸潮热、手足心热等肾阴不足症状；③舌红、少苔，脉沉细。

【加减变化】

本方为治疗肾阴不足的基础方，当加入知母、黄柏时，名知柏地黄丸，主治阴虚火旺证；加枸杞、菊花时，名杞菊地黄丸，主治肝肾阴虚证；加磁石、陈皮、菖蒲时，名为耳聋左慈丸，主治肾阴虚耳鸣耳聋目眩证；加五味子后，名都气丸，主治肾虚气喘证；加栀子、柴胡、大枣，名为滋水清肝饮，主治肾虚肝郁证；加枸杞、菊花、当归、白芍、刺蒺藜、石决明时，名为明目地黄丸，主治肝肾虚损，阴血不足之眼目病；加柴胡、当归、五味子时，名益阴肾气丸，主治肾阴不足之视物昏暗证；加麦冬、五味子时，名麦味地黄丸，主治肺肾阴虚之喘咳证。

单方在临床上应用时，若患者骨蒸潮热，可加黄柏，知母等增强清热降火之功；腰膝酸软患者，可加杜仲、牛膝、桑寄生等益肾壮骨；头晕目眩者，可加生龙骨、生牡蛎、石决明等平肝潜阳；兼见食少乏力者，加白术、砂仁、陈皮等健脾和胃。

【使用禁忌】

服此方时禁食荤腥海味、寒凉伤脾的食物；肾阳虚者慎用，孕妇慎用，儿童及老年人酌情减量。

十三、改良版神应养真丹

【组成】

天麻 12g，羌活 10g，当归 15g，白芍 10g，菟丝子 11g，熟地黄 10g，何首乌 30g，黑芝麻 30g，川芎 10g，牡丹皮 10g，珍珠母 30g。

【功效】

滋养肝肾，养血生发。

【主治】

用于肝肾不足、气血亏虚所致斑秃、脂溢性脱发等证。

【组方特色】

神应养真丹出自陈实功的《外科正宗》，原方由当归、川芎、白芍、熟地黄、天麻、羌活、木瓜、菟丝子等药物组成，《外科正宗》称"血脉不能荣运肌肤，虚痒发生，眉发脱落，皮肤光亮者服之"。此方由四物汤加味而成，其中熟地黄主补血滋阴，《本草纲目》言其"填骨髓、长肌肉、生精血、黑须发"，四物相合，滋养阴血兼能活血；天麻可通经活络，配伍辛温之羌活，祛风通络，引诸药上行颠顶；木瓜祛风除湿；菟丝子补肾固精。诸药合用，功在活血祛风、养血生发。翁氏改良版神应养真丹在原方基础上去木瓜，加入何首乌、黑芝麻、牡丹皮、珍珠母等药，何首乌、黑芝麻养血生发，以黑补黑；牡丹皮凉血活血，配合补血药可养血生发而不滋腻；珍珠母重镇安神。诸药共用，达到滋养肝肾、养血生发的作用。

【方证要点】

本方对斑秃、脂溢性脱发等脱发症证属肝肾不足、气血亏虚者最为相宜，而对于实证如血热风燥、脾胃湿热、气滞血瘀等引起的脱发不宜用，具体方证要点如下：①素体虚弱，气血亏虚，肝肾不足；②脱发时间长，或头发稀疏、干燥枯黄；③常伴面色少华、头晕心悸、乏力气短，或面色苍白、肢冷畏寒、头晕耳鸣、腰膝酸软等气血不足、肝肾亏虚症状；④舌淡、苔薄，脉细。

【加减变化】

本方主要是针对发病日久，肝肾不足，气血亏虚所致的顽固性脱发诸证，如斑秃、脂溢性脱发等。瘙痒明显者，加白鲜皮、首乌藤疏风止痒；头部烘热者，加地骨皮、牡丹皮滋阴清热；烦躁易怒者，加生栀子、黄芩清肝热泻火；乏力气短明显者，加黄芪、党参健脾益气；腰膝酸软明显者，加杜仲、续断、桑寄生补肝肾、强筋骨；头晕耳鸣者，加天麻平肝息风；心神不宁、失眠多梦者，加首乌藤、炒枣仁养血安神。

【使用禁忌】

服此方时禁食荤腥海味、寒凉伤脾的食物；孕妇慎用，儿童及老年人酌情减量。

十四、健脾润肤饮

【组成】

党参 12g，茯苓 12g，白术 12g，甘草 3g，麦芽 9g，谷芽 9g，马蹄金 10g，苍耳子 6g，地肤子 12g，防风 9g。

【功效】

健脾和胃，祛风润肤。

【主治】

用于慢性瘙痒性皮肤病，如慢性湿疹、慢性荨麻疹、特应性皮炎、慢性唇炎、慢性单纯性苔藓（慢性神经性皮炎）、结节性痒疹、老年性瘙痒症、冬季瘙痒症等。

【组方特色】

本方为翁老自拟经验方，功在健脾和胃，祛风润肤，主要用治脾虚湿蕴日久，外感风燥毒邪凝聚而引起的以瘙痒为主要症状的慢性皮肤疾病。从药物组成来看，党参、茯苓、白术、甘草为改良版四君子汤，其中党参味甘性平，补中益气，养血生津；白术味甘苦性温，益气健脾，燥湿化痰，能加强党参益气助运之力；茯苓味甘淡性平，健脾渗湿，苓术相配，则健脾祛湿之功益著；甘草味甘性平，健脾益气和中，调和诸药。四药相伍，既能益气健脾，又能助脾运化以祛湿毒，且脾为后天之本，气血生化之源，脾气健运，则气血生化有源，体现了"治风先治血，血行风自灭"的原则。麦芽、谷芽味甘性平，能消食化积，健脾和胃，增强健脾之功效；马蹄金、苍耳子、地肤子、防风疏风除湿止痒。诸药合用，既能健脾和胃，行气祛湿以治其本，又能祛风润肤止痒以治其标，标本兼治，组方精妙，配伍合理，寓意较深。

【方证要点】

本方对慢性瘙痒性皮肤病偏于脾虚风燥的虚实夹杂者最为相宜，具体方证要点如下：①慢性病程；②素体脾胃虚弱或发病日久，精神不振，倦怠乏力；③皮肤瘙痒，呈阵发性，干燥；④舌质淡、苔白或白腻，脉缓或偏细弦。

【加减变化】

本方主要是针对病程日久的慢性顽固性瘙痒性皮肤疾病，其主要辨证为脾虚风燥，虚实夹杂者，如局限性或泛发性慢性湿疹、慢性荨麻疹、特应性皮炎、慢性唇炎、慢性单纯性苔藓（慢性神经性皮炎）、结节性痒疹、老年性瘙痒症、冬季瘙痒症等。瘙痒剧烈，夜寐不安者，可加酸枣仁、珍珠母、远志、茯神、夜交藤、生牡蛎、生龙骨等镇静安神；偏风寒者，可加桂枝、麻黄等散寒解表；偏风热者，可加薄荷、蝉蜕等清热解表；湿热甚者，可加黄芩、萆薢、茵陈等清热利湿止痒；寒湿甚者，可加吴茱萸、肉桂温里散寒；偏阴虚者，可加生地黄、牡丹皮、玄参等清热凉血；偏血虚者，可加当归、赤芍、阿胶等养血润肤；血瘀者，可加赤芍、丹参活血祛瘀；冲任不调者，可加仙茅、益母草、菟丝子等调和冲任；如若病程日久，用药不应，且皮损肥厚或形成结节者，可加乌梢蛇、蜈蚣、地龙等虫类药搜风止痒。

【使用禁忌】

服用此方时，禁食荤腥海味、辛辣动风的食物；孕妇慎用，儿童与老年人酌情减量。

十五、润肌膏

【组成】

当归身 45g，生甘草 30g，白芷 24g，血竭 18g，紫草茸 15g，白蜡 60g（切片）。

【功效】

调和营卫，益气养血，祛风润燥，和血解毒。

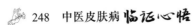

【主治】

用于治疗风寒侵袭皮肤，血不荣于肌表，造成酸痛，手足似无皮之状，偶触衣物，疼痛连心者；或用于燥邪伤肺、阴虚津亏、肌肤不润之证。

【组方特色】

用真麻油240mL，先将当归身、白芷、甘草熬深黄色，滤去滓；再入血竭熬化，又滤清；再入紫草、白蜡片略沸十数滚，即起火，滤去紫草滓，其色即鲜明可爱，若熬过则紫黑矣。润肌膏方中当归、紫草以3∶1配比，当归为主药，其性甘温质润，治痈止痛，和血补血。重用当归以润为要，可润肠胃、筋骨、皮肤。《本草纲目》中记载当归长于补血，为补血之圣药，又善于活血，行滞止痛，且可和血，养血润肤，治疗肌肤燥痒，养血活血以润燥。紫草为辅药，甘咸性寒，入肝经血分，清热凉血，活血解毒。《别录》云其："疗小儿疮及面齄。"《本草纲目》又载其能"治斑疹、痘毒，活血凉血，利大肠"。二药共以活血润肤为法，治疗干燥脱屑证。白芷辛散温通，对疮疡初起，红肿热痛者，可收散结消肿止痛之功，且可祛风止痒；甘草长于解毒，生用药性偏凉，能清解热毒，适用于热毒疮疡；血竭味咸入血分，既能助当归活血化瘀之功，又可消肿止痛、止血化腐、敛疮生肌，可治疮疡久溃不敛。麻油味甘性微寒，据《本草纲目》记载其有润燥解毒、止毒消肿之功。在高温炮制药物的过程中，麻油的寒凉之性转化为平和之性，于肌肤无温燥之伤，亦无寒凉之遏。麻油中具有浓郁芝麻香味者又称为香油，《外科精要》强调，"气血闻香则行"。香药可行气活血除秽，气血得行则可生肌长皮。麻油外用，补气，健脾生肌。所制油膏可带领诸药由玄府进入气血，充养滋润皮肤，又有很好的赋型作用，使得膏剂柔软润滑，无板结、黏腻不适之感。基质白蜡，味甘淡，性平微温，生肌止痛，收涩敛疮，《神农本草经》谓其"可续绝伤，金创，益气"，《本草求真》亦言之"凡荡除下焦之药，以此裹丸，亦免伤上焦之意"。且白蜡能够使其趋于固体而成膏剂，又免于硬结，给药膏贮存带来方便。

【方证要点】

治风寒侵袭皮肤，血不荣于肌表，致成酸痛，手足似无皮之状，偶触衣物疼痛连心者；或用于燥邪伤肺、阴虚津亏、肌肤不润之证，具体方证要点如下：①因风寒侵袭所致的肌肉酸痛，酸痛隐隐，难以用力，肤色不红或苍白，肤温不高或稍低；②凡皮肤干燥作痒有裂纹者均宜外用润肌膏；③年老体衰，或素体脾胃气虚，或瘀血阻滞；④舌质淡红、苔白或腻，脉软无力或涩。

【使用禁忌】

本方以温通祛瘀润燥为主，适用于阴证肌肉酸痛、肌肤不荣。不宜用于疮痈初起、热毒炽盛的阶段。皮肤瘙痒的患者使用润肌膏后要避免用搔抓、摩擦及热水烫洗等，避免使用花露水等含酒精的止痒剂。忌烟、酒、浓茶及食用辛辣食品。

十六、如意金黄散

【组成】

天花粉 5kg（上白），大黄、黄柏、姜黄各 2.5kg，白芷 2.5kg，天南星、苍术、紫厚朴、陈皮、甘草各 1kg。

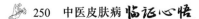

【功效】

消肿止痛，清热解毒。

【主治】

用于疮疡初起，红肿热痛。治痈疽发背，诸般疔肿，跌扑损伤，湿痰流毒，大头时肿，漆疮火丹，风热天泡，肌肤赤肿，干湿脚气，妇女乳痈，小儿丹毒。

【组方特色】

方中天花粉为君药位列方首，用量最大，用以苦寒泻火、排脓消肿。大黄、黄柏苦寒泻火兼以活血散瘀；姜黄辛苦偏温以行气活血止痛；白芷辛温燥湿，兼可排脓共为臣药。厚朴、陈皮行气燥湿消痰；苍术芳香性烈燥湿；天南星外用消肿止痛，且有箍集围聚作用，有利于疮疡面积缩小，共为佐药。甘草甘平解毒以调和诸药为佐使药。诸药合用，共奏消肿止痛，清热解毒之功。

【方证要点】

本方对辨证为一切疮疡的急性阳证及局部有红、肿、热、痛诸症者，如带状疱疹、静脉炎、下肢丹毒、痛风性关节炎、急性乳腺炎、阑尾炎、流行性腮腺炎、睾丸炎等最为相宜，具体方证要点如下：①皮损红肿热痛，或见脓疱，或有渗出，瘙痒明显；②伴头痛目赤、胁痛口苦、耳聋耳肿等肝胆实火上炎证；③伴阴肿、阴痒、筋痿、阴汗、小便淋浊，或妇女带下黄臭等肝经湿热下注证；④舌质红、苔黄或黄腻，脉弦滑或弦数。

【使用禁忌】

阴疽者不可用。不可内服。孕妇、过敏体质者慎用；用药期间忌食辛辣、油腻食物及海鲜、羊肉等发物。疮疡化脓或破溃时，应去医院就诊。

十七、鹅掌风洗剂

【组成】

苦参 30～50g，白矾 30～50g，蒲公英 18g，连翘 18g，白花蛇舌草 18g，黄柏 18g，白鲜皮 18g，地肤子 18g，蛇床子 18g，苦楝皮 18g，硫黄粉 18g（待药煎好后再放入并搅匀），花椒 18g。

【功效】

清热杀虫，燥湿止痒。

【主治】

湿热虫毒引起的"鹅掌风""田螺疮""湿脚气"，皮肤真菌感染引起的各种手足癣。

【组方特色】

真菌癣病种类繁多，大致可分为头癣、面癣、手癣、足癣、甲癣、股癣、体癣等七大类。真菌癣病的发病机理是相近的，中医学认为，癣病多由湿热内蕴，湿盛瘙痒，热盛生风生燥，毒邪相染，肌肤失荣，而致皮肤皮厚燥裂、糜烂、脱屑、斑秃、爪甲失养畸形等。如体癣最早见于隋代的《诸病源候论》，描述"癣病之状，皮肉隐疹如钱文，渐渐增长，或圆或斜，痒痛，有匡郭，里生虫，搔之有汁"，此由风湿邪气，客于腠理，复值寒湿，与气血相搏，则气血滞涩，发此疾也。西医学认为，本病的致病因素为絮状表皮癣菌、红色毛癣菌、石膏样毛癣菌、铁锈色小孢子菌、白色念珠菌等，多由自身感染或交叉感染所致。中医对真菌癣病的治疗一般不需内服药物，治宜清热杀虫，燥湿止痒。李时珍曰："子午乃少阴君火对化，故苦参、黄柏之苦寒，皆能补肾。"白鲜皮，别名白藓皮，广泛运用于皮肤癣类疾病，《药性论》记载白鲜皮："治一切热毒风、恶风，风疮、疥癣赤烂，眉发脱脆，皮肌急，壮热恶寒；主解热黄、酒黄、急黄、谷黄、劳黄等。"现代研究表明，白鲜皮对多种致病真菌如同心性毛癣菌、许兰氏黄癣菌，均有不同程度的抑制作用。蛇床子能温肾助阳，祛风燥湿，杀虫止痒；地肤子的功效是清热利湿，祛风止痒，二药同用，寒温并用，能增加止痒的功效。连翘、蒲公英、白花蛇舌草解毒清热。硫黄外用解毒杀虫疗疮，再用白矾、苦楝皮、花椒助其杀虫除癣，诸药配伍，使湿去、痒止、癣消，从而达到治愈本病的目的。采用中药外洗来治疗真菌癣病和无菌性炎症，无任何毒副作用，且不会对皮肤造成损伤。通过临床观察，对各类真菌癣病和无菌性炎症都有较好的效果，有疗程短、愈后不易复发等优势。

【方证要点】

湿热虫毒引起的"鹅掌风""田螺疮""湿脚气"，皮肤真菌感染引起的各种手足癣，具体方证要点如下：①手足掌及指间瘙痒、红肿、糜烂及脱屑，或伴有水疱；②若手癣日久，致手掌皮肤肥厚，疼痛屈伸不利，宛如鹅掌，侵及指甲，甲板增厚或萎缩翘起；③足癣者足部瘙痒、糜烂，伴有特殊臭味；④鳞屑水疱型最常见，常于趾间、足跖及其侧缘反复出现针头大小丘疱疹及疱疹，聚集或散在，壁厚发亮，有不同程度炎性反应和瘙痒，疱干后脱屑，呈小的领圈状或大片形，不断脱落，不断发生，病情稳定时，常以脱屑表现为主；⑤浸渍糜烂型常见于第四、五趾间，角质层浸渍，发白，松软，剥脱露出红色糜烂面或蜂窝状基底，可有少许渗液，本型易继发感染，并发急性淋巴管炎、淋巴结炎和丹毒等；⑥角化过度型常见于足跟、足跖及其侧缘，角质层增厚、粗糙，脱屑，干燥，自觉症状轻微，每到冬季，易发生皲裂，本型常发生于病期较长、年龄较长的患者。

【加减变化】

若患者偏血热，在原方中加生地黄 18g，地骨皮 18g，牡丹皮 18g；若患者瘙痒难忍，在原方中加苍术 18g，败酱草 18g。

【使用禁忌】

用药期间，有以下几个方面的禁忌。一是忌辛辣食品，如辣椒、大蒜、姜等，以及兴奋性的饮料，如酒、浓茶等，因其能影响交感神经的相对平衡，加速汗液的排泄，造成手足多汗，而这种潮湿的环境有利于浅表霉菌的生长繁殖，加重病情。二是忌过食肥甘，本病多由湿热毒邪蕴结皮肤所致，而肥甘食品，如肥肉、油炸食品、白糖等，易蕴湿化热，加重病情，故不宜过食。三是忌辛辣刺激性发物。

十八、痤疮洗剂

【组成】

金银花 20g，野菊花 20g，白芷 15g，硫黄 5g，益母草 15g，丹参 30g，皂角刺 15g。

【功效】

清热解毒，祛痈消疮。

【主治】

用于血热偏盛、肺胃积热、外感风热、气血凝塞、血郁痰

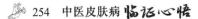

结等引起的颜面皮肤有毛囊样丘疹，呈黑头粉刺样，或灰白色的小丘疹，周围发红，部分皮疹顶部发生小脓疱，有的形成结节、囊肿及疤痕等多种形态的损害。

【组方特色】

《本草纲目拾遗》中记载："舶上硫黄，灭斑，杀虫，治疮通血，止泻痢。"硫黄外用杀虫除湿止痒历史悠久，现代药理学研究表明，硫黄外用有溶解角质、杀疥虫、杀菌、杀真菌的作用；在体温状态下，硫黄与皮肤接触，会产生硫化氢；或与微生物或上皮细胞作用，氧化成硫黄酸，从而有溶解角质、软化皮肤、杀灭疥虫等皮肤寄生虫及灭菌、杀真菌等作用。金银花甘寒而芳香疏散，既能清热解毒，又能疏散风热，善治一切痈肿疔疮阳证、外感风热及温病初起。野菊花味苦性微寒，有清热解毒之功，可用治疮痈肿毒。二花同用，上行头目，尤善于治疗头面部的痤疮。白芷祛风除湿，消散排脓，对痤疮脓液排出、早日愈合有良好的功效，又因白芷辛香发散，可透邪外出。白芷入阳明经，面额部为阳明经循行部位，故对面额部的痤疮疗效更佳。《本草汇言》中记载皂荚刺能拔毒祛风，凡痈疽未成者，能引之以消散，将破者，能引之以出头，已溃者能引之以行脓，于疡毒药中为第一要剂，以拔毒外出。又加益母草和丹参，清热凉血，因痤疮毒热盛常入血分，用此两药可防热入煎熬血液，防毒邪进一步深入发展成为走黄内陷之危证。全方药简力专，适用于多种痤疮治疗，配合内服药物常取良效。

【方证要点】

血热偏盛、肺胃积热、外感风热、气血凝塞、血郁痰结等引起的颜面皮肤有毛囊样丘疹，呈黑头粉刺样，或灰白色的小丘疹，周围发红，部分皮疹顶部有小脓疱，有的形成结节、囊肿及疤痕等多种形态的损害，具体方证要点如下：①肺热血热型表现为丘疹色红，或有痒痛，或有脓疱，伴口渴喜饮，大便秘结，小便短赤；舌质红，苔薄黄，脉弦滑；②湿热内蕴型表现为颜面、胸背部皮肤油腻，皮疹红肿疼痛，或有脓疱，伴口臭，大便秘结，小便黄；舌红，苔黄腻，脉滑数；③痰湿瘀滞型表现为皮疹颜色暗红，以结节、脓肿、囊肿、疤痕为主，或见窦道，经久难愈，伴纳呆腹胀；舌质暗红，苔黄腻，脉弦滑；④肝经湿热型表现为皮疹颜色暗红，以丘疹、脓疱、囊肿为主，伴口干口苦，目赤肿痛，两胁作胀疼痛；舌质红，苔黄腻，脉弦滑；⑤肝郁血热型表现为皮疹颜色红，以丘疹、脓疱为主，皮肤油腻，伴两胁作胀疼痛，月经前皮疹加重，周期不定，有血块，经前乳房胀痛，心烦易怒，性情急躁；舌质红，苔薄黄，脉弦数。

【加减变化】

火毒炽盛者，加野菊花、金银花至60g，加苦参15g，黄柏15g；热与血结，热入血分证者，加生地黄30g，紫草15g，玄参15g。此为外用洗剂，常与内服方加减配合使用，对痤疮疗效更佳。

针对肺热血热型应疏风清肺。痤疮洗剂配合内服方药，以五味消毒饮加减，用金银花15g，紫花地丁10g，紫背天葵10g，野菊花9g，蒲公英10g，黄芩10g，马齿苋10g。针对湿热内蕴型应清热除湿解毒。痤疮洗剂配合内服方药，以茵陈蒿汤加减，用茵陈18g，栀子9g，大黄6g，黄芩10g，黄连6g。针对痰湿瘀滞型应除湿化痰，活血散结。痤疮洗剂配合内服方药，以海藻玉壶汤加减，用半夏15g，陈皮6g，青皮6g，海藻 12g，昆布 12g，浙贝母 13g，射干 10g，黄芩 10g。针对肝经湿热型应清热除湿，泻肝胆实火。痤疮洗剂配合内服方药，以龙胆泻肝汤加减，用龙胆草 10g，栀子 15g，黄芩 9g，柴胡 10g，生地黄 9g，车前子 10g，泽泻 12g，当归 9g，木通 9g，甘草 3g。针对肝郁血热型应清热凉血，疏肝解郁。痤疮洗剂配合内服方药，以丹栀逍遥散加减，用牡丹皮 10g，栀子 15g，当归 9g，柴胡 10g，茯苓 9g，薄荷 10g，白芍 12g，黄芩 10g，甘草 3g，马齿苋 15g，益母草 15g，丹参 10g。

【使用禁忌】

此外洗方忌口服。用药期间忌辛辣、酒、鱼虾等食物。

十九、苦参洗剂

【组成】

苦参、黄柏、地肤子、蛇床子、贯众、川椒各 20g。

【功效】

清热解毒，祛风止痒，燥湿杀虫。

【主治】

湿热蕴结、外感虫毒引起的各种以瘙痒、水疱为主症的皮肤病。

【组方特色】

苦参具有苦寒清热、祛风止痒的作用；黄柏可泻实火，清热解毒，在《本草拾遗》中记载黄柏"主热疮疱起，虫疮，痢，下血，杀蛀虫"。现代药理研究表明苦参提取物对金黄色葡萄球菌等多种细菌、真菌具有良好的抑制作用，苦参碱还能抑制红细胞的溶血现象，具有显著的免疫抑制及抗炎作用。黄柏对多种革兰阳性菌及阴性菌、真菌均有抑制或杀灭作用，还有显著的抗炎作用。地肤子性寒，蛇床子性温，二者均有祛风燥湿、杀虫止痒的作用，二者配用，寒温相宜，其祛风燥湿、杀虫止痒作用明显加强，适用于阴部瘙痒、湿疮湿疹、疥癣等，不论寒热皆可使用。再加贯众，《本经》记载其："腹中邪热气，诸毒，杀三虫。"加入辛温走窜之川椒，使杀虫止痒之力更雄。

【方证要点】

湿邪久蕴化热，湿热内蕴又外感虫毒引起的一系列以皮肤瘙痒为主要症状的疾患，如急慢性湿疹、疥疮、手足癣、扁平疣、阴虱等。

【加减变化】

舌红、苔黄腻，湿热重者，加苍术、秦皮、败酱草、金银花各30g。肌肤色白，舌淡，脉弱，血虚生风者，加何首乌、鸡血藤、白蒺藜、生地黄各30g。因素体湿热，又感受虫毒者加百部、槟榔、白鲜皮各20g。

【使用禁忌】

本方中苦寒之药多，且贯众、川椒有小毒，外用剂量较大，不宜口服。若使用过程中出现荨麻疹、全身痒、口唇起泡、面红耳赤等过敏症状，应立即停止使用，并及时就诊。

二十、皮炎酊

【组成】

白及、白芷、黄柏等各10g，蛇床子、大风子、白鲜皮、地肤子、土荆皮等各20g，冰片3g，75%乙醇1000mL。

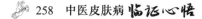

【功效】

化湿解毒，祛风止痒。

【主治】

各种瘙痒性皮肤病、慢性顽固性皮肤病，如神经性皮炎、接触性皮炎、过敏性皮炎等。

【组方特色】

本方具有化湿解毒，祛风止痒之功效。方中地肤子、白鲜皮、黄柏清热燥湿，解毒止痒；兼用大风子、蛇床子、土荆皮，祛风除湿、杀虫止痒之效增强；白及、白芷收敛生肌，消肿止痛；冰片开窍醒神，清热止痛。制成酊剂，一方面通过减少角质层脂质，降低角质层界面的张力，提高药物的溶解率，提升了药物透皮效果；另一方面乙醇有一定的消毒灭菌作用，可以避免感染。

【方证要点】

湿邪久蕴化热，湿热内蕴又外感虫毒引起的一系列以皮肤瘙痒为主要症状的疾患，以皮损呈红色或褐色片状、粗糙肥厚、瘙痒剧烈为辨证要点。

【使用禁忌】

创口有破溃或渗出者慎用。

二十一、止痒凝胶（经验方）

【组成】

白蒺藜、花椒、薄荷脑等与凝胶基质调配而成。

【功效】

清凉润肤，祛风止痒。

【主治】

用于各种瘙痒性皮肤病、慢性顽固性皮肤病，如神经性皮炎、接触性皮炎、过敏性皮炎等。

【组方特色】

本方具有清凉润肤，祛风止痒之功效。方中白蒺藜性辛苦，微温，能平肝解郁，祛风止痒；配合花椒，祛风除湿，杀虫止痒之效增强；薄荷脑性辛凉，具有疏风、清热、解毒之效。制成凝胶剂型，一方面可增加皮肤水合度，提高药物透皮性；另一方面方便携带，便于运输。

【方证要点】

湿邪久蕴化热，湿热内蕴又外感虫毒引起的一系列以皮肤瘙痒为主要症状的疾患，以皮损呈红色或褐色片状、粗糙肥厚、瘙痒剧烈为辨证要点。

【使用禁忌】

创口有破溃或渗出者慎用。

第六章

常用药膳

药膳发源于我国传统的饮食和中医食疗文化，是在中医学，烹饪学和营养学理论指导下，严格按药膳配方，将中药与某些具有药用价值的食物相配，采用我国独特的饮食烹调技术和现代科学方法制作而成的具有一定色、香、味、形的美味食品。

自古以来，人们就重视饮食对人体的作用。《黄帝内经》中强调"人以水谷为本"，指出："营者，水谷之精气也，和调于五脏，洒陈于六腑……卫者，水谷之悍气也"，"夫含气之类，未有不资食以存生。"唐代名医孙思邈指出："安生之本，必资于食……不知食宜者，不足以生存也……故食能排邪而安脏腑。"可见历代医家对饮食的作用已有较为清楚的认识。

药膳是中国传统的医学知识与烹调经验相结合的产物。是祖国药学和烹饪学的结晶。它"寓医于食"，既将药物作为食物，又将食物赋以药用，药借食力，食助药威，二者相辅相成，相得益彰；既具有较高的营养价值，又可防病治病、保健强身、延年益寿。

药膳疗法具有滋阴补阳、疏通全身筋脉、延缓皮肤衰老的作用，并能改善皮肤色泽，使皮肤保持鲜亮柔嫩、光滑富有弹性，预防各种皮肤疾患。皮肤病患者通过药膳调理，能达到祛除病邪、调和阴阳的作用，有益健康。

一、痤疮药膳方

1. 石膏莲米山药粥

【主治】痤疮初起者，面部小丘疹，有痒感。

【原料】石膏 20g（布包），莲子、山药各 15g，金银花 10g，白果、白糖适量。

【制法】将莲子去芯，白果去皮与诸药洗净后同煮汤。

【用法】取出石膏，调入白糖，即可服食。每天 1 剂，连服 15 天。

【功效】清热祛湿。

2. 扁豆桃仁汤

【主治】硬结型痤疮，皮疹呈硬结状或囊肿状。

【原料】白扁豆 150g，益母草 30g，桃仁 10g，猪精肉 200g，盐少许。

【制法】将猪肉洗净，切小块备用。药材洗净，与猪肉同煲 30 分钟，至猪肉炖熟后食用。

【用法】饮汤食肉，每日 1 次。经期忌服。

【功效】活血化瘀，消斑祛痤。

3. 绿豆薏苡仁汤

【主治】油性皮肤。

【原料】绿豆、薏苡仁各 25g，山楂 10g。

【制法】绿豆、薏苡仁洗净，加清水 500g，泡 30 分钟后煮 15 分钟，不要揭盖，焖 15 分钟即可。

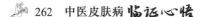

【用法】可当茶饮，顿服。经期忌服。

【功效】清热祛痤。

4. 海带绿豆汤

【主治】痤疮。

【原料】海带、绿豆各 15g，甜杏仁 9g，玫瑰花 6g，食盐适量。

【制法】将玫瑰花用布包好，与各药同煮后，去玫瑰花，加盐少许食用。

【用法】每日 1 剂，连用 30 日。

【功效】疏肝清热。

5. 海藻薏苡仁粥

【主治】囊肿性痤疮皮肤。

【原料】海藻、昆布、甜杏仁各 9g，薏苡仁 30g，桃仁 10g。

【制法】将海藻、昆布、甜杏仁加水适量煎煮，弃渣取汁，再与薏苡仁煮粥食用。

【用法】每日 1 次，21 天为 1 个疗程。甲状腺结节者忌服。

【功效】活血化瘀，软坚消痤。

6. 白梨芹菜汁

【主治】皮脂腺分泌增多者。

【原料】白梨 150g，芹菜 100g，西红柿 1 个，柠檬半个。

【制法】洗净后一同放入果汁机中搅拌成汁。

【用法】每日饮用 1 次。

【功效】清热泻火。

7. 枇杷叶薏苡仁粥

【主治】肺经风热型痤疮。

【原料】鲜枇杷（去皮、去核）5～8个，枇杷叶 10g，薏苡仁 100g。

【制法】将枇杷叶洗净煎取汁，再加入事先泡好 1 小时的薏苡仁煮成粥，再将备好的枇杷肉，切成碎丁，加入粥中，再放适量冰糖调味。

【用法】可当餐食。

【功效】清宣肺气，淡渗透热。

二、湿疹药膳方

1. 豆腐菊花羹

【主治】湿疹，皮肤瘙痒。

【原料】豆腐 100g，野菊花 10g，蒲公英 15g，调味品、淀粉适量。

【制法】野菊花、蒲公英煎煮取汁约 200mL，加入豆腐、调味品同煮沸，用适量水淀粉勾芡、搅匀即成。

【用法】可当餐食。

【功效】清热解毒。

2. 薏苡仁赤豆汤

【主治】湿疹，皮肤瘙痒、渗液。

【原料】薏苡仁、赤小豆各 30g，猪肉 50g。

【制法】将薏苡仁、赤小豆泡发 1 小时后，加猪肉炖汤。

【用法】每日服，连服 1 个月。

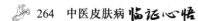

【功效】利水，除湿。

3. 马齿苋拌香干

【主治】急性湿疹。

【原料】马齿苋（鲜品）250g，豆腐干3块，麻油、调味品适量。

【制法】将马齿苋洗净，用沸水泡5分钟，挤干，用刀切成细末。豆腐干切成小粒和马齿苋拌匀加适量麻油，调味品即成。

【用法】可当餐食。

【功效】清热解毒。

4. 芦根鱼腥草饮

【主治】湿疹。

【原料】鲜芦根100g，鱼腥草15g，白蒺藜10g，白糖适量。

【制法】鲜芦根洗净切段，与鱼腥草、白蒺藜浸泡15分钟后同煮取汁250mL，加糖适量饮服。

【用法】药汁分2次服完，也可将药汁直接蘸洗患处。

【功效】清热止痒。

三、黄褐斑药膳方

1. 胡桃芝麻饮

【主治】黄褐斑。

【原料】胡桃仁30g，芝麻20g，牛乳200mL，冰糖适量。

【制法】将胡桃仁、芝麻研为细末，与牛乳混匀，煮沸饮服，冰糖调味。

【用法】分作 2 份，早晚各 1 份，每日 1 剂。

【功效】补益虚损，润肤消斑。

2. 白鸭消斑汤

【主治】黄褐斑。

【原料】白鸭 500g，山药 50g，生地黄 50g，枸杞子 30g，调料适量。

【制法】将白鸭去毛、杂骨，洗净，用食盐、胡椒粉、黄酒涂抹鸭体内外，撒上葱姜腌 1 小时左右后切为丁；山药切片，生地黄布包，置碗底，而后纳入山药、枸杞子、鸭丁，加适量水，上笼蒸熟服食。

【用法】每周 2 ～ 3 剂。

【功效】补益肝肾，养阴消斑。

3. 枸杞生地散

【主治】黄褐斑。

【原料】枸杞子 100g，生地黄 30g。

【制法】将枸杞子、生地黄焙干，研末，混匀。

【用法】每取 10g，每日 3 次，温开水或用白酒适量冲服，连续 1 个月。

【功效】补肝肾，祛褐斑。

4. 健脾消斑粥

【主治】黄褐斑。

【原料】生山药 30g，莲米、赤小豆各 15g，薏苡仁、生芡实、白扁豆各 10g，大枣 10 枚，大米 100g。

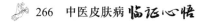

【制法】将诸药加水煎沸 40 分钟后，纳入大米煮粥。

【用法】分作 2 份，早晚分服，连续 1 个月。

【功效】健脾消斑。

5. 当归山楂茶

【主治】黄褐斑。

【原料】当归、山楂各 10g，白鲜皮、白蒺藜各 5g。

【制法】将诸药同置杯中，冲入沸水，密封浸泡 10 ～ 20 分钟后代茶饮用。

【用法】每日 1 剂，连续 1 个月。

【功效】化瘀消斑。

6. 三白消斑汤

【主治】黄褐斑。

【原料】白茯苓、白僵蚕、白蒺藜、丝瓜络各 10g，珍珠母 20g，玫瑰花 3 朵，大枣 10 枚。

【制法】上药同置锅中，加清水适量，水煎取汁。

【用法】分作 2 份，饭后饮用，每日 1 剂，连续 7 ～ 10 天。

【功效】疏肝理气，通络化斑。

四、口舌生疮药膳方

1. 银耳莲子羹

【主治】口腔溃疡，阴虚火旺。

【原料】银耳 25g，莲子 50g，冰糖或白糖适量。

【制法】用水将银耳、莲子洗干净泡发后，入锅中，加水煮至熟透。

【用法】食前加冰糖或白糖溶化，早晚各食 1 小碗。

【功效】清热养阴。

2. 绿豆粥

【主治】经常性口腔溃疡，反复不愈。

【原料】绿豆 100g，粳米 150g，冰糖适量。

【制法】绿豆、粳米用水淘洗干净，入锅中，加水适量，小火慢慢熬煮成粥，粥成时加入适量冰糖。

【用法】每日早晚作正餐服食。经期忌服。

【功效】和脾胃，祛内热。

3. 萝卜鲜藕汁

【主治】适用于阴虚火旺，口腔溃疡。

【原料】生萝卜 250g，鲜莲藕 500g。

【制法】将萝卜和藕用水洗净，于洁净器皿中捣烂，用消毒纱布双层绞取汁。

【用法】每日数次取适量含于口中，片刻后咽下。

【功效】养阴清热。

五、带状疱疹药膳方

1. 马齿苋薏苡仁粥

【主治】带状疱疹。

【原料】薏苡仁 30g，马齿苋 30g，冰糖适量。

【制法】先将薏苡仁和马齿苋加水煮熟，再加适量冰糖调味。

【用法】每日 1 剂，连用 7 日。

【功效】清热利湿。

2. 枸杞叶粥

【主治】带状疱疹。

【原料】枸杞叶 30g，粳米 50g。

【制法】先把枸杞叶择洗干净，再与粳米一起加水熬粥。

【用法】随量作早晚餐食用。

【功效】清肝泄热。

3. 竹茹桑谷茶

【主治】带状疱疹。

【原料】竹茹 5g，桑叶 6g，炒谷芽 9g。

【制法】以上 3 种药加水适量，共煎取汁。

【用法】代茶频饮，每日 1 剂。

【功效】清热除烦，健胃消食。

4. 三花茶

【主治】带状疱疹。

【原料】杭菊花、金银花、野菊花各 10g。

【制法】上药加清水煎熬，去渣。

【用法】代茶饮。

【功效】清肝解毒。

5. 大枣马齿苋粥

【主治】湿盛型带状疱疹。

【原料】大枣 3 颗，鲜马齿苋 20g 左右，薏苡仁 10g，大米适量。

【制法】上诸药洗净，按常规方法加入大米，煮粥服食。

【用法】随量作早晚餐食用。

【功效】清热解毒，健脾除湿。

6. 绿豆百合汤

【主治】带状疱疹。

【原料】绿豆、百合各 20g。

【制法】绿豆加水煮熟后，再入百合。

【用法】饭后饮用，每日 1 次。

【功效】养阴清热，解毒。

六、丹毒药膳方

1. 鲜芦根汁

【主治】丹毒初起，色鲜红，伴畏寒，发热头痛，口干，舌红者。

【原料】鲜芦根 2000g。

【制法】鲜芦根洗净，榨汁，分次当茶饮。

【用法】每次 100mL，每日 3 ～ 5 次。

【功效】清热生津。

2. 马齿苋菊花小米粥

【主治】丹毒急性期，病变部位较局限者。

【原料】新鲜马齿苋 60g，野菊花 15g，小米 100g。

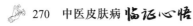

【制法】野菊花洗净加水煮后取汁，鲜马齿苋洗净切碎，小米淘洗干净，一同入锅加水 1000mL，文火煮至成粥。

【用法】每日 3 次，连服数天。

【功效】清肝解毒。

3. 拌马兰头

【主治】丹毒急、慢性期均可食用。

【原料】马兰头 500g，调味品适量。

【制法】马兰头洗净，入沸水中烫数分钟，取出马兰头榨干水后，切碎，加入糖、盐、味精、麻油拌匀食用。

【用法】将上品分 2～3 次食用。

【功效】清热解毒利湿。

4. 赤小豆薏苡仁汤

【主治】丹毒下肢肿胀明显，或伴水疱。

【原料】赤小豆 100g，薏苡仁 100g。

【制法】赤小豆、薏苡仁浸泡半天，加水 500mL，文火煮熟食用。

【用法】分为 2 次食用。

【功效】利水消肿。

5. 茯苓菊花粥

【主治】慢性丹毒，皮疹色暗红，舌紫苔薄。

【原料】茯苓 30g，薏苡仁 30g，野菊花 5g，红花 5g，大米适量。

【制法】野菊花、红花熬汁去渣，加入茯苓、薏苡仁、大米若干，用文火煮成粥。

【用法】每日早晚服用。孕妇或有出血倾向等疾病忌服。

【功效】健脾利水，解毒化瘀。

6. 丝瓜银花茶

【主治】丹毒急、慢性期均可食用。

【原料】新鲜丝瓜 500g，金银花 100g。

【制法】上药洗净，加水 1000g，熬汁去渣代茶饮。

【用法】每次 200mL，每日 3～5 次。

【功效】清热解毒。

七、脚气病药膳方

莲子赤豆汤

【主治】脚气病之足背浮肿，延至脚踝。

【原料】赤小豆 30g，白莲子 30g。

【制法】以上诸料煮熟食之。

【用法】每天服 1 次。

【功效】健脾利湿。

八、银屑病药膳方

1. 生槐花粥

【主治】银屑病。

【原料】槐花、土茯苓各 30g，粳米 60g，白糖适量。

【制法】将槐花洗净后放入锅内，放入土茯苓，加适量水

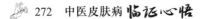

泡发 30 分钟，煮开半小时，去渣取出汁液，再加入粳米煮成粥，调味即可。

【用法】每天 1 次，10 天为 1 个疗程。

【功效】清热凉血。

2. 车前子薏苡仁粥

【主治】银屑病。

【原料】车前子 15g，蚕沙 9g，薏苡仁 30g。

【制法】将车前子和蚕沙两味药分别装入无纺布袋内，扎紧袋口放入锅内，加入适量的水烧开半小时后，取出布袋，在汁液中加入薏苡仁 30g 煮成粥，再加入适量白糖调匀即可食用。

【用法】每天进食 1 次，10 天为 1 个疗程。

【功效】祛风利湿。

3. 乌梅膏

【主治】银屑病。

【原料】乌梅 2.5kg。

【制法】将乌梅洗净去核，加水煎，浓缩成 500mL 膏状物，装瓶备用。

【用法】每日 3 次，每次 10g，温水冲服。

【功效】生津止渴。

4. 芹菜豆腐煲

【主治】银屑病。

【原料】芹菜、豆腐各 250g，调味品适量。

【制法】芹菜洗净，切成 3cm 左右长的段；豆腐洗净，切成 3cm 左右的方块。两物一同放锅内，加水适量，大火烧沸，再用文火煮 25 分钟，加入盐、味精、香油调味即成。

【用法】每日 1 次。

【功效】清热凉血。

九、斑秃药膳方

1. 枸杞黑芝麻粥

【主治】适用于头发早白、脱发及阴虚燥热便秘者。

【原料】黑芝麻 30g，粳米 100g，枸杞子 10g。

【制法】以上 3 味洗净后，共煮粥。

【用法】每日 1 ~ 2 次。

【功效】补肝肾，益气血。

2. 蒲公英黑豆糖

【主治】斑秃。

【原料】蒲公英 150g，黑豆 500g，冰糖 200g。

【制法】蒲公英布包与黑豆加水煮熟，弃蒲公英渣，再加冰糖 200g 收干。

【用法】每日食用 50g，连服 1 个月。高尿酸血症者慎用。

【功效】补肾解毒。

3. 黑豆核桃桑椹粥

【主治】肾亏血虚所致的斑秃。

【原料】大枣 10 枚，核桃仁、桑椹各 10g，黑豆 30g，粳米 50g。

【制法】上诸味洗净，加适量水同煮粥食用。

【用法】每日 1 剂，可连续食用。

【功效】补肾育发。

4. 龙眼人参炖瘦肉

【主治】气血亏虚脱发者。

【原料】人参 1 根，龙眼肉、枸杞子各 15g，瘦猪肉 150g。

【制法】先将猪肉切块，洗净。然后再将龙眼肉和枸杞子洗净，人参泡开后切薄片。将全部用料共放炖盅内，加水适量，用文火隔水炖至肉熟，即可食用。

【用法】每天 1 次。

【功效】大补元气，养血生发。

5. 枸杞黑芝麻粥

【主治】斑秃、产后脱发。

【原料】黑芝麻 30g，粳米 100g，枸杞子 10g。

【制法】将这 3 种原料一起入锅炖煮。

【用法】每天 1 次。

【功效】补肝肾，益气血。

6. 芝麻海带糕

【主治】斑秃。

【原料】白芝麻 100g，海带末 500g，淀粉适量。

【制法】将白芝麻炒至淡黄色，研细末，加淀粉适量搅匀。把海带末掺入芝麻中，蒸熟即可。

【用法】每天 1 次。

【功效】补肾生发。

7. 首乌猪脑汤

【主治】肾虚脱发者。

【原料】何首乌 300g，核桃仁 30g，猪脑 1 个，调味品适量。

【制法】将何首乌水煎，弃渣取汁，用药汁炖核桃仁与猪脑，熟后调味服用。

【用法】每天 1 次，直至长出新发。

【功效】补肾生发。

8. 侧柏桑椹膏

【主治】斑秃属血热生风型，伴有头晕目眩，口干者。

【原料】侧柏叶 50g，桑椹 200g，蜂蜜 50g。

【制法】水煎侧柏叶 20 分钟后去渣，再纳入桑椹，文火煎煮半小时后去渣，加蜂蜜成膏。

【用法】每天 1 ～ 2 次。

【功效】补肾生发。

9. 芝麻米粥

【主治】斑秃，肝肾精血不足，头晕目眩，头发早白，腰膝酸痛，肠燥便秘，皮肤干燥。

【原料】芝麻粉 20g，粳米 50g，白糖适量。

【制法】粳米加清水 500mL，白糖适量，煮为稀粥，取芝麻粉，慢慢调匀于粥内，烧至锅中微滚即停火，盖紧焖 3 分钟后即可食。

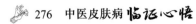

【用法】每日晨起空腹服及晚餐温热服食。

【功效】补肝肾，益脾胃，润肠。

10. 桑椹米粥

【主治】斑秃，阴血不足，头晕目眩，失眠耳鸣，视力减退，目昏，须发早白。

【原料】新鲜桑椹30g，糯米50g，冰糖适量。

【制法】先将桑椹浸泡片刻（若干果每次20g即可），去掉长柄，加入糯米、冰糖适量，置砂锅内加水400mL，用文火煮熟，以粥黏稠为度。

【用法】每日晨起空腹服，温热顿服。

【功效】补肝益肾，滋阴补血。

11. 核桃芝麻饼

【主治】斑秃属精血不足型，伴眩晕耳鸣，肢软无力者。

【原料】核桃仁50g，黑芝麻20g，面粉500g，盐适量。

【制法】将核桃仁轧碎，与芝麻相合，烙饼撒于表面，加盐适量，烙熟即可。

【用法】每周2～3次。

【功效】滋养精血，生发育发。

12. 核桃芝麻酥

【主治】斑秃。

【原料】核桃仁、芝麻各100g，白糖适量。

【制法】上述洗净，炒熟，捣碎，放入白糖拌匀。

【用法】每日早晚各服2汤匙，也可冲入牛奶、豆浆中食用。

【功效】补肾润发。

13. 核桃首乌猪脑汤

【主治】斑秃。

【原料】猪脑1个，何首乌、核桃仁各60g，调味品适量。

【制法】将何首乌加水煎煮后取汁，把渣去掉后将洗净的核桃仁与猪脑加入煮熟后调味食用。

【用法】每周2～3次。

【功效】补血益气，补肾生发。

14. 核桃桑椹黑豆粥

【主治】斑秃。

【原料】黑豆、核桃仁、大枣、桑椹、粳米各50g，冰糖适量。

【制法】把黑豆、粳米洗净泡3个小时，然后放进锅里面加水煮粥，大火煮开后加入洗净的核桃仁、大枣、桑椹，继续煮到粥黏稠，加入少许冰糖食用。

【用法】每日可以作为早餐食用。

【功效】补肾生发。

十、脂溢性皮炎药膳方

1. 薏苡仁萝卜粥

【主治】脂溢性皮炎。

【原料】薏苡仁、白萝卜、马齿苋各30g，大米适量。

【制法】将上3味洗净，切断，加水适量，加入大米煮粥。

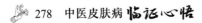

【用法】每周 2 ～ 3 剂，1 个月为 1 个疗程。

【功效】清热利湿。

2. 生地饮

【主治】干性脂溢性皮炎。

【原料】生地黄 15g，藕节 15g，天冬 15g。

【制法】将三味药加入 750mL 清水熬至 500mL 汤汁频饮。

【用法】每周 3 次。

【功效】清热润燥。

3. 三豆冬瓜汤

【主治】脂溢性皮炎。

【原料】绿豆、赤小豆、白扁豆各 30g，冬瓜 30g，陈皮 5g。

【制法】以上食材洗净，一同放入锅中加水熬煮，煮熟即可。

【用法】代茶饮，每天 2 次。

【功效】清热，利湿。

十一、神经性皮炎药膳方

1. 鱼腥草海带汤

【主治】神经性皮炎。

【原料】新鲜鱼腥草、绿豆、海带各 20g。

【制法】将以上原料洗净，加适量水煎熬后，加入少许调味品。

【用法】日服 1 次。

【功效】清热解毒。

2. 花生赤豆枣蒜汤

【主治】神经性皮炎。

【原料】花生米、赤小豆各 20g，大枣 4 个，大蒜 2 个。

【制法】将以上原料洗净后，加适量水熬煮，加入调味品。

【用法】上品分为 2 次食用。

【功效】祛湿解毒。

3. 土茯苓大枣茶

【主治】神经性皮炎。

【原料】大枣、土茯苓各 20g。

【制法】加适量水煎熬。

【用法】代茶饮，每天 2 次。

【功效】解毒凉血。

4. 银花薏苡仁粥

【主治】神经性皮炎。

【原料】薏苡仁 20g，金银花 10g，冰糖或盐适量。

【制法】金银花加水 500mL，文火煮 10 分钟，滤汁后加入事先净水泡发 30 分钟的薏苡仁，煮至粥稀烂，可加少许冰糖或盐调味。

【用法】每天 1 次，连服 1 周。

【功效】清热解毒，凉血除湿。

5. 绿豆百合薏苡仁粥

【主治】神经性皮炎。

【原料】薏苡仁 50g，绿豆 25g，白糖适量。

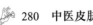

【制法】绿豆、薏苡仁水发加水，用文火熬粥，加白糖调味。

【用法】上品分为 2 次食用。

【功效】养阴清热，除湿解毒。

6. 荷叶粥

【主治】神经性皮炎。

【原料】鲜荷叶 20g，粳米 200g。

【制法】将荷叶先煮 20 分钟，去渣后放入粳米煮成粥。

【用法】早晚随量服食。

【功效】清热泄浊。

7. 藕节汤

【主治】神经性皮炎。

【原料】藕节 30g。

【制法】藕节加水煎煮取汁。

【用法】饮汤，每日 2 次，可连用 7 ～ 10 日。

【功效】清泻肺热。

十二、皮肤瘙痒症药膳方

1. 熟地当归粳米粥

【主治】皮肤瘙痒。

【原料】熟地黄 30g，当归 20g，粳米 40g，陈皮末少许。

【制法】上诸味洗净，将熟地黄、当归布包加入粳米，加适量水，将米煮熟即可。

【用法】每日食用一剂。

【功效】补血止痒。

2. 鸡血藤膏

【主治】皮肤瘙痒。

【原料】鸡血藤 500g，冰糖 500g。

【制法】将鸡血藤水煎 3～4 次，过滤取汁。微火浓缩药汁，再加冰糖制成稠膏。

【用法】每天 1～2 次，每次 10mL 口服。

【功效】养血活血，润燥。

3. 八宝肉皮粥

【主治】皮肤瘙痒。

【原料】胡萝卜 100g，白及 10g，枸杞子 20g，海参 20g，肉皮 100g，粳米 100g，调味品适量。

【制法】海参事先泡发，将上述原料，洗净，切丁。白及布包。加适量水，煮粥至 7 分熟加入海参煮熟，加入适量调味品后食用。

【用法】每周 2～3 次。

【功效】养血润肤。

4. 黄芪血藤瘦肉汤

【主治】皮肤瘙痒。

【原料】黄芪 30g，鸡血藤 15g，猪瘦肉 150g，调味品适量。

【制法】将诸药洗净，放入药罐中，加入清水适量，浸泡 5～10 分钟后，水煎 20 分钟后滤汁，加猪肉蒸熟后调味服食。

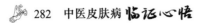

【用法】每日 1 剂，连服 7 天。

【功效】气血双补。

5. 黄芪大枣汤

【主治】皮肤瘙痒。

【原料】黄芪、大枣各 30g，防风、茯苓、当归、白蒺藜各 15g。

【制法】将诸药洗净，放入药罐中，加入清水 500mL，浸泡 20 分钟后，文火煮 15 分钟后取汁饮服。

【用法】每日 1 剂，连服 7 ～ 10 天。

【功效】益气固表，祛风养血。

十三、酒皶鼻药膳方

1. 山楂粥

【主治】酒皶鼻。

【原料】干山楂 30g，粳米 60g。

【制法】洗净混合煮成粥。

【用法】每日食用 1 次，连吃 7 日。

【功效】活血化瘀。

2. 鲜枇杷叶末

【主治】酒皶鼻。

【原料】新鲜的枇杷叶（将叶背绒毛去掉）、栀子仁各 100g。

【制法】洗净晾干，研成粉末。

【用法】每次吃 6g，每日 3 次。

【功效】清热，解毒，凉血。

3. 马齿苋薏苡仁银花粥

【主治】酒皶鼻。

【原料】马齿苋、薏苡仁各 30g，金银花 15g。

【制法】用 3 碗水煎金银花至 2 碗时去渣，与马齿苋、薏苡仁混合煮粥。

【用法】每日 1 次，可连续食用。

【功效】清热利湿。

4. 枇杷银花粥

【主治】酒皶鼻。

【原料】枇杷叶、金银花、马齿苋、薏苡仁各 15g，粳米 30g。

【制法】将枇杷叶洗净，枇杷叶、金银花、马齿苋煎水，去渣取汁，同粳米、薏苡仁煮粥。

【用法】每天 1 次，7 日为 1 疗程。

【功效】清热解毒，和胃利湿。

十四、荨麻疹药膳方

1. 冬瓜芥菜汤

【主治】血热型荨麻疹。

【原料】冬瓜 200g，芥菜 30g，白菜根 30g，冰糖适量。

【制法】上诸味水煎，熟时加适量冰糖调匀，即可饮服。

【用法】每天 1 次。

【功效】清热利湿。

2. 防风苏叶瘦肉汤

【主治】荨麻疹。

【原料】防风 15g，苏叶 10g，白鲜皮 15g，猪瘦肉 30g，生姜 5 片。

【制法】将前 3 味中药用干净纱布包裹和猪瘦肉、生姜一起煲汤，后将药包取出，饮汤吃猪瘦肉。

【用法】每天 1 次。

【功效】疏风止痒。

3. 荸荠薄荷饮

【主治】血热型荨麻疹。

【原料】鲜荸荠 200g，鲜薄荷叶 10g，白糖 10g。

【制法】先将荸荠用水清洗干净后去皮并且切成碎再搅拌成汁，然后放入鲜薄荷叶和白糖，再加入 200mL 的水后用破壁机搅拌后饮用即可。

【用法】代茶饮。胃寒者、经期者，忌服。

【功效】疏风，清热，止痒。

4. 防风乌梅汤

【主治】荨麻疹。

【原料】防风 9g，乌梅 6g，甘草 3g。

【制法】上诸味洗净，加水煎煮 2 次。

【用法】每日 1 剂，早、晚温服。

【功效】祛风解表。

5. 芪术汤

【主治】荨麻疹。

【原料】黄芪 30g，白术 10g，防风 10g，山药 10g，大枣 3 枚，生姜 1 片，猪瘦肉 100g。

【制法】将黄芪、白术、防风、山药装入纱布包，同猪肉、大枣、生姜放入炖罐，炖煮 1 小时。

【用法】每日服 1 次，可连服 7 日。

【功效】益气固表。

6. 薏苡仁赤小豆汤

【主治】荨麻疹。

【原料】薏苡仁 30g，赤小豆 30g，陈皮 3g，冰糖少许。

【制法】将薏苡仁，赤小豆，陈皮加适量水，文火煮熟，起锅前加少许冰糖。

【用法】每日 1 次，14 日为一疗程。

【功效】健脾利湿。

十五、体癣药膳方

1. 赤小豆陈皮粥

【主治】体癣。

【原料】赤小豆 50g，陈皮 3g，粳米 30g，大枣 7 枚。

【制法】将赤小豆、陈皮、粳米、大枣加水适量，熬粥。

【用法】每日 1 次，7 日为一疗程。

【功效】健脾利水。

2. 三皮汤外洗方

【主治】体癣。

【原料】黑豆皮 150g，蚕豆皮 150g，扁豆皮 100g。

【制法】上诸味，加水 2000～3000mL，煎沸 15～30 分钟。

【用法】每日煎 1 次，待温后用软毛巾浸液湿敷患处，每日 1～2 次，可使用 2 天。

【功效】健脾利湿。

3. 土茯苓猪肚汤

【主治】体癣。

【原料】猪肚 1 个，土茯苓 30g。

【制法】猪肚纳入土茯苓，煮熟食用。

【用法】每日 1 次，1 周可 1～2 次。

【功效】清热解毒。

十六、剥脱性唇炎药膳方

1. 桑椹子

【主治】虚热口干，少津唇裂。

【原料】桑椹子适量。

【制法】洗净生食。

【用法】每日 15g 左右。

【功效】清虚热，生津液。

2. 青果饮

【主治】唇干、鳞屑较多，无结痂糜烂者。

【原料】青果 5 ～ 7 枚，冰糖适量。

【制法】青果洗净，果肉捣烂，用沸水冲泡，加冰糖少量。

【用法】饮果汁，每日 1 次。

【功效】清热润燥。

3. 紫草油（外用方）

【主治】唇红肿发痒者。

【原料】紫草 30g，茶油 100g。

【制法】将紫草放入茶油中充分浸泡 24 小时后，用武火煮沸后文火熬至紫草焦黄，去渣备用。

【用法】涂于患处，每日 2 ～ 3 次。

【功效】消肿润唇。

4. 蜂蜜豆浆

【主治】脾热火燥唇干者。

【原料】豆浆、蜂蜜适量。

【制法】豆浆 1 碗，加热，加蜂蜜 10g。

【用法】每日 1 次，温热服用。

【功效】健脾化燥。

5. 山药茯苓糕

【主治】唇炎伴身重便溏者。

【原料】面粉 250g，茯苓粉、山药粉各 30g，蜂蜜适量。

【制法】上述诸物和入蜂蜜适量，同捣和，作蒸糕。

【用法】每日食 2 ～ 3 块。

【功效】健脾化湿。

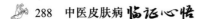

十七、单纯疱疹药膳方

1. 六神丸糊剂

【主治】单纯疱疹。

【原料】雷允上六神丸。

【制法】每次 10 粒，用凉开水溶化，调均。

【用法】涂抹于患处，每天 1 次。

【功效】解毒疗疱。

2. 土黄芪炖瘦肉

【主治】单纯疱疹。

【原料】土黄芪 30g，猪瘦肉 250g。

【制法】将猪肉剁碎后与土黄芪加水适量共炖 2 小时。

【用法】吃肉喝汤，每服适量，每周 2 ～ 3 次。

【功效】益气补虚，消疮解毒。

3. 陈皮黄芪粥

【主治】疱疹易复发。

【原料】生黄芪、粳米各 60g，陈皮末 1g。

【制法】先将生黄芪洗干净入锅内，加水煎 30 ～ 40 分钟，弃渣取汁，再将粳米淘洗干净，同生黄芪汁入锅内，加适量水煮粥，先以武火煮沸，再改用文火煮，待粥熟时，调入陈皮末，稍煮沸即可食用。

【用法】每日 1 次。

【功效】健脾，益气，利水消肿。

4. 双花粥

【主治】口周疱疹，口干舌燥。

【原料】金银花、粳米各30g。

【制法】先将金银花放锅中，加水适量，煮沸15分钟，滤取药汁300mL，备用，再将粳米淘洗干净，放入锅内，兑入药汁，以文火煮至粥成即可。

【用法】每次1碗，分早、晚温服之，10日为1疗程。夏令食之尤为适宜。

【功效】清热解毒。

5. 薄荷葱白猪蹄汤

【主治】正气不足，感受风热所致的疱疹。

【原料】猪蹄200g，葱白30g，薄荷15g，盐适量。

【制法】先将猪蹄去掉蹄甲，去毛洗净，用刀在猪蹄上纵向切开，放入锅中，加水适量，再加葱白、薄荷、盐适量，以武火煮沸，改用文火炖至肉离骨时即可。

【用法】每日1次，每日进食猪蹄200g左右，饮汤适量。

【功效】疏风清热。

十八、过敏性紫癜药膳方

1. 花生衣大枣饮

【主治】过敏性紫癜，属血热妄行型，皮肤出现青紫瘀点或斑块，发热，口渴欲饮；舌红有瘀斑、苔黄，脉象弦数。

【原料】花生衣50g，大枣50g。

【制法】上2味加适量水煎20～30分钟。

【用法】每日 1 剂，分 2 次服。

【功效】补血，凉血，止血。

2. 马兰鸭蛋

【主治】过敏性紫癜，属血热妄行型，皮肤出现紫斑，伴发热，口渴，便秘；舌质红、苔黄。

【原料】马兰头全草 60g，青壳鸭蛋 2 个。

【制法】上 2 味同煮，将蛋煮熟后去壳，将蛋放入药汁煮 10 分钟即可。

【用法】吃蛋饮汤，每日 1 剂，空腹食。

【功效】清热凉血止血。

3. 猪皮柿叶汤

【主治】过敏性紫癜，属阴虚火旺型，皮肤出现青紫斑块，时作时止，潮热盗汗，可伴有尿血、便血。

【原料】鲜猪皮 100g，柿子叶 20g。

【制法】上 2 味慢火熬成汤。

【用法】每天 1 剂，分两次饮用。

【功效】清热止血。

4. 桂圆大枣党参汤

【主治】过敏性紫癜，属气不摄血型，反复出现紫癜，神疲乏力，头晕目眩，食欲不振，头晕目眩。

【原料】桂圆肉 20g，大枣 10 个，党参 30g。

【制法】上 3 味洗净后，加水煎煮 15 分钟左右。

【用法】每天 1 剂，分两次服食。

【功效】补气养血。

十九、夏季皮炎药膳方

1. 奶油花菜

【主治】夏季皮炎。

【原料】花菜 1 颗，猪油、牛奶、精盐、白糖、淀粉适量。

【制法】把花菜洗净、切块后，放到沸水中烫一下，捞出备用。锅内加猪油 20g，烧热，放入姜末炝锅，放入花菜略炒。加入适量水、精盐、白糖烧开，撇去浮沫。放入牛奶烧开，用湿淀粉勾芡，淋入熟猪油，出锅装盘即成。

【用法】每天 1 次，配餐食用。

【功效】清热润肤。

2. 荠菜丸子

【主治】夏季皮炎。

【原料】荠菜 500g，蘑菇 50g，猪肉末 100g，茶油 5g，精盐、味精、香油、酱油、淀粉适量。

【制法】上诸品洗净，均切成末，茶油 5g 入锅后，下猪肉末煸炒几下，加入精盐、味精、酱油各少许，炒熟，用湿淀粉调稀勾浓芡，盛在碗内待用；再将荠菜开水过烫后，捞出，挤干水分，切成末备用；蘑菇末、熟肉末、荠菜、香油、精盐、味精一起搅拌均匀，用手捏成小圆球，裹上地瓜粉，放置盘中蒸熟食用。

【用法】每日 1 次，配餐食用。

【功效】清热凉血。

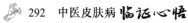

3. 绿豆薏苡仁茶

【主治】夏季皮炎。

【原料】绿豆 100g，薏苡仁 10g，绿茶叶适量。

【制法】上述材料用水煎后，加入少许绿茶叶即可。

【用法】每日当茶饮用。

【功效】清热解暑，利湿除烦。

二十、扁平疣药膳方

1. 马齿苋饮

【主治】扁平疣。

【原料】马齿苋 20g，板蓝根 15g。

【制法】上诸味洗净，加适量水，煎汤 1 碗。

【用法】饭后代茶饮，可留少量外涂。每天 2 次。

【功效】解毒祛疣。

2. 醋鸭蛋

【主治】扁平疣。

【原料】青壳鸭蛋 7 只，米醋适量。

【制法】把鸭蛋浸泡米醋中 5 ～ 7 天。

【用法】每日煮食 1 粒，可食 15 ～ 30 天。

【功效】解毒祛疣。

3. 绿豆薏苡仁粥

【主治】扁平疣。

【原料】绿豆、薏苡仁各 100g。

【制法】将薏苡仁水发后煮至 5 分熟后加入绿豆同煮为粥，再将薏苡仁倒入同煮为粥。

【用法】每晚睡前食用。

【功效】清热除湿祛疣。

4. 薏苡仁瘦肉粥

【主治】扁平疣。

【原料】薏苡仁 100g，猪瘦肉 100g。

【制法】上 2 味洗净，加适量水，熬粥食用。

【用法】可当主食，每日 1 次。服用 1～3 个月。

【功效】祛湿除疣。

二十一、玫瑰糠疹药膳方

1. 鱼腥豆带汤

【主治】玫瑰糠疹。

【原料】绿豆 30g，海带 20g，鱼腥草 15g，调味品适量。

【制法】以上 3 味加水煎汤，去鱼腥草，加适量调味品。

【用法】饮汤食豆和海带。每日 1 次，可连服 7 日。

【功效】清热解毒。

2. 绿豆百合薏苡仁粥

【主治】玫瑰糠疹。

【原料】薏苡仁 50g，绿豆 25g，鲜百合 100g，冰糖适量。

【制法】将百合掰成瓣，去内膜，绿豆、薏苡仁加水煮至 5 成熟后加入百合，用文火熬粥，加冰糖调味。

【用法】每日 1 ～ 2 次。

【功效】养阴清热，除湿解毒。

3. 马齿苋空心菜汤

【主治】玫瑰糠疹。

【原料】马齿苋、生空心菜各 50g。

【制法】上 2 味加水煎煮，取汁。

【用法】饮服，每日 1 次。

【功效】清热除湿，凉血解毒。

4. 土茯生地煎

【主治】玫瑰糠疹。

【原料】土茯苓 30g，生地黄 15g。

【制法】以上 2 味加水适量煎汤。

【用法】饮汤，每日 2 次。

【功效】清热解毒凉血。

5. 荷叶粥

【主治】玫瑰糠疹。

【原料】鲜荷叶 30g，大米 200g。

【制法】将荷叶先煮 20 分钟，去渣后放入大米，加适量水，煮粥。

【用法】早晚随量服食。

【功效】清热泄浊。

6. 藕节汤

【主治】玫瑰糠疹。

【原料】藕节30g。

【制法】藕节加水煎煮取汁。

【用法】饮汤，每日2次，可连用7～10日。

【功效】清泻肺热，解暑。

二十二、褐青斑药膳方

1. 猪肾山药汤

【主治】褐青斑。

【原料】猪肾1个，山药、枸杞、沙参各30g。

【制法】先把猪肾切开后把筋膜去掉，然后放在凉盐水里面泡2个小时，半小时需要换1次水，把猪肾用热水焯一下，最后切成小的丁备用。把山药、沙参加水煮，10分钟去渣、放入猪肾、枸杞、煮熟后食用。

【用法】每天1次，1周2～3次。

【功效】补肾养阴。

2. 养颜消斑汤

【主治】褐青斑。

【原料】百合、白芷、香附、白芍、糯米各20g，蜂蜜适量。

【制法】上诸物洗净，然后加适量水煎，去渣加入糯米煮粥，调入适量蜂蜜。

【用法】每天1次，1周1～3次。

【功效】美白去斑。

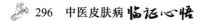

3. 番茄玫瑰饮

【主治】褐青斑。

【原料】番茄、黄瓜、柠檬、鲜玫瑰花瓣各 50g，蜂蜜适量。

【制法】上述几种食材洗净后，放在一起压榨取汁，再加入少量蜂蜜。

【用法】可经常饮用。

【功效】美白消斑。

4. 人参银耳鸡蛋粥

【主治】褐青斑。

【原料】人参 10g，银耳 25g，煮熟去皮鸡蛋 1 个，蜂蜜适量。

【制法】人参、银耳洗净后，加适量水，文火煮 2 小时，加入熟鸡蛋，凉后调入蜂蜜食用。

【用法】可做点心食用，每日 1 次。

【功效】益气养阴润肤。

5. 人参大枣猪肉粥

【主治】褐青斑。

【原料】人参 10g，山药 50g，大枣 10 个，猪瘦肉 50g，小米 100g。

【制法】先将人参水煎，山药去皮切块，大枣洗净，猪瘦肉切成末，小米淘净，一同入锅煮成粥。

【用法】日服 1 剂。

【功效】益气养血，悦色丰肌。

6. 绿豆猪肝粥

【主治】褐青斑。

【原料】大米 50g，绿豆 50g，猪肝 5～10 片。

【制法】前 2 种材料洗净后加水熬成稀粥，出锅前加入猪肝片，煮熟即可。

【用法】日服 1 次。

【功效】清热养血，洁肤褪黄。

二十三、虫咬皮炎药膳方

1. 薄荷茶

【主治】虫咬皮炎。

【原料】薄荷 2g，绿豆衣 13g，绿茶 10g。

【制法】将绿豆衣烘干、研末，装入棉纸袋中，与绿茶、薄荷一同泡茶。

【用法】日常频饮。

【功效】疏风解毒。

2. 酸黄瓜

【主治】虫咬皮炎。

【原料】嫩黄瓜 100g，乌梅 150g，白糖、盐适量。

【制法】先将嫩黄瓜洗净，切片用盐少许腌渍，将乌梅煎浓汁待冷，后将腌渍好的黄瓜放入汁内，再加白糖适量，腌渍 4～5 小时可食。

【用法】每日 1～2 次。

【功效】清热生津。

3. 苦参刀豆炒肉片

【主治】虫咬皮炎。

【原料】苦参、地肤子各 9g，刀豆 250g，瘦肉 100g，盐、味精、干淀粉、油适量。

【制法】将苦参、地肤子装入无纺小袋封口，浓煎成汁 100mL 左右；将刀豆洗净切成小段，将肉切成片用干淀粉、少量盐、药汁拌匀，倒入热的油锅内煸炒，另起油锅将刀豆煸炒，加入盐适量待刀豆炒至 8 成熟时加入肉片、味精适量，加入药汁炒煮到刀豆熟透即可食用。

【用法】每日 1 次。

【功效】祛风杀虫止痒。

4. 肉丝炒豆芽

【主治】虫咬皮炎。

【原料】绿豆芽 150g，瘦猪肉 100g，粉丝 100g，葱末、盐、麻油适量。

【制法】将瘦猪肉洗净切成丝，绿豆芽洗净滤干，粉丝开水发软滤干待用。将油加热至 4～5 成熟，加入肉丝炒到 7 成熟，再加入葱末、豆芽、粉丝翻炒，加盐调味再炒 1～2 分钟，出锅倒入少量麻油拌和即可。

【用法】每日 1 次。

【功效】清热解毒。

5. 山楂银花汤

【主治】虫咬皮炎。

【原料】山楂片 30g，金银花 6g，蜂蜜 1 匙。

【制法】用旺火将山楂片、金银花炒 5～6 分钟，再加入蜂蜜用开水冲泡，饮汁。

【用法】每日 1 次。经期、孕期禁服。

【功效】清热解毒，活血润肤。

6. 藕丝糕

【主治】虫咬皮炎。

【原料】鲜藕 500g，面粉 100g，糯米 100g，樱桃数颗，青梅末、白糖适量。

【制法】将糯米洗净，浸泡几小时滤干；将糯米、面粉混合上笼蒸热取出晾凉，用擀面杖擀碎，加入白糖、藕丝，搓成面团，再擀成半寸厚，放在笼内再蒸 8 分钟，待凉切成大小相同的方块糕，糕面放上樱桃、青梅末。

【用法】日服 1 次。

【功效】清热润肤。

二十四、脂溢性脱发药膳方

1. 何首乌粥

【主治】脂溢性脱发。

【原料】何首乌 15g，粳米 100g，大枣 10 枚。

【制法】将何首乌在砂锅里煎取浓汁后，取汁去渣，随后放入粳米、大枣，文火煮粥。

【用法】每日 1 次，可常服。

【功效】生发养发。

2. 桑仁粥

【主治】脂溢性脱发。

【原料】桑仁 20 ～ 30g（鲜品 30 ～ 60g），糯米 100g，蜂蜜。

【制法】先将桑仁洗净，加糯米同入砂锅，文火煮粥，熟后加蜂蜜、调匀食用。

【用法】日服 1 次。

【功效】滋阴补血育发。

3. 银耳鹌鹑蛋

【主治】脂溢性脱发。

【原料】银耳 15g，鹌鹑蛋 10 只，冰糖少许。

【制法】将银耳择洗干净，上笼蒸约 60 分钟，将鹌鹑蛋用冷水煮熟，剥去皮。用小铝锅加清水和冰糖煮沸，糖溶，放入银耳、鹌鹑蛋稍煮片刻，撇去浮沫，盛入碗内即成。

【用法】日服 1 次。

【功效】养阴润燥，防脱发。

4. 木耳黄豆饮

【主治】脂溢性脱发。

【原料】黑木耳 50g，黄豆 50g，陈皮 5g，盐适量。

【制法】黑木耳、黄豆，分别洗净泡发。先将黑木耳、黄豆、陈皮，加 1000mL 水煮熟，再用破壁机搅拌，加入少许盐调味后饮用。

【用法】每天 1 次，每周 2 ～ 3 次。高尿酸血症者慎用。

【功效】养血育发。

5. 荷叶茶饮

【主治】脂溢性脱发。

【原料】荷叶 15g，陈皮 10g，侧柏叶 10g，桑叶 10g，甘草 3g。

【制法】将以上药物加 1000mL 水，大火煮开后文火再煮 15 分钟，去渣备用。

【用法】饭后频饮，每日 1 剂。

【功效】活血除湿。

6. 山楂荷叶粥

【主治】脂溢性脱发。

【原料】山楂 60g，荷叶 1 张，大米适量。

【制法】先将前二者水煎取汁，调入大米煮粥即可。

【用法】每日 1 剂，早晚服食。

【功效】祛湿降脂。

7. 双叶饮

【主治】脂溢性脱发。

【原料】陈皮 10g，桑叶 10g，荷叶 10g，茯苓 15g，甘草 3g。

【制法】将上药加入 1000 毫升水浸泡 20 分钟，煎煮 15 分钟后代茶饮。

【用法】分饮代茶频饮。

【功效】利湿防脱。